W0260777

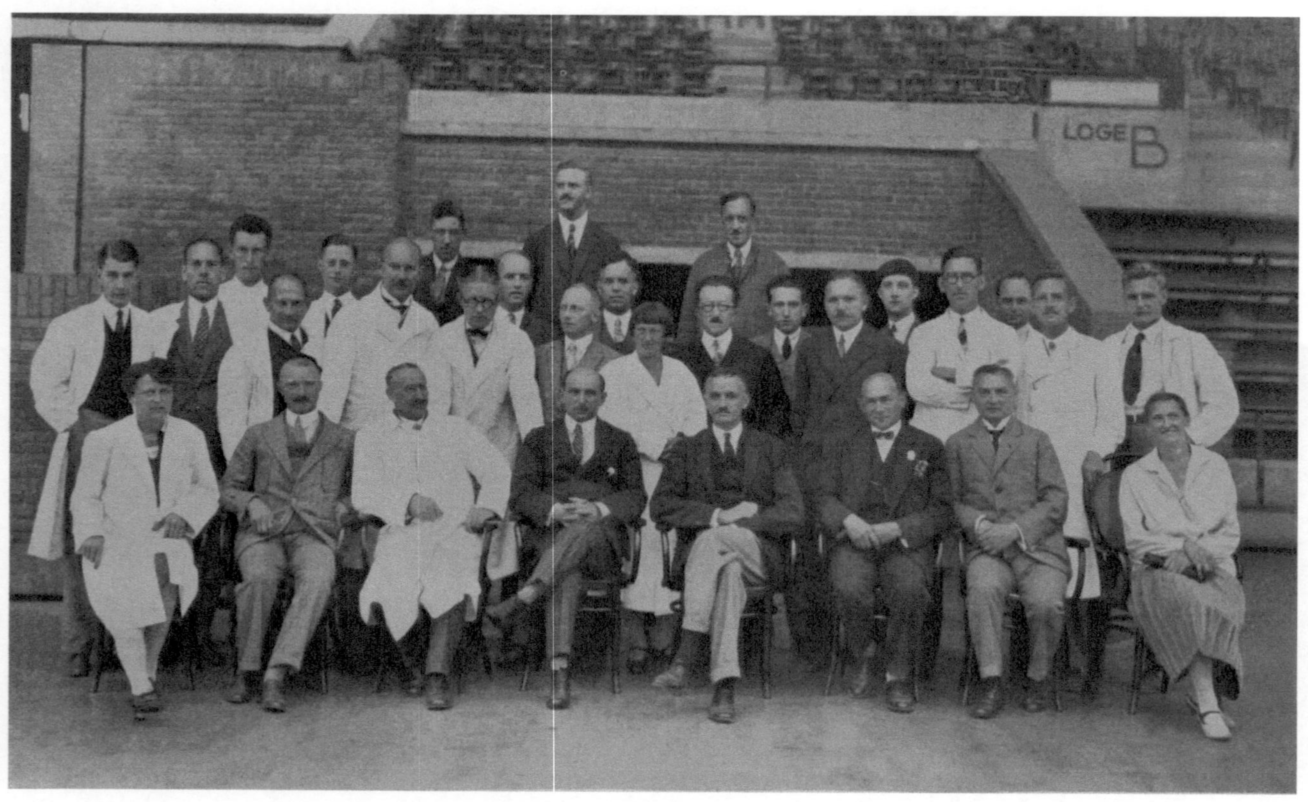

Gruppe von Mitarbeitern bei den sportärztlichen Untersuchungen während der Olympischen Spiele Amsterdam 1928.

Ergebnisse

der

sportärztlichen Untersuchungen

bei den

IX. Olympischen Spielen

in Amsterdam 1928

Bearbeitet von

A. Bethe und **E. Fischer**-Frankfurt a. M., **C. Bramwell** und **R. Ellis**-Manchester, **M.** und **H. Bürger** und **P. F. Petersen**-Osnabrück, **F. Deutsch**-Wien, **J. Dybowska** und **W. Dybowski**-Lwow, **A. Fessard** und **H. Laugier**-Paris, **F. Heiss**-Berlin, **H. Herxheimer**-Berlin, **S. Hoogerwerf**-Leiden, **O. Huntemüller**-Gießen, **W. Kohlrausch**-Berlin, **R. E. Mark**-Würzburg, **P. Schenk** und **K. Craemer**-Marburg, **J. Snapper** und **A. Grünbaum**-Amsterdam, **W. Thörner**-Bonn

Herausgegeben

von

F. J. J. Buytendijk

Groningen

Mit 91 Textabbildungen und 1 Titelbild

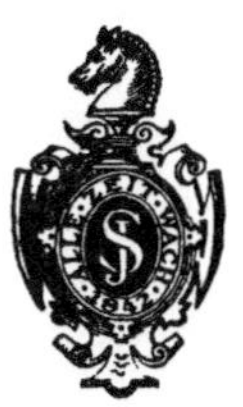

Springer-Verlag Berlin Heidelberg GmbH 1929

ISBN 978-3-662-32191-1 ISBN 978-3-662-33018-0 (eBook)
DOI 10.1007/978-3-662-33018-0

Ursprünglich erschienen bei **Julius Springer in Berlin** 1929

Zur Einführung.

Nachdem durch einen vorangehenden Briefwechsel mit verschiedenen Kollegen festgestellt war, daß sportärztliche Untersuchungen während der Olympischen Spiele erwünscht seien, wurden Verhandlungen mit dem Nied. Olymp. Comm. geführt. Daraus ging hervor, daß von dieser Seite sportärztliche Untersuchungen grundsätzlich gefördert werden sollten und die nötigen Räume zur Verfügung gestellt werden konnten.

Arbeitsplan. Die große Anzahl und Mannigfaltigkeit der vorgeschlagenen Arbeiten erforderten vor allem einen Arbeitsplan. Dabei sollten mehrere Gesichtspunkte maßgebend sein: vor allem die Frage, welche Untersuchungen wissenschaftlicher und praktischer Art erforderlich sind, und dann welche Messungen und Untersuchungen ohne Nachteil und Unannehmlichkeiten für die Spieler vorgenommen werden können. So wurde der Entschluß gefaßt, die Voruntersuchung der Olympischen Spieler zum Hauptgegenstand der Forschung zu machen. Es war von Anfang an klar, daß die Untersuchung nach den Kämpfen auf Schwierigkeiten verschiedener Art stoßen würde. Da war vor allem der zum Teil begreifliche Unwille der Arbeiten, sich nach ermüdendem Kampf zur Verfügung zu stellen.

Während wir es uns also zur Aufgabe gemacht haben, nur die Voruntersuchung so weit wie möglich zu organisieren, blieb es natürlich den Kollegen vollkommen freigestellt, auch eine Nachuntersuchung durchzuführen. Dies geschah aber auf ihre eigene Verantwortung. Allerdings haben wir so viel wie möglich auch bei diesen Arbeiten geholfen.

Die Vorprüfung beschränkten wir auf 3 Untersuchungsgruppen, nämlich: a) Anthropometrie, b) allgemein klinische Untersuchung, c) spezielle Herzprüfung, insbesondere röntgenographische und elektrokardiographische Untersuchung.

Arbeitsraum. Vom N. O. C. wurden ein großer Saal und mehrere kleinere Zimmer unter den Tribünen zur Verfügung gestellt. Diese waren so günstig wie möglich gelegen, in unmittelbarer Nähe vom Kampfplatz sowie der Umkleidezimmer, die den verschiedenen Nationen zugewiesen waren. Außerdem stand auch ein Ankleideraum zu unserer Verfügung, der sich als unentbehrlich herausstellte. Die Einteilung dieser Räume ist aus der nachstehenden Zeichnung zu ersehen (Abb. 1).

Es hat sich später herausgestellt, daß diese Räume dennoch zu klein waren. Eigentlich hätten wir auch eine größere Anzahl Untersuchungsräume gebraucht, die außerdem so gelegen sein müßten, daß jeder Raum für sich mit dem mittleren gemeinsamen Raum verbunden wäre. Hintereinander gelegene Räume erschweren ganz besonders den Austausch der Versuchspersonen, weil dann das regelmäßige Weiterschicken der untersuchten Athleten infolge der sehr verschiedenen Dauer der Prüfungen nicht möglich ist.

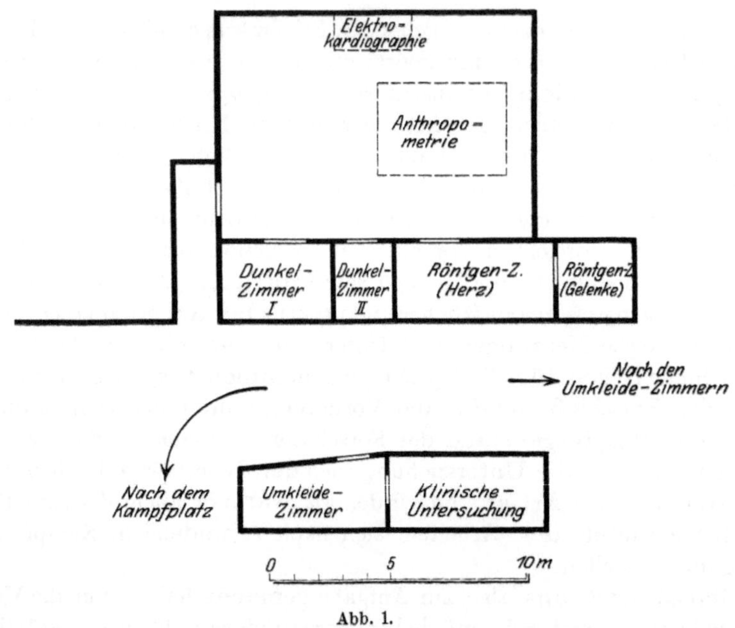

Abb. 1.

Einrichtung und Apparatur. Die speziellen Apparaturen wurden von den untersuchenden Personen mitgebracht. Alle weiteren Apparate, Utensilien, Möbel usw. waren von verschiedenen Firmen und Laboratorien zur Verfügung gestellt. Die N. V. Almara, Amsterdam, stellte 2 vollständige Röntgenapparate zur Verfügung, die N. V. Philips Gloeilampenfabrieken in Eindhoven die Röhren und einen tragbaren Röntgenapparat. Die Kodak Ltd im Haag gab uns die Filme, die N. V. v/h J. C. Th. Marius, Utrecht, einen Brutschrank und eine Zentrifuge. Von der Firma P. Beun, Amsterdam, erhielten wir leihweise die Laboratoriumsutensilien, von der N. V. v/h. J. B. Delius & Co, Amsterdam, die benötigten Glaswaren. Chemikalien empfingen wir von der N. V. Koninklyke Pharmaceutische Fabrieken, Amsterdam, während die N. V. v/h Utermöhlen & Co, Amsterdam, uns die Verbandstoffe kostenlos lieferte. Instrumente wurden uns leihweise zur Verfügung gestellt vom Physiologischen Institute in Amsterdam, vom Psychiatrisch-Neurologischen Institute, vom Kebsinstitute, vom Institut für Physische Therapie und von der Akademie für Leibesübungen in Amsterdam. Den Direktoren der beteiligten Institute, sowie den genannten Firmen spreche ich auch an dieser Stelle meinen Dank aus. Ohne ihre Hilfe wäre das ganze Unternehmen undurchführbar gewesen. Auch für das sehr freundliche Entgegenkommen des N. O. C., der Baubehörde und besonders des Herrn Architekten Wils sage ich, auch im Namen der Untersucher, aufrichtigen Dank.

Versuchspersonen. Um uns vorher die Mitwirkung der offiziellen Sportwelt zu sichern, wurden schon sehr frühzeitig Beziehungen mit dem Olympischen Komitee der verschiedenen Länder gesucht. Ein Rundschreiben brachte aber sehr geringen Erfolg. Vielleicht hätten wir ein besseres Ergebnis gehabt, wenn wir uns an die Sportverbände gerichtet hätten, entweder unmittelbar oder durch Vermittlung der Fédération Internationale.

Wenige Monate vor den Spielen hatten wir fast noch keine Zusagen erhalten. Durch die Mitarbeit des N. O. C. konnten wir aber die verschiedenen Sportgruppen sofort nach ihrem Eintreffen in Amsterdam besuchen. Dabei zeigten sich die Sportleiter im allgemeinen mit den Untersuchungen sofort einverstanden, und so konnte alsbald eine bestimmte Zeit für die Untersuchung vereinbart werden. Es ist aber sehr zu bedauern, daß die „officials" der verschiedenen großen Sportgruppen (z. B. U. S. A., England, Schweden, im Anfang auch Deutschland) ihre Mitwirkung verweigerten, obgleich es sich später herausstellte, daß die Athleten selbst gar keinen Widerwillen gegen die Untersuchung hatten und oft aus eigenem Antrieb das Laboratorium aufsuchten.

Dennoch ist es uns gelungen, etwa 300 Personen für die Untersuchung zu gewinnen, und es ist fraglich, ob die mit ihr betrauten Personen ein größeres Material hätten verarbeiten können. Einzelne Messungen natürlich, die wenig Zeit fordern, hätten wohl an einer größeren Anzahl Sportler ausgeführt werden können, aber eine Durchführung der vollständigen Untersuchung an sämtlichen Personen hätte viel mehr Zeit in Anspruch genommen als zur Verfügung stand.

Ausführung der Untersuchungen. Die Untersuchungen mußten in der Hauptsache in der Woche vor dem Anfang der Spiele ausgeführt werden. Das Eintreffen der Sportgruppen in Amsterdam fand oft viel später statt als erwartet wurde. Während der Spiele war es schwer, die Athleten auch für die Voruntersuchung zu bekommen, weil diese — wenn sie nicht gerade trainierten — sich am liebsten auf der für sie reservierten Tribüne aufhielten. Außerdem waren Schwimmstadion und besonders die Ruderbahn ziemlich weit vom Hauptstadion entfernt.

Besonderen Wert haben wir darauf gelegt, so viel wie möglich Teilnehmer der verschiedenen Sportarten und verschiedener Nationalitäten zur Untersuchung zu bekommen. Während der Voruntersuchung wurden von den Kollegen Verabredungen mit den Leitern oder unmittelbar mit den Athleten über die Nachuntersuchung getroffen. Dies ging leichter, weil die Athleten während der Voruntersuchung schon erfahren hatten, daß diese „gefahrlos“ ist.

Wenn eine Gruppe mit ihrem Leiter im Laboratorium sich meldete, wurden auf numerierten Karten Name, Alter, Sportart eingetragen. Nachdem sich die Leute im Umkleidezimmer entkleidet hatten, kamen sie mit Schwimmhose, Bademantel und Pantoffeln in das Laboratorium. Jede zu untersuchende Person hatte ihre Karte um den Hals gehängt. Dann wurde im großen Untersuchungsraum Gewicht und einige Körpermaße aufgenommen. Auch diese wurden auf der Karte notiert, so daß den anderen Untersuchern diese Daten vorlagen. Nachdem jeder Athlet sich den anthropometrischen, klinischen, röntgenologischen und elektrokardiographischen Untersuchungen unterworfen hatte, konnten die übrigen Untersucher sie für weitere Messungen, Blutentnahme usw. heranziehen. Jeder Kollege notierte die Nummern der von ihm untersuchten Personen und vermerkte auch auf der Karte, daß er eine Untersuchung an dieser Person vorgenommen hatte. Bevor die Gruppe das Laboratorium verließ, wurden die Karten in Empfang genommen.

Dieses Kartensystem hat die Untersuchung, sowie auch die Verarbeitung und Vergleichung der erhaltenen Resultate sehr erleichtert.

Ich kann diese kurze Einführung nicht schließen, ohne den vielen Damen und Herren, die während der Vorbereitung und Ausführung der Untersuchungen so kräftig mitgeholfen haben, herzlichst zu danken.

Vor allem danke ich den Herren Dirken, Posthumus, Valken und Stoel, die ganz besonders viel Arbeit geleistet haben.

Endlich bin ich der Überzeugung, daß die hier folgenden — von dem Verlag Springer so sorgfältig herausgegebenen — Ergebnisse für sich selbst sprechen werden. Sie können auch die Sportwelt von der Wichtigkeit derartiger Untersuchungen überzeugen, so daß bei späteren Gelegenheiten die Organisation hoffentlich auf weniger Schwierigkeiten stoßen wird als die, welche wir zu überwinden hatten.

Groningen, 8. Oktober 1929.

F. J. J. Buytendijk.

Inhaltsverzeichnis.

Inhaltsverzeichnis.

I. Anthropometrische Untersuchungen.

(Polnisches Staatsamt für physische Erziehung. Ärztliche Kommission des wissenschaftlichen Rates für physische Erziehung. — Vorsitzender: Gen. Dr. *St. Rouppert.*)

Anthropologische Untersuchungen an Teilnehmern der Wettkämpfe der IX. Olympiade in Amsterdam 1928.

Von

Dr. **Janina Dybowska**, Assistentin — Dr. **Władysław Dybowski**, Assistent

am Institut für allgemeine und experimentelle Pathologie in Lwów, Polen. Dir.: Prof. Dr. *M. Franke.*

Mit 18 Textabbildungen.

Die ärztliche Betätigung an den olympischen Vorbereitungen in verschiedenen Ländern veranlaßte in den letzten Jahren die Lichtung des geheimnisvollen Schleiers, mit dem manche Trainingsleiter ihre Methoden bedeckten. Die Bekanntgabe der gebrauchten Methoden lenkte die Aufmerksamkeit auf ihre große Verschiedenheit. Zugleich führte die genaue Buchführung des modernen Rekordsportes über die besten erzielten Leistungen zur Feststellung der eminenten Prädominanz einzelner Nationen in gewissen Übungen (z. B. Angelsachsen in olympischen Sprinterleistungen, Finnen im Langlauf).

Anderseits ergaben die anthropologischen Arbeiten in Polen in den letzten 10 Jahren einen Einblick in die großen morphologischen, physiologischen und psychischen Unterschiede, die unter den Angehörigen verschiedener Rassen und Typen vorkommen. Die physische und geistige Eignung zu den verschiedenen Zweigen der Körperübungen wird nach den Arbeiten von *J. Mydlarski*, *J. Bykowski*, *K. Stojanowski*, *Z. Szydłowski* im großen Ausmaße von der Rassenzugehörigkeit beherrscht.

Da besonders die Untersuchungen der 3 Letztgenannten darauf hinweisen, daß die Unterschiede zwischen der nordischen Rasse α, dem subnordischen Typus γ und dem präslawischen Typus β (die in Polen die charakteristischen Komponenten der Bevölkerung darstellen) wichtig sind für die Auswahl der geeigneten Trainingsmethoden, wurde die anthropologische Typusbestimmung unter die erwünschten (noch nicht obligaten) Teile der normalen Untersuchungskarte für physische Erziehung und Sport in Polen aufgenommen.

Z. B. Typus α: späte Entwicklung, große Regelmäßigkeit der erzielten Leistung, geringer Einfluß der Wettkämpfe auf die Höhe der Leistung; Typus γ: schnellere Entwicklung, höhere physische Leistungen in den Jugendjahren, großer Einfluß des Wettkampfes auf die Höhe der Leistung.

Nötig war eine möglichst einfache, schnelle und den Untersuchten möglichst wenig belästigende Methode der Untersuchung. Dieselbe stammt vom Prof. Dr. *J. Czekanowski* und Assistent Dr. *Klimek*, Lwów (Polen), und umfaßt 10 Messungen am Kopfe und 3 Farbenbestimmungen. An Instrumentarium genügen ein Taster- und ein Gleitzirkel samt je einer Augen-, Haar- und Hautfarbentafel.

Die Messungen umfassen:

1. Größte Kopflänge — diamètre antéro-postérieur maximum ou glabellaire — maximum glabello-occipital length, g (glabella) — op (opisthocranion). Siehe *R. M.*, L. d. A., II. A., S. 180–181, 1.

2. Größte Kopfbreite — diamètre transversal maximum — maximum transversal breadth, eu (euryon) — eu. Siehe *R. M.*, L. d. A., II. A., S. 182, 3.

3. Breite an den Warzenfortsätzen — diamètre bi-mastoïdien maximum — maximal bi-mastoidal breadth, mast (mastoidale) — mast. Siehe *R. M.*, L. d. A., II. A., S. 183, 5.

4. Kleinste Stirnbreite — diamètre frontal minimal — minimal frontal breadth, ft (frontotemporale) — ft. Siehe *R. M.*, L. d. A., II. A., S. 182, 4.

5. Jochbogenbreite — largeur totale de la face ou distance bi-zygomatique — maximum interzygomatic breadth, zy (zygion) — zy. Siehe *R. M.*, L. d. A., II. A., S. 183, 6.

6. Unterkieferwinkelbreite — largeur mandibulaire, bi-goniaque ou bi-gonial — bi-gonial-breadth, go (gonion) — go. Siehe *R. M.*, L. d. A., II. A., S. 183, 8.

7. Morphologische Gesichtshöhe — hauteur naso-mentonnière — total face length, n (nasion) — gn (gnathion). Siehe *R. M.*, L. d. A., II. A., S. 187, 18.

8. Morphologische Obergesichtshöhe — diamètre nasio-alvéolaire — upper face length, n (nasion) — pr (prosthion). Siehe *R. M.*, L. d. A., II. A., S. 187, 20.

9. Höhe der Nase — hauteur ou longueur du nez — nasal heigth or length, n (nasion) — sn (subnasale). Siehe *R. M.*, L. d. A., II. A., S. 188, 21.

10. Breite der Nase — largeur du nez — nasal breadth, al (alare) — — al. Siehe *R. M.*, L. d. A., II. A., S. 185, 13.

Die Seiten- und Nummernangaben beziehen sich auf: *Rudolf Martin*, Lehrbuch der Anthropologie, II. Auflage, Jena, G. Fischer, 1928, S. x, Punkt (Messung) y. Die einzelnen Punkte am Kopfe siehe daselbst S. 143 bis 148 und Abb. 62 und 63 auf S. 144 und 146.

Die Methodik der Messungen stimmt vollkommen mit den Martinschen Grundsätzen überein wie auch die Art der Farbenbestimmungen. Dieselben betreffen

11. die Haarfarbe mittels der Haarfarbentafel nach *E. Fischer*, siehe *R. M.*, L. d. A., II. A., S. 212, a.

12. die Augenfarbe mittels der Augenfarbentafel von *R. Martin*, s. *R. M.*, L. d. A., II. A., S. 217, 4.

13. die Hautfarbe mittels der Hautfarbentafel von *F. von Luschan*, s. *R. M.*, L. d. A., II. A., S. 206.

Zur Erleichterung der späteren Arbeit der Typusbestimmung und zwecks besserer Illustration der Ergebnisse wurden von uns noch 2 photographische Kopfaufnahmen — en face und im Profil — mittels der Leicakamera (Leitz, Wetzlar) auf 100 bis 150 cm Entfernung ausgeführt. Ausschlaggebend für die Wahl des Apparates war die große Leichtigkeit und Schnelle sowie die minimalen Kosten der Leicaaufnahmen (40 Aufnahmen = 1 holl. Gulden).

Die gesamte Untersuchung samt beiden Aufnahmen dauert nur 3 bis 4 Minuten und ist für die Untersuchten gar nicht beschwerlich, was praktisch einen großen Wert hat.

Die weiteren Arbeiten beruhen auf der Berechnung von 9 Kopfindices, und zwar:

14. Längenbreitenindex des Kopfes — Indice céphalique — cephalic index, $\frac{eu - eu \cdot 100}{g - op}$. Siehe *R. M.*, L. d. A., II. A., S. 198.

15. Morphologischer Gesichtsindex — Facialindex nach *Garson*, $\frac{n - gn \cdot 100}{zy - zy}$. Siehe *R. M.*, L. d. A., II. A., S. 200.

16. Morphologischer Obergesichtsindex — Indice facial nach *Broca*, $\frac{n - pr \cdot 100}{zy - zy}$. Siehe *R. M.*, L. d. A., II. A., S. 200.

17. Höhenbreitenindex der Nase — Nasenindex, $\frac{al - al \cdot 100}{n - sn}$. Siehe *R. M.*, L. d. A., II. A., S. 202.

18. Transversaler Frontoparietalindex — indice frontal, $\frac{ft - ft \cdot 100}{eu - eu}$. Siehe *R. M.*, L. d. A., II. A., S. 199.

19. Jugofrontalindex — index frontozygomaticus, $\frac{ft - ft \cdot 100}{zy - zy}$. Siehe *R. M.*, L. d. A., II. A., S. 201.

20. Jugomandibularindex. $\frac{go - go \cdot 100}{zy - zy}$. Siehe *R. M.*, L. d. A., II. A., S. 201.

21. Occipitalindex, $\frac{mast - mast \cdot 100}{eu - eu}$.

22. Frontooccipitalindex, $\frac{ft - ft \cdot 100}{mast - mast}$.

Auf Grund dieser Messungen, Bestimmungen und Berechnungen konnten wir in 98,75% der Fälle die Rassenzugehörigkeit feststellen. Diesem Zwecke dient die Methode der Ähnlichkeitsbestimmung nach *J. Czekanowski*, Lwów.

Anthropologische Bestimmung.*

Die Bestimmung basiert auf der Voraussetzung, daß man die Ähnlichkeit zweier Individuen mit Hilfe des Korrelationskoeffizienten erfassen kann und daß zu diesem Zweck das Rangordnungsverfahren genügt. Die Ähnlichkeit berechnet man auf Grund der Formel

$$\varrho_{xy} = 1 - \frac{6}{n} \cdot \frac{\Sigma (l_1 - l_2)^2}{n^2 - 1},$$

x und y bezeichnen die beiden verglichenen Individuen, n ist die Zahl der berücksichtigten Merkmale, l_1 und l_2 sind die Ordnungszahlen der Abweichungen von den Mittelwerten der ganzen Gruppe.

Die Durchführung der Berechnung verläuft also:

Tabelle 1. *Ähnlichkeitsbestimmung.*

Merkmale	Mittel Werte	Individuum Nr. 40			Individuum Nr. 37			Quadrate der Ordnungszahldiff.
		Merkmale	Abweichung	Ordnungszahl	Merkmale	Abweichung	Ordnungszahl	
Längen-Breiten-Index .	82,5	79,0	— 3,5	4	76,0	— 6,5	5	1
Anatom. Gesichtsindex	83,6	84,2	+ 0,6	1	83,1	— 0,5	2	1
Obergesichtsindex . . .	50,7	46,8	— 3,9	5	48,5	— 2,2	4	1
Nasenindex	64,1	63,0	— 1,1	2	63,3	— 0,8	3	1
Pigmentationsgrad . .	11,0	8	— 3,0	3	16	+ 5,0	1	4
Summe der Quadrate der Ordnungszahldifferenzen								8

Setzt man die obige Summe in die Formel ein, so bekommt man:

$$= 1 - \frac{6}{5} \cdot \frac{8}{24} = + 0,60$$

Berechnet man in dieser Weise das Maß der Ähnlichkeit für sämtliche Kombinationen von je 2 Individuen, so bekommt man die Zahlenwerte der Tabelle 2.

---

* Siehe *B. Rosinski*, Anthropogenetische Auslese im Anthrop. Anz. **6**, H. 1. Stuttgart: 1929.

Tabelle 2. *Die Ähnlichkeitskoeffizienten (ϱ) von 8 holländischen Wasserballspielern.*

	41	38	40	37	43	39	34	35
41	+ 1,0	+ 0,9	— 0,1	— 0,3	— 0,8	— 0,8	— 1,0	— 0,1
38	+ 0,9	+ 1,0	0	+ 0,1	— 0,5	— 0,5	— 0,9	0
40	— 0,1	0	+ 1,0	+ 0,6	+ 0,5	+ 0,5	+ 0,1	— 0,5
37	— 0,3	+ 0,1	+ 0,6	+ 1,0	+ 0,8	+ 0,8	+ 0,3	+ 0,1
43	— 0,8	— 0,5	+ 0,5	+ 0,8	+ 1,0	+ 1,0	+ 0,8	0
39	— 0,8	— 0,5	+ 0,5	+ 0,8	+ 1,0	+ 1,0	+ 0,8	0
34	— 1,0	— 0,9	+ 0,1	+ 0,3	+ 0,8	+ 0,8	+ 1,0	+ 0,1
35	— 0,1	0	— 0,5	+ 0,1	0	0	+ 0,1	+ 1,0

Einem jeden Individuum entspricht sowohl eine senkrechte wie auch eine horizontale Kolonne. Im Schnittpunkte der vertikalen und horizontalen Kolonnen, die zwei verschiedenen Individuen entsprechen, ist das Ähnlichkeitsmaß beider Individuen angegeben. Die Schnittpunkte der Kolonnen, die demselben Individuum entsprechen, liegen auf einer Diagonalen; auf ihr liegen die Werte + 1 als Ausdruck gänzlicher Ähnlichkeit, d. i. Identität. In Tabelle 2 sind die ähnlichsten Individuen nebeneinander gestellt. Infolgedessen treten geschlossene Komplexe auffallend großer Koeffizienten auf. Viel anschaulicher wird dies in der graphischen Darstellung. Jedem Wert der Tabelle 2 entspricht ein Quadrat, das je nach der Größe des Ähnlichkeitskoeffizienten verschieden schraffiert wird.

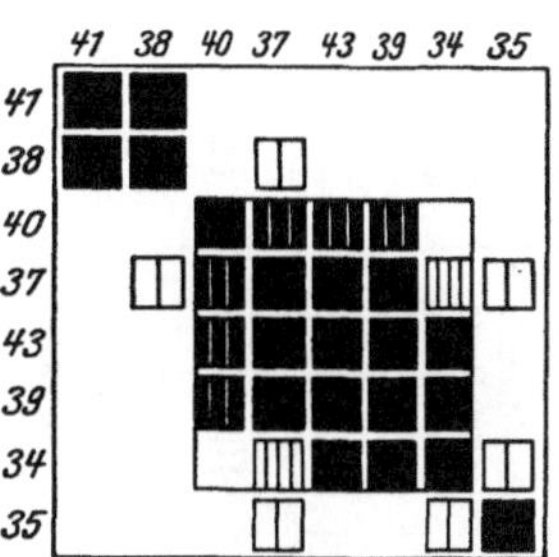

Abb. 1. Graphische Darstellung der Ähnlichkeitskoeffizienten (ϱ) von 8 holländischen Wasserballspielern.

+ 0,80 bis + 1,0 schwarz,

+ 0,60 bis + 0,79 schwarz mit 2 weißen Strichen,

+ 0,40 bis + 0,59 weiß mit 3 dünnen schwarzen Strichen,

+ 0,20 bis + 0,39 weiß mit 1 dünnen schwarzen Strich.

Abb. 1 bildet die graphische Darstellung der Tabelle 2, beide umfassen die Ähnlichkeitskoeffizienten (ϱ) von 8 holländischen Wasserballspielern. Die Abbildung ergibt einen leichten Einblick in die Verteilung der Individuen. Nr. 41 und 38 bilden eine Gruppe, Nr. 37, 43, 39 und 34 die zweite, Nr. 35 bleibt einzeln isoliert, während Nr. 40 eine Zwischenstellung zwischen der ersten und zweiten Gruppe einnimmt.

Die Rassen- oder Typenzugehörigkeit wird auf Grund folgender Zusammenstellung bestimmt (siehe Tabelle A, Seite 6—7):

Tabelle A.

Les caractères anthropologiques. Anthropologische Merkmale	Les races anthropologiques. — Anthropologische Typen							
	Homo europeus Race nordique Nordische Rasse α	Race orientale Präslawischer Typus β	Sousrace sous-nordique Subnordischer Typus γ	Race dinarique (adriatique) Dinarischer Typus δ	Homo alpinus Race sous-adriatique Alpine Rasse ω	Homo mediterraneus Race littorale ϱ	Race ibéro-insulaire ε	Race cévenole ou occidentale Lapponoider Typus λ
Taille — Körpergröße	168—174	159—164	165—172	168—172	ca. 165	161—162	petite klein	ca. 160
Cheveux — Haar	blond clair lichtblond	châtain braun	blond blond	foncés dunkel	foncés dunkel	foncés dunkel		foncés dunkel
Yeux — Augen	bleu clair lichtblau	bière braun	gris bleu graublau	bière braun	gris grau	foncés dunkel		bière braun
Peau — Haut	rose blanchâtre weißrosa	jaune pâle lichtgelblich	claire licht	foncée dunkel	blanche, matte weißmatt	foncée dunkel		
Lèvres — Lippen	minces dünn	moyennes mittel	épaisses dick		épaisses dick			
Indice céphalique sur le vivant Längen-Breiten-Index am Lebenden	76—79	80—82	ca. 84	85—87	87 et plus haut, und höher	73—76		ca. 86
Indice hauteur-longueur sur le vivant Höhen-Längen-Index am Lebenden	bas niedrig	plus haut höher	moyen mittel					
Indice facial morphologique sur le vivant Morphologischer Gesichtsindex am Lebenden	88 et dessus u. höher	74—82	80—84	86—87	87 et dessus u. höher			bas niedrig
Indice facial supérieur sur le vivant Morphologischer Obergesichtsindex am Lebenden	53 et dessus u. höher	43—50	47—53		ca. 54			

Indice nasal sur le vivant Nasenindex am Lebenden	jusqu'à bis 62	66—75	64—70	—	jusqu'à bis 62	—	—	—
Nez — Nase	droit, convexe souvent bossu gerade, konvex, oft Adlernase	concave konkav	droit, ondulé gerade, wellig	étroit dünn	droit, convexe souvent bossu gerade, konvex, oft Adlernase	assez large ziemlich breit	très étroit sehr schmal	large breit
La plus petite largeur frontale sur le vivant Kleinste Frontalbreite am Lebenden	101—105	106—108	109—111	110				
Thorax — Brustkorb	plat flach			convexe gewölbt				
Torse — Rumpf	court kurz	plus long et assez large länger und breiter						
Extrémité supérieure Obere Extremität	longue lang	courte kurz	courte kurz	longue lang	longue lang			courte kurz
Extrémité inférieure Untere Extremität	longue lang	courte kurz	longue lang	longue lang	plus courte kürzer	courte kurz		courte kurz
Plante — Fuß	longue, lang Index c. 38 étroite, basse schmal, niedrig, Index ca. 98	assez longue, moyennement concave, ziemlich lang, mittelgewölbt	longue plutôt basse lang weniger gewölbt	très large et très haute sehr breit und sehr hoch	plutôt large ziemlich breit Index ca. 40 plutôt haute ziemlich hoch Index ca. 107			

Nähere Daten auch am Schädel siehe . . . } *Bol. Rosiński:* Studja nad czaszkami neolitycznemi znalezionemi w Polsce.
Caractères plus détaillés, aussi le crâne voir } Wiadomości archeologiczne 1924, str. 28 in 4^0. Warszawa.

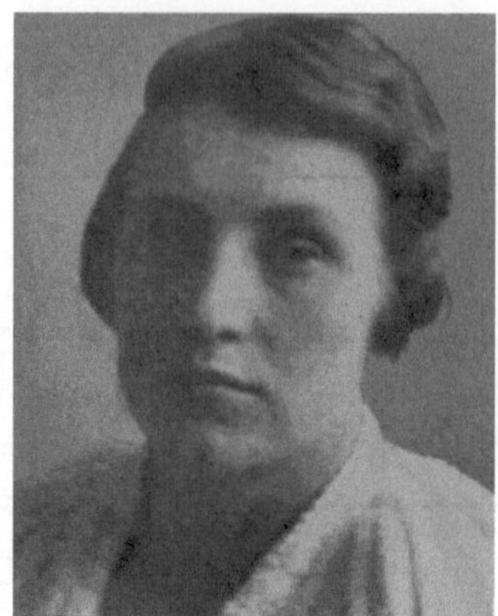
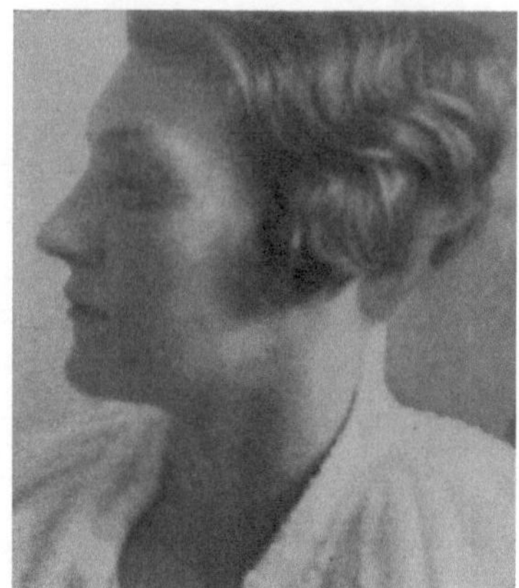

Abb. 2. Nr. 2. Sprint: 100-m-Lauf. Typus α.

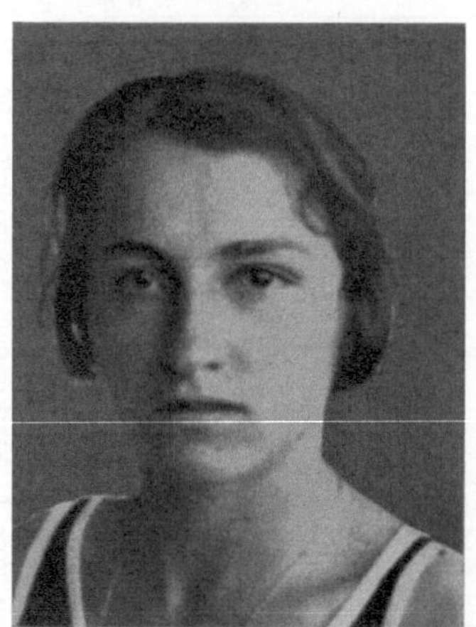
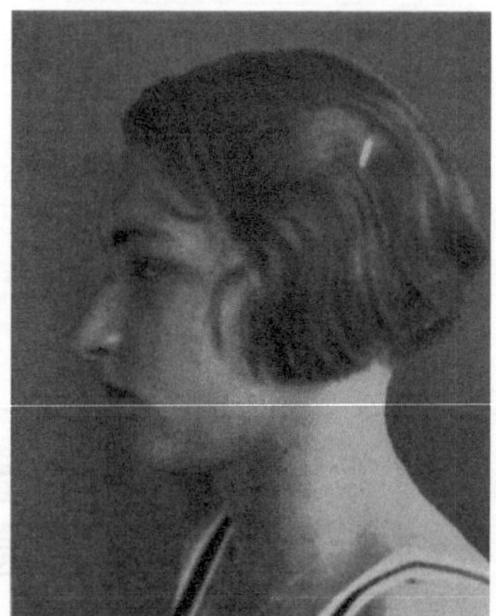

Abb. 3. Nr. 5. Sprint: 100-m-Lauf. Typus ε.

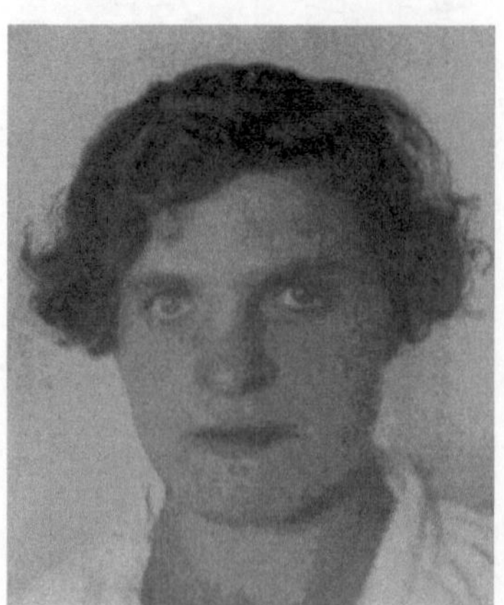
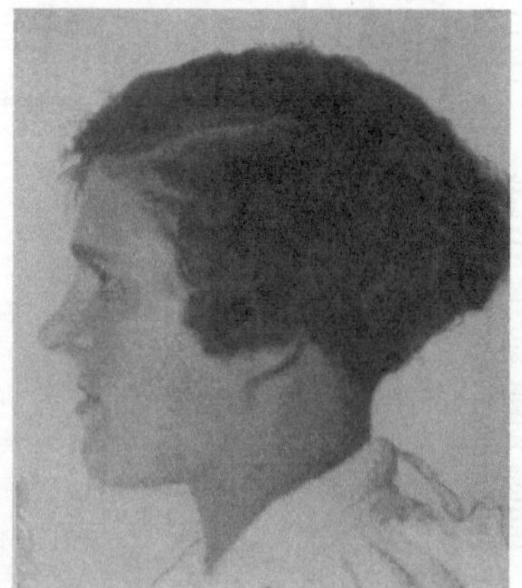

Abb. 4. Nr. 7. Sprint: 100-m-Lauf. Typus β.

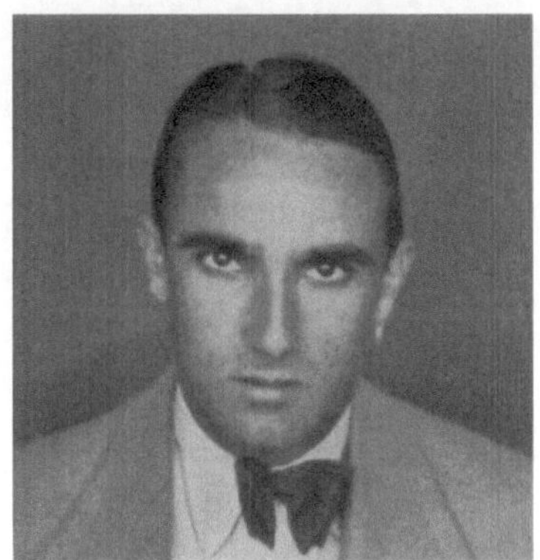
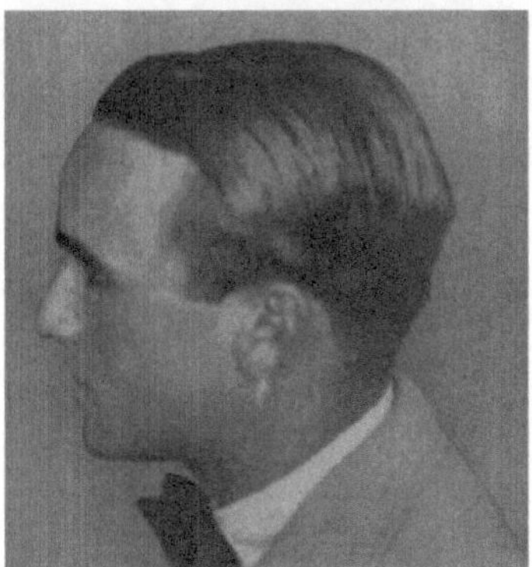

Abb. 5. Nr. 10. Sprint: 100-m-Lauf. Typus ε.

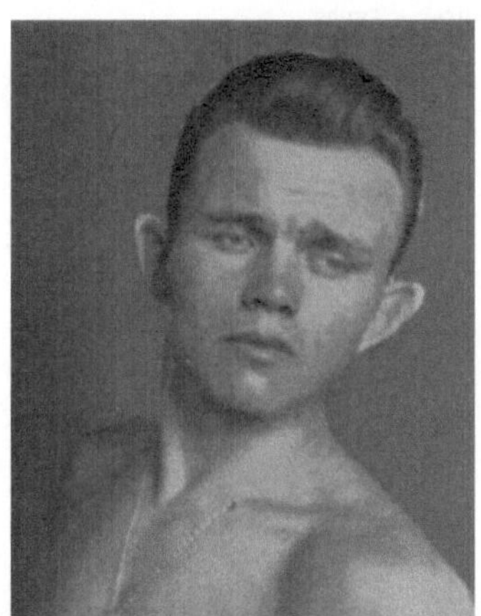
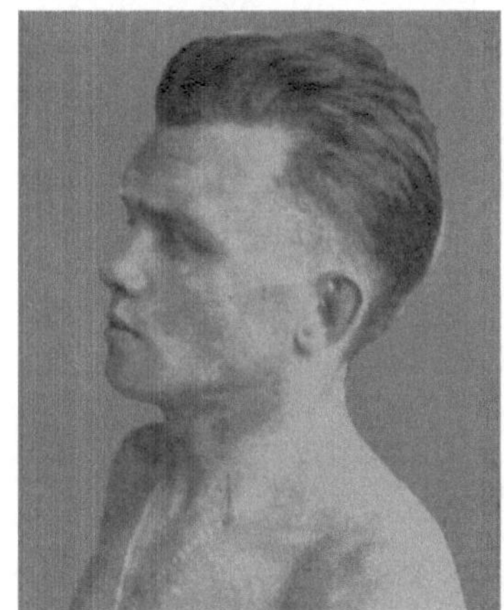

Abb. 6. Nr. 24. Boxen. Typus β.

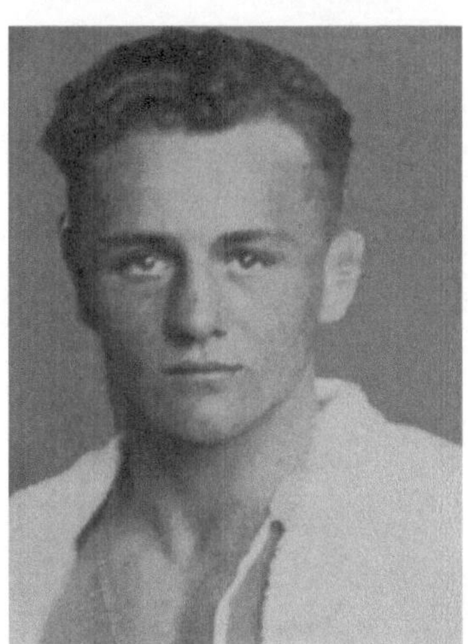
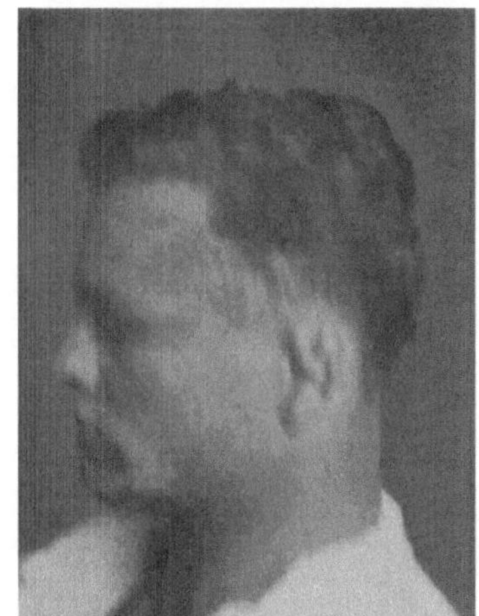

Abb. 7. Nr. 26. Boxen. Typus λ.

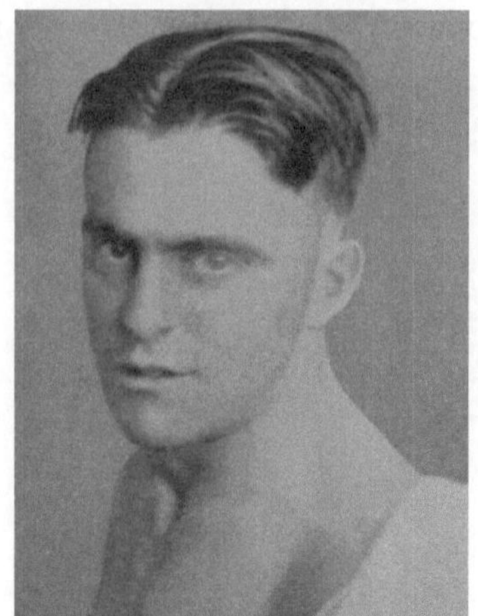
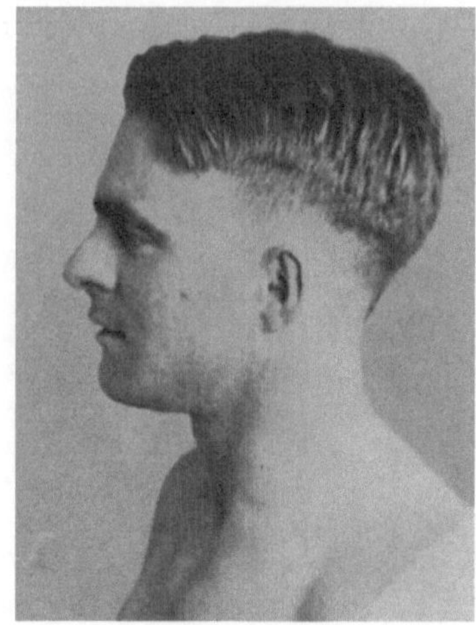

Abb. 8. Nr. 28. Sprint, Radfahrer. Typus ϱ.

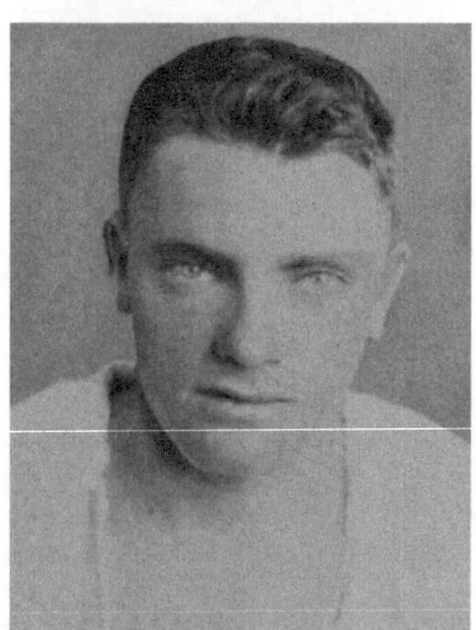
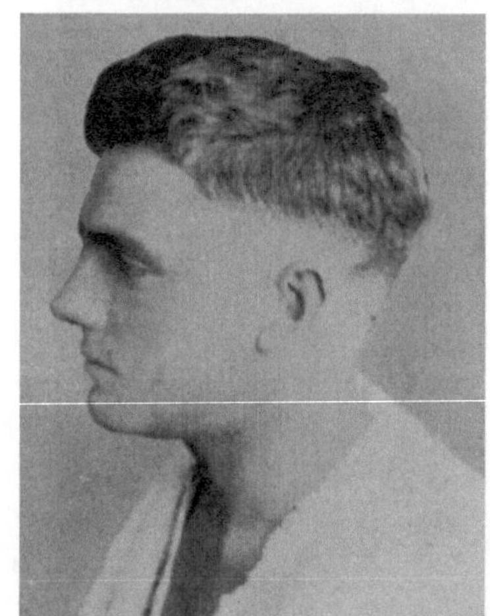

Abb. 9. Nr. 29. Radfahrer, Sprinter und Stayer. Typus ι.

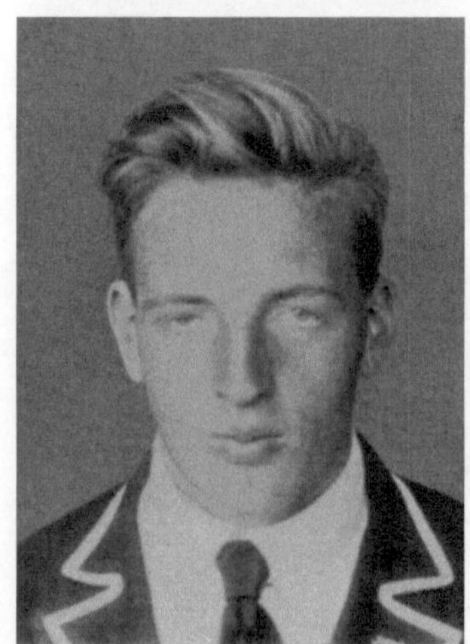
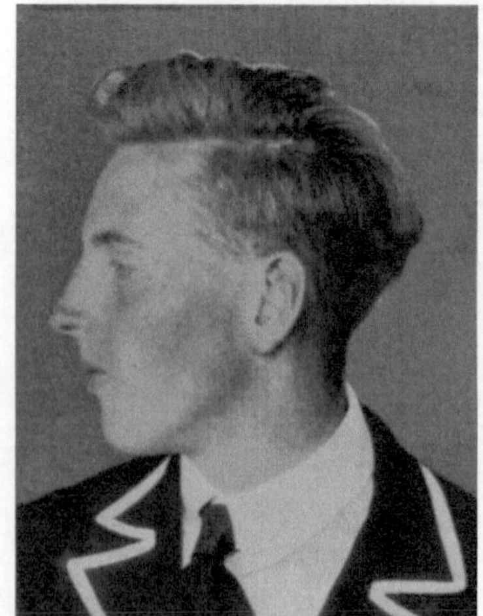

Abb. 10. Nr. 34. Schwimmen, 200 m. Typus α.

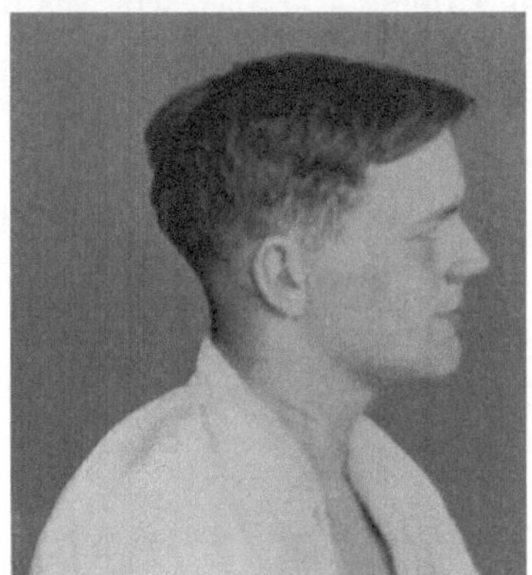
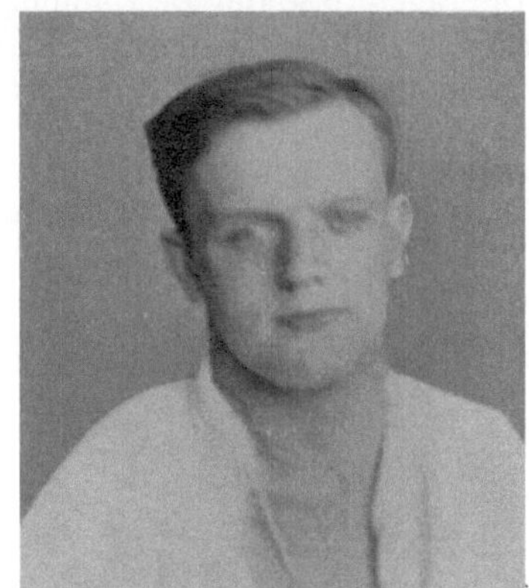

Abb. 11. Nr. 37. Waterpolo. Typus α.

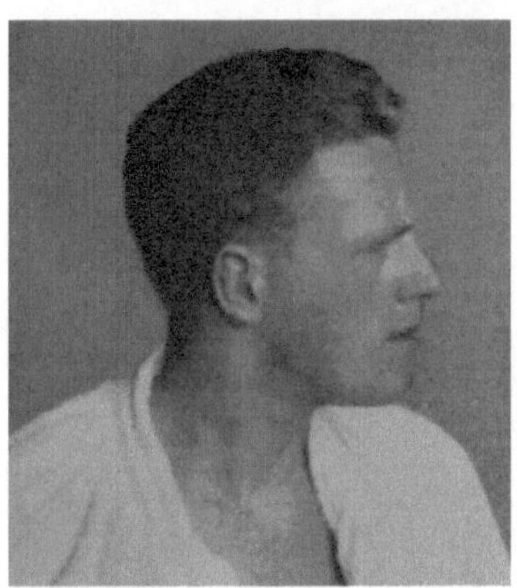
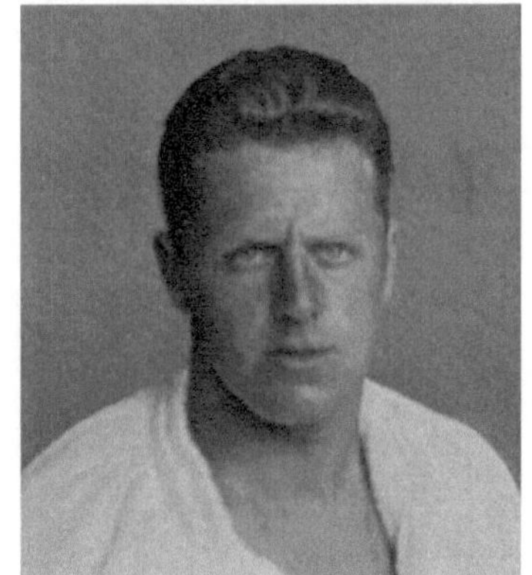

Abb. 12. Nr. 39. Waterpolo. Typus α.

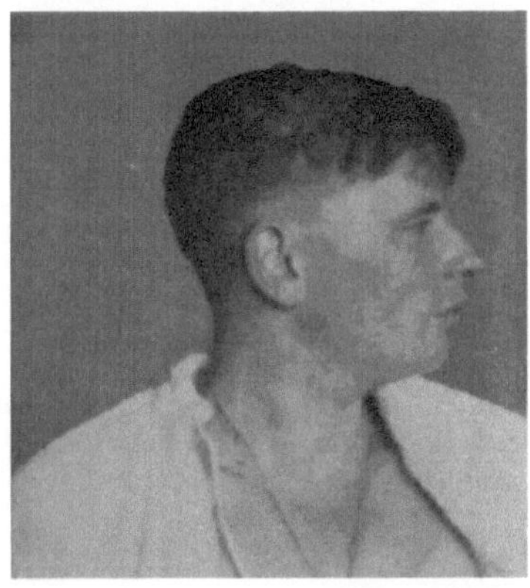
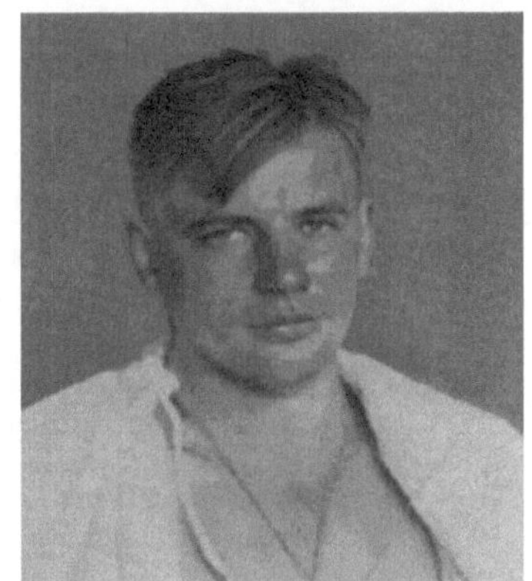

Abb. 13. Nr. 40. Waterpolo. Typus α.

Die Ergebnisse der Bestimmung nach Tabelle A ersehen wir aus der tabellarischen Zusammenstellung auf S. 20 bis 29.

Die senkrechten Kolonnen 2 bis 5, 7 bis 11, 28 und 29 entstammen dem allgemeinen Laboratoriumsmaterial; die Kolonnen 6, 12 bis 27, 30 eigenen Untersuchungen.

Die senkrechte Kolonne 5 teilt jeden Untersuchten einer der folgenden Übungsgruppen zu:

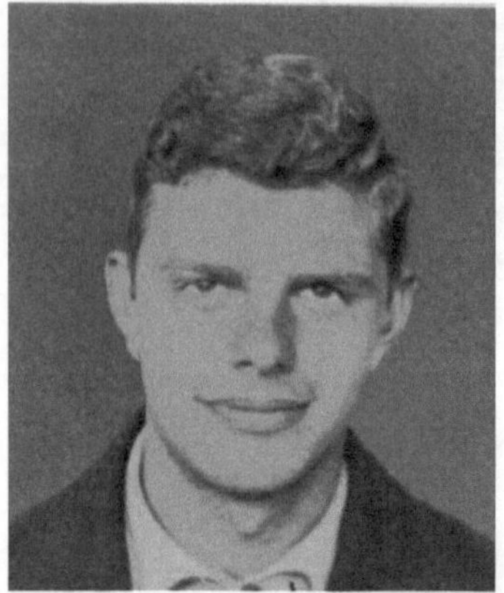

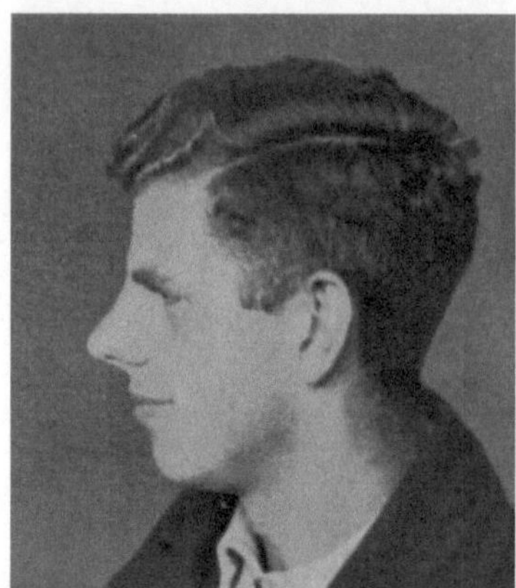

Abb. 14. Nr. 43. Schwimmen, 1500 m. Typus α.

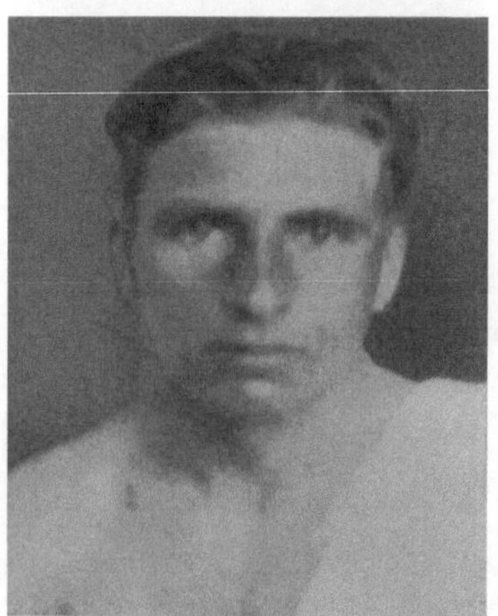

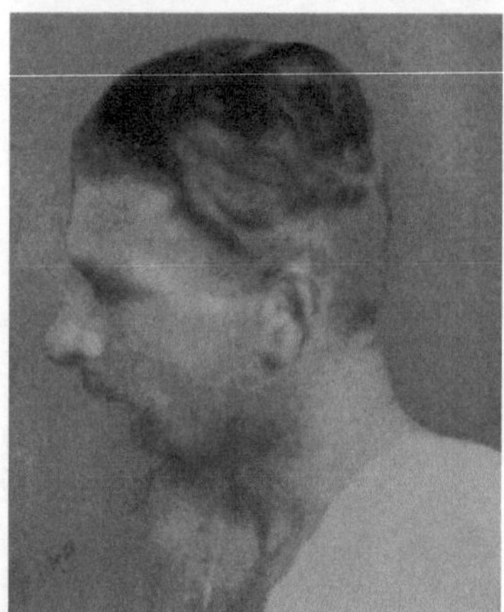

Abb. 15. Nr. 46. Radfahrer, Stayer. Typus γ.

1 — Schnelligkeitsübungen wie 100-m-Lauf, Hochsprung, Fechten und ähnliches;

1_2 — Schnelligkeitsübungen mit Betonung der Ausdauerkomponente wie 400-m-Lauf, 400-m-Hürdenlauf, Schwimmen 100 m, Radfahrersprinte;

1_4 — Schnelligkeits- und Kraftübungen wie Diskus- und Kugelwurf;

2 — mittlere Laufstrecken der Leichtathletik wie 800- und 1500-m-Lauf, Schwimmen über kurze Strecken;

2_3 — Übungen, bei denen die Ausdauerkomponente schon viel mitspricht, wie 800-m-Lauf für Damen, Waterpolo für Herren;

3 — Ausdauerübungen wie Schwimmen über 1500 m, Radfahren über lange Strecken, Marathonlauf,

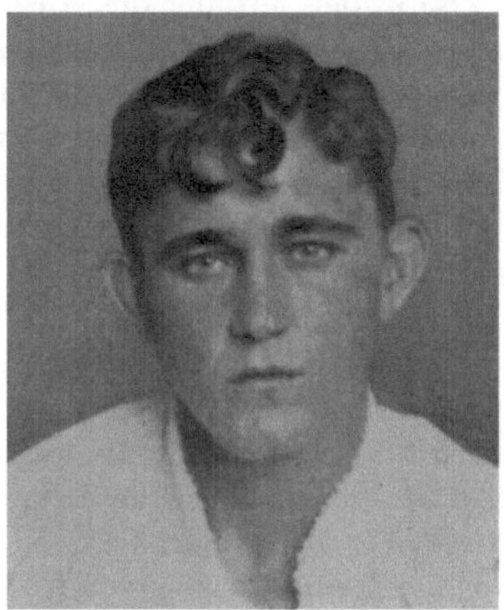

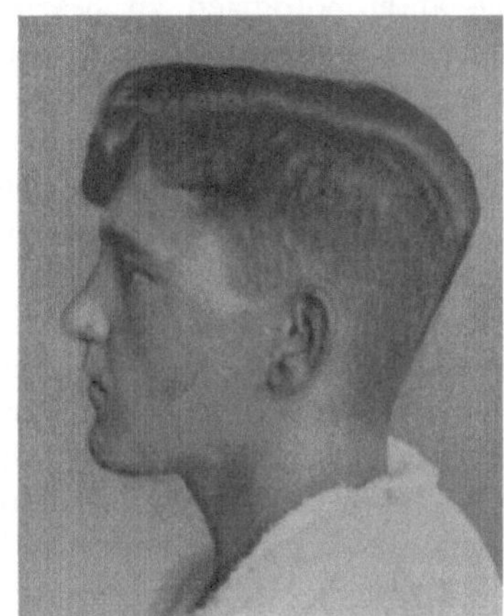

Abb. 16. Nr. 58. Ringer. Typus γ.

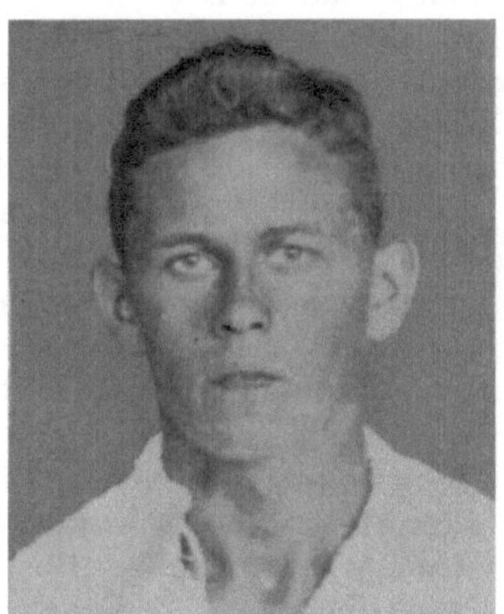

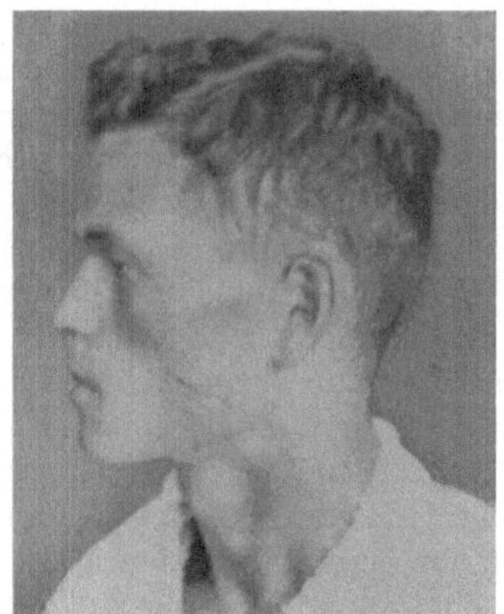

Abb. 17. Nr. 74. Gymnastik. Typus λ.

4 — Kraftübungen wie Ringen und Gewichtsheben,

G — Gruppe der Gymnastiker.

Die Kolonnen 7 bis 11, 28 und 29 sind dem allgemeinen Laboratoriumsmaterial entnommen. Die Kolonnen 12 bis 27 sind ausführlich besprochen auf den Seiten 2 bis 4.

Die Tabellen folgen am Schlusse der Arbeit.

Ergebnisse:

Die Einrichtung eines Laboratoriums im Amsterdamer olympischen Stadion selbst führte uns zum Versuch, das ganz einzigartige Material, das eine neuzeitliche Olympiade aus allen Weltgegenden versammelt, auch anthropologisch zu bearbeiten. Dank der Mithilfe des organisatorischen holländischen Komitees unter Prof. *F. J. J. Buytendijks* Leitung konnten wir über 80 Olympioniker untersuchen, was etwa $^1/_4$ Teil aller überhaupt Untersuchten ausmacht. Da ärztliche Untersuchungen vor den Kämpfen nicht obligat sind, so bestand leider nicht die Möglichkeit der Untersuchung z. B. aller erstklassigen Sprinter, was anthropologisch von hohem Interesse wäre. Von den vielen Hunderten von Leichtathleten, Radfahrern, Schwimmern wurde nur ein kleiner Teil untersucht. Aus diesem Grunde ergab auch die Zusammenstellung der Häufigkeit von Vertretern der einzelnen Rassentypen in den einzelnen Übungsgruppen (also Gegeneinanderstellung der Ergebnisse der Kolonnen 6 und 30) kein klares Bild; die Vertreter der Rassentypen verteilen sich ziemlich unregelmäßig auf alle Übungsgruppen.

Wenn auch einzelne Rassentypen für bestimmte Leistungen in den verschiedenen Sportzweigen besser veranlagt sein sollten, so wird dies in erster Linie durch den großen Einfluß verdunkelt, den die nationalen Gewohnheiten auf die Trainingsmöglichkeiten und die Höhe der Sporttechnik im betreffenden Lande haben. Die Unterschiede zwischen den einzelnen Ländern sind derzeit noch so groß, daß auch glänzend veranlagte Individuen die olympische Klasse gar nicht erreichen, wenn sie in ihrem Lande nicht die richtige Atmosphäre zum langdauernden und mühseligen Training finden und durch scharfe Konkurrenz und hohe Sporttechnik nicht zu Rekordleistungen angespornt werden.

Der große Aufschwung, den der Sportgedanke in allen Ländern in den letzten Jahren genommen hat, bewirkt ein schnelles Aufkommen der bis jetzt zurückgebliebenen Nationen, was einen Ausgleich der Unterschiede in bezug auf Trainingsmöglichkeit, Konkurrenz und Sporttechnik bedingt. Somit wird die Rassenveranlagung eine immer größere Rolle spielen und immer mehr die Zusammenstellung der repräsentativen Mannschaften einzelner Nationen im olympischen Wettkampfe beeinflussen.

Zwei wichtige Momente der modernen olympischen Spiele komplizieren noch das Bild. Zur gerechten Gegenüberstellung der anthropologischen Zusammensetzungen aller teilnehmenden Nationen einerseits, der besten 100 Sprinter z. B. andererseits, müßten wir ganz anders schreiten, als dies die olympischen Regeln zulassen. Jedes Land darf 4 Teilnehmer anmelden, dies führt aber dazu, daß z. B. die 4 USA.- (United States of America) Leute oder die 4 Engländer einige Hunderte von Sprintern repräsentieren, die alle 11,2 Sekunden für 100 m unterschreiten können, während andere Länder zwar auch 4 Leute einstellen, von denen aber nur 1 oder 2 dies (überhaupt, also auch im ganzen Lande) durchführen können. Zur gerechten Beurteilung von anthropologischen und konstitutionellen Merkmalen der besten Sprinter der Welt müßten wir z. B. alle Sprinter zusammenbringen, die die 11-Sekunden-Grenze unterschritten haben, und erst die Zusammenstellung einer solchen Gruppe untersuchen. Noch ausgeprägter sehen wir dies bei Skiwettläufen, wo z. B. beim 50-km-Lauf alle außerskandinavischen Nationen zusammen kaum 50 Läufer aufstellen könnten, die imstande wären, gegen 50 Norweger, Schweden oder Finnländer zu siegen. Da es keine sportlichen Kämpfe auf der Welt gibt, die nur auf Grund der erzielten Leistung alle Besten des betreffenden Sportzweiges zusammenbringen (es wäre auch aus finanziellen Gründen unmöglich), so wäre eine derartige Arbeit nur durch internationale wissenschaftliche Mitarbeit auf Korrespondenzwege möglich.

Die obenerwähnte Beschränkung der Mitgliederzahl pro Nation, die die finanziell schwächeren Länder vor Übervorteilung durch die reicheren schützt, wirkt gleichmäßig auf alle Sportzweige. In den Ausdauerübungen, wo der Massenstart allen Teilnehmern gleiche Chancen bietet, siegen diejenigen mit den besten Leistungen. In den Sprinterleistungen aber entscheidet nicht nur die beste erzielte Leistung, sondern auch die Möglichkeit ihrer regelmäßigen Wiederholung durch alle Vor-, Zwischen- und Endläufe. Wenn auch die Endläufe meistens die besten Resultate bringen, so ist dies durch die schärfste Konkurrenz bedingt; bei zufälligem Aufeinandertreffen von zwei guten Sprintern schon im Vorlauf werden auch ganz eminent gute Zeiten gelaufen. In Paris wurde z. B. im 400-m-Lauf der Weltrekord dreimal verbessert, im Zwischenlauf, Halb- und Endfinale. In Amsterdam lief der Amerikaner Taylor im Hürdenlauf 400 m in 52,6 Sekunden, während der Sieger Lord Burghley im Endfinale 53,4 Sekunden erzielte. Ebenso erzielte im Halbfinale des 110-m-Hürdenlaufes der Südafrikaner Weighman Smith die Rekordleistung von 14,6 Sekunden, wogegen die Bestzeit der Finale (Sieger Atkinson, Südafrika) 14,8 Sekunden betrug. Wenn wir die Tafeln der Weltrekorde, der Vor- und Zwischenläufe der Sprinterstrecken auf den Olympiaden in Paris und Amsterdam vergleichen, so sehen wir, daß sowohl in den Rekordtafeln als auch in den Vorläufen viele Vertreter anderer Rassentypen (meistens lateinischer Abstammung) glänzende Leistungen erzielen. Ihrer Veranlagung nach sind sie also anderen Typen vollkommen ebenbürtig, was die absolute Höhe der Leistung anbetrifft. Wenn aber durch die olympischen scharfen Eliminationen (durch *ein* schwächeres Resultat wird man schon eliminiert) die Regelmäßigkeit im Erzielen von sehr hohen Leistungen stark betont wird, dann kommen die Vertreter anderer Nationen nicht mehr auf gegen die Angelsachsen.

Stockholm, 1912, Sieger (die ersten 3 Plätze).

Lauf 100 m: 3 USA.
200 m 2 USA., 1 Engländer.
400 m 2 USA., 1 Deutscher.
Hürdenlauf 110 m: 3 USA.

Antwerpen, 1920, Sieger (die ersten 3 Plätze).

Lauf 100 m: 2 USA., 1 Engländer.
200 m: 2 USA., 1 Engländer.
400 m: 2 Engländer, 1 Schwede,
Hürdenlauf 110 m: 1 Kanadier, 2 USA.
„ 400 m: 3 USA.

Paris 1924, Finalteilnehmer und Sieger.

Lauf 100 m: 1 Engländer, 1 USA., 1 Engländer (Neuseeland), 3 USA.
„ 200 m: 2 USA., 1 Engländer, 2 USA., 1 Engländer.
„ 400 m: 1 USA., 1 Finländer, 1 USA., 1 Franzose, 1 USA., 1 Engländer.
Hürdenlauf 110 m: 1 USA., 1 Engländer (Südafrika), 2 Schweden, 2 USA.
„ 400 m: 1 USA., 1 Finländer, 1 USA., 1 Franzose, 1 USA., 1 Engländer.

Amsterdam, 1928, Finalteilnehmer und Sieger.

Lauf 100 m: 1 Kanadier, 1 Engländer (Neger), 1 Deutscher, 2 USA., 1 Engländer (Südafrika).
„ 200 m: 1 Kanadier, 1 Engländer, 1 Deutscher, 1 USA., 1 Kanadier, 1 Deutscher.
„ 400 m: 1 USA., 1 Kanadier, 1 Deutscher, 1 Engländer, 1 Deutscher, 1 USA.
Hürdenlauf 110 m: 1 Engländer (Südafrikaner), 3 USA., 2 Engländer (davon 1 Südafrikaner).
„ 400 m: 1 Engländer, 2 USA., 1 Italiener, 1 Schwede, 1 Engländer.

Wir sehen, daß während 4 Olympiaden die Angelsachsen von 87 Siegerplätzen nur 15 an Vertreter anderer Nationen abtreten mußten; der Hauptkampf spielte sich stets ab zwischen den mächtigen Vereinigten Staaten von Amerika und den immer stärker aufkommenden Mutterlande England und den englischen Dominions.

Wenn wir in Betracht ziehen, daß es kaum eine andere Sportdomäne gibt, in der die Eliminationsverfahren so scharf wie in der Sprinterleistung sind, so spricht die obige Zusammenstellung sehr stark zugunsten der großen Regelmäßigkeit der Leistungen der Angelsachsen.

Dynamometrische Messungen, die von *J. Bykowski* an polnischer Mittelschuljugend durchgeführt wurden (s. Abb. 18), zeigten, daß die untersuchten Typen α, β, γ, δ, ω große Unterschiede aufweisen. Diese Unterschiede betreffen sowohl die allgemeine Eignung zu hohen Ergebnissen bei derartigen Versuchen als auch die Regelmäßigkeit der Ergebnisse wie auch ihre Abhängigkeit vom Wettkampfmomente.

Auf Grund obiger Feststellungen könnte man auch vermuten, daß eine lange Reihe von Eliminationskämpfen, wie sie z. B. die olympischen Regeln in den Sprinten verlangen, die Wettkampfkomponente derart abstumpft, daß sowohl das Niveau der Leistungen niedriger als auch schwankender wird. Es genügt aber *ein* Ausschlag nach der negativen Seite, um den betreffenden Sprinter aus den weiteren Konkurrenzen und somit auch von Siegeschancen auszuschließen.

Laut Abb. 18 hätten z. B. Vertreter von Typus ω Chancen, im einmaligen Wettkampfe gegen Vertreter des Typus α zu siegen; bei mehrmaligen Eliminationen vor dem Endkampfe verkleinern sich diese Chancen schnell.

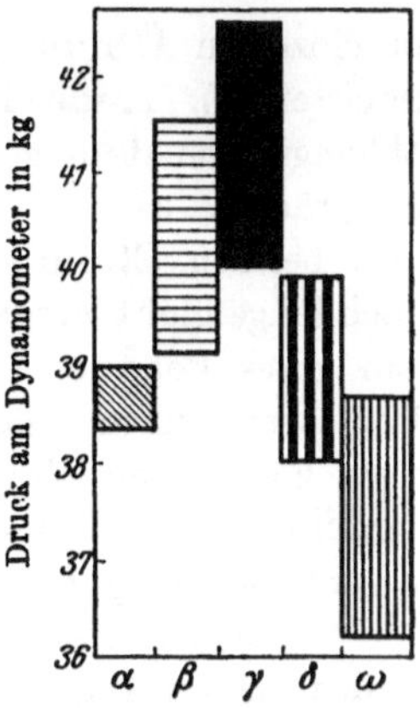

Abb. 18. Dynamometrische Untersuchungen an polnischen Mittelschülern von *J. Bykowski*. Einfluß der anthropologischen Typenzugehörigkeit auf die Stärke des Händedruckes. Obere Grenzen der Rechtecke — Resultate mit Wettkampf. Untere Grenzen der Rechtecke — Resultate ohne Wettkampf.

Obige Erwägungen zeigen uns die großen Schwierigkeiten, die durch die olympischen Eliminationsregeln und die willkürliche Regelung der Ländermannschaften einer anthropologischen Erfassung der Olympioniker entgegengestellt werden.

Andererseits aber führt uns die Betrachtung der erzielten Ergebnisse wenigstens zu einem Wegweiser, wie man der Sache mit besseren Aussichten auf Erfolg zu Leibe rücken könnte. Unter den Untersuchten befindet sich auch die polnische Turnermannschaft. Ihre Zusammensetzung steht in einem krassen Widerspruch zur polnischen Population.

	Bezirk Warschau %	Gymnastikt. %	Unterschied %
Typus α . .	30,7	0	— 30,7
Typus β . .	6,9	26,3	+ 19,4
Typus γ . .	20,8	10,5	— 10,3
Typus δ, χ, ω	19,3	36,8	+ 17,5
Typus λ . .	4,0	21,1	+ 17,1
Typus ι . .	18,3	5,3	— 13,0

Die Typen β, δ, λ, χ, ω müssen wir also als speziell begabt für diese Art der Leibesübungen halten, da sie im polnischen gymnastischen Team einen so hohen Prozentsatz (84,2%) erreichen, wogegen sie nur 30,2% der Bevölkerungsziffer des Warschauer Bezirkes ausmachen.

Etwas Ähnliches ergaben schon die Arbeiten von *J. Mydlarski*; auf Grund von über 100000 anthropologischen Bestimmungskarten zeigte er, daß die Rekrutierungskommissionen die Typen γ und β stark bevorzugen, weil sie in diesem Alter (21 bis 24 Jahre) physisch weit besser entwickelt sind als andere Typen. Wenn die einzelnen Truppenverbände unter ihren Unteroffizieren weiter die physisch tauglichsten auswählen und sie an die Zentralschule für physische Erziehung zu Kursen entsenden, so steigt der Anteil des physisch begabten Typus γ weiter und erreicht sogar 56% aller Kursusteilnehmer im Gegensatze zu den 20 bis 25%, die dieser Typus in der ganzen Bevölkerung Polens erreicht.

Diese Art der Untersuchung von nationalen Teams wird aber undurchführbar in den einzelnen olympischen Sportzweigen oder sogar in einzelnen Übungen, da die Anzahl der Teilnehmer zu gering ist (meistens 4). Außerdem ist die Zusammensetzung dieses Vierers stark abhängig von dem gebrauchten Eliminationsverfahren. Bei den hohen Ansprüchen, die der Rekordsport an die Teilnehmer stellt, beginnen aber bei den Eliminationen Imponderabilien stark mitzusprechen, die noch lange nicht erfaßbar sein werden für wissenschaftliche Bewertung. Ein gutes Beispiel dafür boten in Amsterdam die Amerikaner und Deutschen, deren Siegeshoffnungen teisweise arg enttäuscht wurden trotz glänzender Vorbereitung ihrer Athleten: ihre Leute gingen an den Start nach langer und schwerer Vorbereitungsarbeit mit hohem Verantwortungsgefühl und bedacht, ernstlich zu kämpfen. England und Dominions, hauptsächlich Kanada, ebenfalls gut vorbereitet, gingen in den Kampf lachend. Lächelnd bejubelten sie ihre sehr zahlreichen Siege, lächelnd gratulierten sie besiegt den Siegern. Das Außersichgehen, im Bestreben, eine Rekordglanzleistung zu erzielen, gelingt manchmal bei Anspornung durch schweren Kampf, leichter aber bei sorgloser und heiterer Auffassung des Sportkampfes. Jedenfalls ist die erste Einstellung nicht lange haltbar und führt schnell zur (wahrscheinlich nervöser) Übermüdung. Obige Tatsachen beeinflussen aber sehr stark die vorolympischen Eliminationen und somit die Zusammenstellung der nationalen Repräsentation.

Es wäre somit erwünscht, die anthropologischen Untersuchungen in dem Momente durchzuführen, wo z. B. alle Werfer oder Sprinter eines Landes für einige Zeit in einem Übungslager zusammengebracht werden, um ihre Technik hochzubringen. Die meistens noch ruhige Atmosphäre eines solchen Kurses ladet ein zur Arbeit, die Zahl der Untersuchten wird meistens viel größer werden — fast immer 20 bis 50, oft auch über 100 Teilnehmer —, und was das Wichtigste für die Feststellung der Korrelation zwischen Begabtheit für einen gewissen Sportzweig und anthropologischer Zugehörigkeit ist, die Leute werden für die Kurse lediglich auf Grund ihrer wirklichen Leistungshöhe ausgewählt. Eine etwa auf diese Weise aufgedeckte stark positive Korrelation zwischen dem anthropologischen Typus und der Höhe der Leistung in gewissen Leibesübungen hätte schon eine wirkliche Bedeutung sowohl theoretisch als auch sogar praktisch für die Auswahl der Besten, worum so viele Sportmäzene in erster Linie fragen.

Zur Lösung dieser praktischen Aufgabe gehören aber noch viele anderen theoretischen Grundlagen als nur anthropologische, die mitsamt den konstitutionellen Merkmalen nur die Hauptgrundlagen bilden. Nervöse Einstellung und ihr Zusammenspiel mit dem endokrinen System verlangt Beachtung; richtige Vitaminzufuhr, deren Fehler am leichtesten dieses Gleichgewicht stören, muß auch in Erwägung gezogen werden.

Es bleibt uns nur noch übrig, an dieser Stelle unseren herzlichsten Dank auszusprechen sowohl dem holländischen Komitee in den Personen Prof. Dr. *J. J. Buytendijks*, Dr. *J. van Breemens*, Dr. *M. N. J. Dirkens* und Dr. *S. Posthumus* für ihre liebenswürdige Mithilfe in Amsterdam als auch besonders Prof. Dr. *J. Czekanowski* und Assistent Dr. *St. Klimek*, Lwów, für die Kontrolle und mühevolle Mitarbeit bei der Bearbeitung und Zusammenstellung der Resultate; zuletzt gebührt unser Dank auch dem *Staatsamt für physische Erziehung in Polen* für die finanzielle Unterstützung der Arbeit.

Zusammenfassung:

1. An 80 Teilnehmern der Wettkämpfe während der IX. Olympiade in Amsterdam 1928 wurden anthropologische Untersuchungen zwecks Bestimmung des anthropologischen Typus durchgeführt.

2. Die Untersuchungen dauerten nur 3—4 Minuten pro Mann, waren für die Untersuchten vollkommen unbeschwerlich, da sie nur aus 10 Messungen am Kopfe und 3 Farbenbestimmungen bestanden. Dieselben genügten aber in allen Fällen zur Typusbestimmung, da nach Berechnung von 9 Kopfindices zur weiteren Arbeit die Methode der Ähnlichkeitsbestimmung nach *J. Czekanowski* gebraucht wurde.

3. Eine wichtige Ergänzung der Messungen bilden photographische Kopfaufnahmen en face und im Profil. Gute Resultate ergeben Aufnahmen mittels Leica-Apparates (*Leitz*, Wetzlar) auf 100 bis 150 cm Entfernung. Dieselben haben auch den Vorteil großer Leichtigkeit und Billigkeit.

4. Die Zusammenstellung der Häufigkeit von Vertretern der verschiedenen Rassentypen in den einzelnen Übungsgruppen ergab kein klares Bild.

5. Die derzeitigen olympischen Regeln für die Zulassung der Mannschaften einzelner Nationen erschweren ein richtiges Erfassen der Korrelation zwischen Rassentypus und Begabung für die betreffende Art der Leibesübungen.

6. Die derzeitigen Eliminationsverfahren bei einem großen Teile der Übungen des olympischen Programms verlangen nicht nur eine große Höhe der Leistung, sondern auch eine große Regelmäßigkeit in der Höhe der öfters wiederholten Leistung.

7. Die anthropologische Zusammensetzung des polnischen gymnastischen Teams ergab eine sehr hohe Abweichung von der normalen Zusammensetzung der Hauptstadt, aus der das Team stammte. Die laponoiden und armenoiden Komponenten scheinen in Polen sehr wichtig zu sein für die Begabung zu gymnastischen Übungen.

8. Große Gruppen von Spezialisten einzelner Sportzweige, die in vorolympischen Vorbereitungen zusammengebracht werden, um ihre Technik in Spezialkursen zu heben, könnten willkommene und erfolgversprechende Objekte für anthropologische Studien bilden.

9. Beachtung des anthropologischen Typus und der physischen Konstitution könnten die Hauptgrundlagen bilden, auf denen weitere Untersuchungen, die auch das Zusammenspiel des nervösen und endokrinen Apparates mit der Vitaminzufuhr beachten müßten, weiterbauen könnten, um die Bedingungen festzulegen, die für höchste physische Leistung des Menschen unentbehrlich sind.

Ergebnisse der anthropologischen Untersuchungen

Ordnungsnummer Numéro d'ordre	Ordnungsnummer des olympischen Laboratoriums	Initialen — Initiales	Land — Pays	Sportliche Spezialität Spécialité sportive	Übungsgruppe Groupe d'exercices	Alter — L'âge	Körpergröße — Taille	Gewicht — Poids	Vitalkapazität Capacité vitale	Brustumfang Circonférence thoracique	Größte Kopflänge Diamètre antéro-postérieur max.	Größte Kopfbreite Diamètre transversal maximum	Jochbogenbreite Largeur totale de la face	Unterkieferwinkelbreite Largeur mandibulaire bi-goniale	Morphologische Gesichtshöhe Hauteur naso-mentonnière
1	2	3	4	5	6	7	8	9	10	11	12	13	14	15	16
1	581	B. H. Dame	Frankreich France	Hochsprung Saut en hauteur	1	24	170,3	47,1	2,3	77,0	184	148	128	93	116
2	584	G. G. Dame	desgl.	100-m-Lauf Course 100 m	1	21	157,1	54,0	3,4	84,0	186	143	126	95	111
3	565	L. L. Dame	desgl.	Hochsprung, 100-m-Lauf Saut en hauteur, Course 100 m	1	20	167,3	55,0	3,6	83,5	172	151	134	104	107
4	471	O. J. Dame	Rumänien Roumanie	Hochsprung Saut en hauteur	1	19	160,3	59,3	2,8	79,0	175	145	130	99	102
5	590	R. M. Dame	Frankreich France	100-m-Lauf Course 100 m	1	21	164,3	52,3	3,3	84,3	183	146	134	91	118
6	605	J. B. Dame	Rumänien Roumanie	Diskuswurf Lancement du disque	1_4	19	165,3	60,5	–	78,0	187	156	129	101	107
7	586	V. L. Dame	Frankreich France	100-m-Lauf, Diskuswurf Course 100 m, Lancement du disque	1_4	26	169,7	69,9	3,6	88,0	183	151	136	115	113
8	583	N. M. Dame	desgl.	800-m-Lauf Course 800 m	2_3	21	156,6	46,5	2,6	69,0	169	149	130	94	104
9	545	S. W.	Polen Pologne	Fechten Escrime	1	33	179,5	71,0	4,0	89,0	190	165	144	107	115
10	708	P. J.	Argentinien Argentine	100- u. 200-m-Lauf Course de 100 et 200 m	1	21	167,4	63,0	4,8	89,2	197	146	134	98	112
11	878	B. A.	desgl.	desgl.	1	22	177,0	67,5	4,5	92,0	188	150	136	111	117
12	728	K. J. H.	Holland Hollande	Hochsprung Saut en hauteur	1	22	189,1	72,0	5,4	91,4	178	156	139	100	123
13	857	K. S.	Polen Pologne	100-m-Lauf 400 m Hürden Course de 100 m 400 m Haies	1_2	24	176,7	68,6	5,0	91,3	188	159	132	100	113
14	691	Z. F.	desgl.	400-m-Lauf Course de 400 m	1_2	22	167,6	60,7	5,1	89,2	188	156	144	96	113
15	453	K. J.	desgl.	Radfahrer, Sprinter Cyclisme, Sprint	1_2	22	171,7	67,2	3,7	86,5	180	155	131	105	117
16	539	S. F.	desgl.	desgl.	1_2	36	183,0	82,5	6,1	96,0	186	158	134	110	133

an Olympiateilnehmern Amsterdam 1928.

Morphologische Obergesichtshöhe Diamètre naso-alvéolaire	**Höhe der Nase Hauteur du nez**	**Breite der Nase Largeur du nez**	Augen — Yeux	Haare — Cheveux	Haut — Peau	Längen-Breiten-Index des Kopfes — Indice céphalique	Morphologischer Gesichtsindex Indice facial Garson	Morpholog. Obergesichtsindex Indice facial Broca	Höhen-Breiten-Index der Nase Indice nasal	Jugomandibularindex Indice jugomandibulaire	Umfang des Oberarmes Circonférence du bras	Umfang des Oberschenkels Circonférence de la cuisse	Rassentypus Typ racial	Anmerkung Photographie Adnotations Photographies
17	18	19	20	21	22	23	24	25	26	27	28	29	30	31
73	57	29	blau bleux	rötlichblond blonde rousse	weiß blanche	80,4	90,6	57,0	50,9	72,7	20,7	32,8	α	
70	51	31	desgl.	graublond blonde cendrée	desgl.	76,9	88,1	55,6	60,8	75,4	26,9	36,2	α	Abb. 2
66	52	35	grünlich verts	braun châtaine	gebräunt, dunkel halée, foncée	87,8	79,8	49,2	67,3	77,6	—	—	ω	
60	45	32	blau bleux	desgl.	dunkel foncée	82,9	78,5	46,1	71,1	76,1	25,5	33,5	β	
66	53	31	braun bière	desgl.	gebräunt, dunkel halée, foncée	79,8	88,1	49,2	58,5	67,9	24,5	34,3	ε	Abb. 3
68	47	33	blau bleux	dunkelblond, rötlich blonde foncée, rousse	dunkel foncée	83,4	82,9	52,7	70,2	78,3	—	—	β	
66	45	34	desgl.	blond, rötlich blonde, rousse	weiß blanche	82,5	83,1	48,5	75,6	84,6	27,5	37,8	β	Abb. 4
65	50	32	grünlich verts	dunkelblond, rötlich blonde foncée, rousse	dunkel foncée	88,2	80,0	50,0	64,0	72,3	23,0	31,0	ω	
67	50	31	desgl.	braun châtains	weiß blanche	86,8	79,9	46,5	62,0	74,3	28,5	37,1	λ	
70	53	33	dunkel foncés	?	?	74,1	83,6	52,2	62,3	73,1	27,0	34,5	ε	Abb. 5
73	56	33	grünlich verts	schwarz noirs	dunkel foncée	79,8	86,0	53,7	58,9	81,6	27,7	35,8	ε	
73	55	31	desgl.	dunkelblond, grau blonds foncés, cendrés	weiß blanche	87,6	88,5	52,5	56,4	71,9	27,8	37,0	(α — ω)	
70	55	34	blau bleux	blond, grau blonds cendrés	desgl.	84,6	85,6	53,0	61,8	75,8	27,8	37,3	α	
66	51	35	grünlich verts	blond blonds	desgl.	83,0	78,5	45,8	68,6	66,7	24,8	35,6	β	
76	52	34	blau bleux	blond, grau blonds, cendrés	desgl.	86,1	89,3	58,0	65,4	80,1	26,8	37,0	α	
80	60	33	desgl.	dunkelblond, rötlich blonds foncés, rousse	desgl.	84,9	99,2	59,7	55,0	82,1	29,1	39,0	α	

Ergebnisse der anthropologischen Untersuchungen

Ordnungsnummer Numéro d'ordre	Ordnungsnummer des olympischen Laboratoriums	Initialen — Initiales	Land — Pays	Sportliche Spezialität Spécialité sportive	Übungsgruppe Groupe d'exercices	Alter — L'âge	Körpergröße — Taille	Gewicht — Poids	Vitalkapazität Capacité vitale	Brustumfang Circonférence thoracique	Größte Kopflänge Diamètre antéro-postérieur max.	Größte Kopfbreite Diamètre transversal maximum	Jochbogenbreite Largeur totale de la face	Unterkieferwinkelbreite Largeur mandibulaire bi-goniale	Morphologische Gesichtshöhe Hauteur naso-mentonnière
1	2	3	4	5	6	7	8	9	10	11	12	13	14	15	16
17	879	v. E.	Holland Hollande	Schwimmen, 100 m Natation, 100 m	1_2	19	172,9	68,5	5,2	79,8	199	154	138	109	120
18	476	K. E.	Deutschland Allemagne	Boxe	1_2	20	163,3	58,3	4,3	90,5	184	152	133	105	112
19	378	A.	desgl.	desgl.	1_2	19	165,0	50,2	3,6	84,8	174	147	136	99	109
20	909	O. D. S.	Chili	desgl.	1_2	22	178,6	79,0	4,8	93,0	188	160	150	115	125
21	910	D. H. J.	desgl.	desgl.	1_2	21	170,6	61,9	3,8	85,0	187	147	139	105	118
22	874	D. F.	Deutschland Allemagne	desgl.	1_2	20	162,0	60,5	3,8	91,2	194	160	146	111	118
23	727	W. W.	desgl.	desgl.	1_2	22	175,2	65,0	5,0	95,0	206	150	143	117	132
24	462	P. W.	Esthland Esthonie	desgl.	1_2	22	171,6	60,3	4,6	92,7	200	164	148	109	111
25	743	L. A.	Deutschland Allemagne	desgl.	1_2	20	173,2	71,1	4,9	97,0	194	160	147	114	116
26	742	P. E.	desgl.	desgl.	1_2	21	174,0	78,8	4,1	100,3	190	166	144	105	108
27	456	S.	desgl.	desgl.	1_2	25	181,3	84,7	4,0	106,5	198	172	158	126	121
28	505	G. D.	Australien Australie	Radfahrer u. Sprinter Cyclisme et Stayer	1_2+3	22	168,0	56,5	4,2	89,0	195	155	135	102	112
29	596	S. J.	desgl.	desgl.	1_2+3	19	173,1	73,6	3,8	96,0	202	153	142	104	118
30	823	K. F.	Argentinien Argentine	Hammerwurf Lancement du marteau	1_4	25	182,0	91,0	5,6	100,5	205	156	151	115	120
31	520	B. J.	Polen Pologne	Diskus und Kugelwurf Lancement du disque du poids	1_4	29	186,3	90,6	6,8	103,3	184	162	145	105	128
32	856	D. S.	Argentinien Argentine	800- und 1500-m-Lauf Course de 800 et 1500 m	2	25	163,1	57,5	4,2	88,0	180	143	135	102	117
33	723	L. L.	desgl.	desgl.	2	24	171,0	68,3	5,4	92,5	195	148	139	103	121

an Olympiateilnehmern Amsterdam 1928.

Morphologische Obergesichtshöhe Diamètre naso-alvéolaire	Höhe der Nase Hauteur du nez	Breite der Nase Largeur du nez	Augen — Yeux	Haare — Cheveux	Haut — Peau	Längen-Breiten-Index des Kopfes — Indice céphalique	Morphologischer Gesichtsindex Indice facial Garson	Morpholog. Obergesichtsindex Indice facial Broca	Höhen-Breiten-Index der Nase Indice nasal	Jugomandibularindex Indice jugomandibulaire	Umfang des Oberarmes Circonférence du bras	Umfang des Oberschenkels Circonférence de la cuisse	Rassentypus Typ racial	Anmerkung Photographie Adnotations Photographies
17	18	19	20	21	22	23	24	25	26	27	28	29	30	31
75	60	32	grünlich verts	dunkelblond, rötlich blonds foncés, roux	weiß blanche	77,4	87,0	54,3	53,3	79,0	24,4	33,6	α	
67	54	32	blau bleux	lichtblond, grau blonds clairs, cendrée	desgl.	82,6	84,2	50,4	59,3	78,9	27,8	32,6	—	nicht be- stimmt
60	41	31	grünlich verts	dunkelblond blonds foncés	desgl.	84,5	80,1	44,1	75,6	72,8	26,5	30,6	β	
77	57	33	desgl.	braun, rötlich bruns, roux	desgl.	85,1	83,3	51,3	57,9	76,7	29,0	38,0	δ	
69	49	36	braun bière	schwarz noirs	dunkel foncée	78,6	84,9	49,6	73,5	75,5	27,0	33,3	ϱ	
73	54	34	blau bleux	lichtblond, rötlich blonds clair, roux	weiß blanche	84,2	80,8	50,0	63,0	76,0	29,2	34,5	γ	
81	60	32	desgl.	schwarz noirs	dunkel foncée	72,8	92,3	56,6	53,3	81,8	28,5	34,5	α	
64	47	36	grünlich verts	dunkelblond, rötlich blonds foncés, roux	weiß blanche	82,0	75,0	43,2	76,6	73,6	29,8	35,9	β	Abb. 6
64	56	36	blau bleux	blond, grau blonds, cendrés	desgl.	82,5	78,9	43,5	64,3	77,5	30,6	36,2	γ	
64	50	34	grünlich verts	blond, rötlich blonds, roux	desgl.	87,4	75,0	44,4	68,0	72,9	33,2	40,8	λ	Abb. 7
72	55	38	blau bleux	dunkelblond, grau blonds foncés, cendrés	desgl.	86,9	76,6	45,7	69,1	79,7	31,2	38,7	γ	
67	47	31	grünlich verts	braun châtains	desgl.	79,5	83,0	49,6	66,0	75,6	28,8	34,7	ϱ	Abb. 8
74	53	34	desgl.	desgl.	desgl.	75,7	83,1	52,1	64,1	73,2	29,0	39,0	ι	Abb. 9
75	51	30	desgl.	dunkel foncés	dunkel foncée	76,1	79,5	49,7	58,8	76,2	32,3	41,2	ε	
78	54	34	grau gris	dunkelblond blonds foncés	desgl.	88,1	88,3	53,8	63,0	72,4	32,0	40,4	(α — ω)	
66	53	30	grünlich verts	schwarz noirs	desgl.	79,4	86,7	48,9	56,6	75,6	26,0	33,4	ε	
75	58	40	schwarz noirs	desgl.	desgl.	75,9	87,0	54,0	69,0	74,1	28,6	35,5	ϱ	

Ergebnisse der anthropologischen Untersuchungen

Ordnungsnummer Numéro d'ordre	Ordnungsnummer des olympischen Laboratoriums	Initialen — Initiales	Land — Pays	Sportliche Spezialität Spécialité sportive	Übungsgruppe Groupe d'exercices	Alter — L'âge	Körpergröße — Taille	Gewicht — Poids	Vitalkapazität Capacité vitale	Brustumfang Circonférence thoracique	Größte Kopflänge Diamètre antéro-postérieur max.	Größte Kopfbreite Diamètre transversal maximum	Jochbogenbreite Largeur totale de la face	Unterkieferwinkelbreite Largeur mandibulaire bi-gonfale	Morphologische Gesichtshöhe Hauteur naso-mentonnière
1	2	3	4	5	6	7	8	9	10	11	12	13	14	15	16
34	261	V. J.	Holland Hollande	Schwimmen Natation	2	18	179,2	69,0	5,2	92,4	199	147	133	100	134
35	885	v. B.	desgl.	Waterpolo	2_3	30	195,4	86,2	5,1	96,2	185	161	142	103	121
36	726	B. J.	desgl.	desgl.	2_3	16	162,9	58,0	3,7	98,0	183	148	131	103	115
37	892	K. J. J.	desgl.	desgl.	2_3	23	177,2	79,0	5,4	100,0	200	152	136	107	113
38	274	K. J. F.	desgl.	desgl	2_3	25	169,9	87,0	4,1	105,0	183	150	145	110	106
39	881	L.	desgl.	desgl.	2_3	22	181,6	90,4	6,0	104,0	203	149	137	100	124
40	883	S. v. H.	desgl.	desgl.	2_3	27	181,5	91,2	5,6	106,0	190	150	139	105	117
41	907	S. v. B.	desgl.	desgl.	2_3	24	175,0	83,0	5,2	108,0	186	152	141	105	103
42	865	C. Z.	Polen Pologne	Rudern Aviron	2_2	19	186,8	82,9	4,6	97,5	194	160	145	106	124
43	260	L. M. Th.	Holland Hollande	Schwimmen 1500 m Natation	3_2	19	—	—	—		186	145	140	100	128
44	698	E. A.	Deutschland Allemagne	Radfahren Stayer Cyclisme	3	23	174,5	68,9	4,5	92,2	195	157	149	109	116
45	449	J. G.	desgl.	desgl.	3	19	164,7	58,1	4,2	95,0	179	157	136	110	109
46	374	K. O.	desgl.	desgl.	3	24	168,7	80,6	4,7	97,0	194	159	149	110	117
47	547	N. P.	desgl.	desgl.	3	22	173,5	66,6	4,8	92,0	194	152	134	109	117
48	658	B. L.	Belgien Belgique	Marathon	3	22	163,4	54,3	4,6	90,0	190	154	140	109	119
49	443	C. F. E.	Spanien Espagne	desgl.	3	25	159,6	54,0	3,5	89,0	174	140	129	96	113
50	818	Z. V.	Lettland Lettonie	desgl.	3	32	180,0	65,0	4,1	90,5	184	151	132	110	117
51	457	G. A.	Holland Hollande	desgl.	3	23	175,1	64,6	4,2	92,5	188	159	144	105	119

an Olympiateilnehmern Amsterdam 1928.

Morphologische Obergesichtshöhe Diamètre naso-alvéolaire	Höhe der Nase Hauteur du nez	Breite der Nase Largeur du nez	Augen — Yeux	Haare — Cheveux	Haut — Peau	Längen-Breiten-Index des Kopfes — Indice céphalique	Morphologischer Gesichtsindex Indice facial Garson	Morpholog. Obergesichtsindex Indice facial Broca	Höhen-Breiten-Index der Nase Indice nasal	Jugomandibularindex Indice jugomandibulaire	Umfang des Oberarmes Circonférence du bras	Umfang des Oberschenkels Circonférence de la cuisse	Rassentypus Typ racial	Anmerkung Photographie Annotations Photographies
17	18	19	20	21	22	23	24	25	26	27	28	29	30	31
76	63	33	blaugrün bleux-verts	blond, grau blonds, cendrés	weiß, stark gebräunt blanche, fortement halée	73,9	100,7	57,1	52,4	75,2	27,2	34,9	α	Abb. 10
75	53	29	blau bleux	desgl.	weiß blanche	87,0	85,2	52,8	54,7	72,5	30,7	36,5	γ	
70	53	30	grün verts	blond, rötlich blonds, roux	desgl.	80,9	87,8	53,4	56,6	78,6	25,8	33,4	α	
66	49	31	blau bleux	desgl.	desgl.	76,0	83,1	48,5	63,3	78,7	32,5	37,8	α	Abb. 11
60	49	35	desgl.	blond, grau blonds, cendrés	desgl.	82,0	73,1	41,4	71,4	75,9	31,2	38,7	β	
72	52	31	desgl.	desgl.	desgl.	73,4	90,5	52,6	59,6	73,0	33,0	39,0	α	Abb. 12
65	54	34	grün verts	blond, rötlich blonds, roux	desgl.	78,9	84,2	46,8	63,0	75,5	33,4	38,9	α	Abb. 13
66	47	32	desgl.	braun, grau châtains, cendrés	desgl.	81,7	73,0	46,8	68,1	74,5	33,8	42,4	β	
78	57	34	desgl.	desgl.	dunkel foncée	82,5	85,5	53,8	59,6	73,1	30,2	38,8	ε	
70	56	39	desgl.	dunkelblond, rötlich blonds foncés, roux	desgl.	78,0	91,4	50,0	69,6	78,6	—	—	α	Abb. 14
71	52	39	blau bleux	lichtblond, rötlich blonds clairs, roux	weiß blanche	80,5	77,8	47,7	75,0	73,1	27,5	34,3	β	
64	49	32	braun bière	dunkelblond, rötlich blonds foncés, roux	desgl.	87,7	80,1	47,1	65,3	80,9	25,1	32,8	ω	
75	54	34	grau gris	blond, rötlich blonds, roux	desgl.	82,0	78,5	50,3	63,0	73,8	29,0	36,8	γ	Abb. 15
70	51	33	blau bleux	lichtblond, grau blonds clairs, cendrés	desgl.	78,3	87,3	52,2	64,7	81,3	26,7	36,8	α	
70	51	43	grün verts	dunkelblond blonds foncés	desgl.	81,0	85,0	50,0	84,3	77,9	25,0	32,2	ϱ	
75	55	29	blau bleux	dunkelblond, rötlich blonds foncés, roux	dunkel foncée	80,5	87,6	58,1	52,7	74,4	25,5	36,2	α	
66	52	34	braun bière	dunkelblond, blonds foncés	desgl.	82,1	88,6	50,0	65,4	83,3	25,5	34,0	ι	
73	53	31	grün verts	dunkelblond, rötlich blonds foncés, roux	weiß blanche	84,6	82,6	50,7	58,5	72,9	25,1	35,4	α	

Ergebnisse der anthropologischen Untersuchungen

Ordnungsnummer Numéro d'ordre	Ordnungsnummer des olympischen Laboratoriums	Initialen — Initiales	Land — Pays	Sportliche Spezialität Spécialité sportive	Übungsgruppe Groupe d'exercices	Alter — L'âge	Körpergröße — Taille	Gewicht — Poids	Vitalkapazität Capacité vitale	Brustumfang Circonférence thoracique	Größte Kopflänge Diamètre antéro-postérieur max.	Größte Kopfbreite Diamètre transversal maximum	Jochbogenbreite Largeur totale de la face	Unterkieferwinkelbreite Largeur mandibulaire bi-goniale	Morphologische Gesichtshöhe Hauteur naso-mentonnière
1	2	3	4	5	6	7	8	9	10	11	12	13	14	15	16
52	736	M. J.	Belgien Belgique	Marathon	3	—	171,3	64,0	—	—	193	156	137	113	114
53	717	M. A.	Lettland Lettonie	desgl.	3	27	172,2	67,0	4,9	94,0	185	150	140	110	116
54	577	G. J.	Polen Pologne	Ringer Lutte Gréco-Rom.	4	25	173,0	82,6	5,1	103,3	190	158	144	113	119
55	379	K. L.	Estland Estonie	Gewichtsheben Poids et Haltères	4	21	166,4	79,0	4,2	105,5	196	144	140	110	122
56	540	M. L.	Polen Pologne	Ringer Lutte Gréco-Rom.	4	23	167,8	64,5	4,2	94,8	187	160	139	112	124
57	454	B. R.	desgl.	desgl.	4	32	171,7	69,6	4.4	94,5	188	157	131	106	119
58	971	G. H.	desgl.	desgl.	4	19	161,0	56,6	3,5	92,8	177	155	139	104	115
59	465	K. A.	Estland Estonie	Gewichtsheben Poids et Haltères	4	25	159,1	61,5	4,0	92,5	184	149	130	110	112
60	498	P. O.	desgl.	Ringer Lutte Gréco-Rom.	4	29	176,9	84,5	4,7	109,0	195	158	147	112	132
61	472	V. V.	desgl.	desgl.	4	25	165,2	66,3	4,9	96,4	185	150	137	103	113
62	830	B.	Polen Pologne	Turner Gymnaste	g	27	169,3	68,2	5,0	96,1	182	153	139	99	100
63	948	Cz. R.	desgl.	desgl.	g	34	174,5	72,5	4,7	105,0	189	154	142	110	116
64	716	D.	desgl.	desgl.	g	22	160,5	59,8	4,0	90,5	183	149	134	109	112
65	714	D.	desgl.	desgl.	g	23	167,1	70,5	4,5	96,3	170	148	130	104	110
66	738	G. P.	desgl.	desgl.	g	29	165,1	60,7	3,8	88,6	176	158	137	101	107
67	721	G. H.	desgl.	desgl.	g	20	174,8	68,0	4,7	94,5	186	160	144	110	110
68	946	G. A.	dsegl.	desgl.	g	26	164,2	62,0	3,6	88,5	189	164	147	109	120
69	719	J.	desgl.	desgl.	g	25	161,1	61,9	3,8	92,5	182	154	132	103	108
70	833	K. J.	desgl.	desgl.	g	22	168,9	64,6	4,9	89,9	189	163	147	104	120

an Olympiateilnehmern Amsterdam 1928.

Morphologische Obergesichtshöhe Diamètre naso-alvéolaire	Höhe der Nase Hauteur du nez	Breite der Nase Largeur du nez	Augen — Yeux	Haare — Cheveux	Haut — Peau	Längen-Breiten-Index des Kopfes — Indice céphalique	Morphologischer Gesichtsindex Indice facial Garson	Morpholog. Obergesichtsindex Indice facial Broca	Höhen-Breiten-Index der Nase Indice nasal	Jugomandibularindex Indice jugomandibulaire	Umfang des Oberarmes Circonférence du bras	Umfang des Oberschenkels Circonférence de la cuisse	Rassentypus Typ racial	Anmerkung Photographie Adnotations Photographies
17	18	19	20	21	22	23	24	25	26	27	28	29	30	31
72	57	33	grün verts	braun châtains	weiß blanche	80,8	83,2	52,6	57,9	82,5	—	—	ε	
70	54	32	blau bleux	dunkelblond, rötlich blonds foncés, roux	dunkel foncée	81,1	82,9	50,0	59,3	78,6	26,5	37,8	α	
72	50	34	desgl.	desgl.	desgl.	83,2	82,6	50,0	68,0	78,5	33,8	40,8	γ	
77	52	36	grau gris	desgl.	weiß blanche	73,5	87,1	55,0	69,2	78,6	33,4	41,1	ι	
73	54	28	blau bleux	desgl.	dunkel foncée	85,6	89,2	52,5	51,8	80,6	29,5	35,8	α	
74	55	36	grau gris	dunkelblond, grau blonds foncés, cendrés	weiß blanche	83,5	90,8	56,5	65,4	80,9	31,6	35,6	ι	
65	48	31	blau bleux	blond, rötlich blonds, roux	desgl.	87,6	82,7	46,8	64,6	74,8	29,1	33,6	γ	Abb. 16
72	49	37	grün verts	dunkelblond, rötlich blonds foncés, roux	desgl.	81,0	86,1	55,4	75,5	84,6	30,5	35,8	ι	
84	60	33	desgl.	desgl.	desgl.	81,0	89,8	57,1	55,0	76,2	32,2	39,3	α	
69	54	35	blau bleux	desgl.	dunkel foncée	81,1	82,5	50,4	64,8	75,2	31,3	36,5	α	
61	46	31	braun bière	desgl.	desgl.	84,1	71,9	43,9	67,4	71,2	29,5	37,0	λ	
67	56	43	blau bleux	blond, grau blonds, cendrés	weiß blanche	81,5	81,7	47,2	76,8	77,5	31,5	38,2	β	
71	55	31	braun bière	dunkelblond, rötlich blonds foncés, roux	dunkel foncée	81,4	83,6	53,0	56,4	81,3	28,7	32,0	χ	
69	50	33	desgl.	braun, rötlich châtain, roux	desgl.	87,1	84,6	53,1	66,0	80,0	32,4	36,7	χ	
66	53	31	grün verts	dunkelblond, rötlich blonds foncés, roux	weiß blanche	89,8	78,1	48,2	58,5	73,7	28,8	33,6	$(\alpha-\omega)$	
71	52	33	desgl.	dunkel foncés	dunkel foncée	86,0	76,4	49,3	63,5	76,4	28,1	33,7	λ	
71	51	35	blau bleux	blond, grau blonds cendrés	weiß blanche	86,8	81,6	48,3	68,6	74,1	27,3	33,9	γ	
67	45	35	desgl.	blond, rötlich blonds roux	desgl.	84,6	81,8	50,8	77,8	78,0	27,8	34,3	β	
72	55	31	grün verts	dunkelblond blonds foncés	desgl.	86,2	81,6	49,0	56,4	70,7	30,0	32,6	χ	

Ergebnisse der anthropologischen Untersuchungen

Ordnungsnummer Numéro d'ordre	Ordnungsnummer des olympischen Laboratoriums	Initialen — Initiales	Land — Pays	Sportliche Spezialität Spécialité sportive	Übungsgruppe Groupe d'exercices	Alter — L'âge	Körpergröße — Taille	Gewicht — Poids	Vitalkapazität Capacité vitale	Brustumfang Circonférence thoracique	Größte Kopflänge Diamètre antéro-postérieur max.	Größte Kopfbreite Diamètre transversal maximum	Jochbogenbreite Largeur totale de la face	Unterkieferwinkelbreite Largeur mandibulaire bi-goniale	Morphologische Gesichtshöhe Hauteur naso-mentonnière
1	2	3	4	5	6	7	8	9	10	11	12	13	14	15	16
71	724	K. L.	Polen Pologne	Turner Gymnaste	g	24	159,1	56,5	3,2	86,6	177	154	133	103	109
72	278	M. A.	desgl.	desgl.	g	31	162,2	61,6	4,5	94,4	191	160	144	106	115
73	737	N. Z.	desgl.	desgl.	g	20	163,3	56,4	3,8	85,2	179	154	136	120	114
74	707	N. J.	desgl.	desgl.	g	21	173,0	58,2	3,8	88,8	174	153	135	105	104
75	800	P. F.	desgl.	desgl.	g	30	163,0	59,4	3,9	93,7	172	152	133	105	120
76	729	P. M.	desgl.	desgl.	g	21	165,9	60,9	3,7	89,8	176	149	139	106	103
77	282	R.	desgl.	desgl.	g	24	164,5	65,5	4,7	97,0	177	159	138	109	122
78	711	T. F.	desgl.	desgl.	g	29	169,3	67,0	4,8	93,7	192	148	135	113	106
79	281	W. A.	desgl.	desgl.	g	21	168,2	75,3	5,3	105,0	185	161	145	110	111
80	279	Z. W.	desgl.	desgl.	g	26	172,3	69,0	4,4	92,0	184	154	136	110	124

Anmerkung: Nicht erwähnt sind in der Zusammenstellung auf der Tabelle A die Rassen: χ = vorderasiatische Rasse (race assyroide); ι = fälische Rasse (sous-race nord-occidentale).

an Olympiateilnehmern Amsterdam 1928.

Morphologische Obergesichtshöhe Diamètre naso-alvéolaire	Höhe der Nase Hauteur du nez	Breite der Nase Largeur du nez	Augen — Yeux	Haare — Cheveux	Haut — Peau	Längen-Breiten-Index des Kopfes — Indice céphalique	Morphologischer Gesichtsindex Indice facial Garson	Morpholog. Obergesichtsindex Indice facial Broca	Höhen-Breiten-Index der Nase Indice nasal	Jugomandibularindex Indice jugomandibulaire	Umfang des Oberarmes Circonférence du bras	Umfang des Oberschenkels Circonférence de la cuisse	Rassentypus Typ racial	Anmerkung Photographie Annotations Photographies
17	18	19	20	21	22	23	24	25	26	27	28	29	30	31
67	51	32	blau bleux	braun châtains	weiß blanche	87,0	81,9	50,4	62,7	77,4	27,5	31,7	γ	
70	51	33	braun bière	dunkel foncés	dunkel foncée	83,8	79,9	48,6	64,7	73,6	29,7	31,3	λ	
63	50	31	blau bleux	braun chatains	desgl.	86,0	83,8	46,2	62,0	88,2	27,0	33,7	γ	
61	44	31	grün verts	braun, grau châtains, cendrés	desgl.	89,7	77,0	45,2	70,4	77,8	28,1	32,5	λ	Abb. 17
78	56	29	blau bleux	lichtblond, grau blonds clairs, cendrés	weiß blanche	88,4	90,2	58,6	51,8	78,9	30,1	33,2	$(\alpha-\omega)$	
61	46	33	desgl.	blondgrau blonds cendrés	desgl.	84,7	74,1	43,9	71,7	76,3	27,4	35,0	β	
77	56	35	desgl.	dunkelblond, rötlich blonds foncés, roux	desgl.	89,8	88,4	55,8	62,5	79,0	28,1	33,8	χ	
67	54	34	grau gris	lichtblond, grau blonds clairs, cendrés	desgl.	77,1	78,5	49,6	63,0	83,7	28,8	33,8	α	
70	51	36	desgl.	dunkelblond, rötlich blonds foncés, roux	desgl.	87,0	76,5	48,3	70,6	75,9	30,0	36,3	λ	
75	50	35	braun bière	dunkel foncés	dunkel foncée	83,7	91,1	55,4	70,0	80,9	29,4	36,1	δ	

(Aus der Deutschen Hochschule für Leibesübungen Berlin.)

Zusammenhänge von Körperform und Leistung.

Ergebnisse der anthropometrischen Messungen an den Athleten der Amsterdamer Olympiade.

Von

Priv.-Doz. Dr. med. **W. Kohlrausch.**

Mit 18 Textabbildungen.

Die Frage nach den Zusammenhängen von Körperform und Leistung war bereits früher an hervorragenden deutschen Athleten studiert. Dabei waren eine Anzahl von gesetzmäßigen Beziehungen festgestellt worden. Für mehrere Sportarten war z. B. die Größe, für andere die Körperfülle oder die Breiten- bzw. die Gliedmaßenlängen charakteristisch. Auch zeigten sich Unterschiede in der Körperhaltung. Die Deutung war nicht immer möglich. Teilweise schienen physikalische Gründe naheliegend, z. B. für die Größe und Schwere der Werfer, die Größe der Springer usw. Teilweise aber waren solche mechanische Gründe anscheinend nicht ausschlaggebend. Als Beispiel hierfür sei der Unterschied in der Größe der Mittel- und Langstreckenläufer erwähnt. Hierfür wurden konstitutionelle Momente als ausschlaggebend angenommen. Das aus den verschiedensten Rassen zusammengesetzte Menschenmaterial der hervorragendsten Sportvertreter bei einer Olympiade konnte geeignet sein, diese Fragen weiter zu studieren. Waren in der Tat physikalische Gründe ausschlaggebend, so mußten sich für alle Rassen die gleichen Formen zeigen, waren aber konstitutionelle Gründe oder temperamentliche oder charakterologische Eigenschaften in erheblicherem Maße beteiligt, so war es möglich, daß gegenüber dem deutschen Material Unterschiede gefunden wurden, da ja durchaus nicht in allen Rassen die Koppelung psychischer und physischer Eigenschaften gleich sein muß (*Kretschmer*). Durch das liebenswürdige Entgegenkommen Professor *Buitendijks* war es möglich, eine größere Anzahl der Olympiateilnehmer anthropometrisch zu vermessen bzw. zu photographieren. Leider haben nicht alle Athleten sich zur Verfügung gestellt. Es fehlen vor allen Dingen die Athleten derjenigen Länder, in denen sportärztliche Untersuchungen geläufig sind.

Da wegen der Kürze der Zeit auf umfangreiche Messungen verzichtet werden mußte, so wurden die Photographien stereoskopisch aufgenommen, um an den reproduzierten Bildern, die ja nun wieder räumlich zu Gesicht gebracht werden konnten, noch nachträglich messen zu können. Die Aufnahmeapparatur bestand aus 2 Kameras $12 \times 16^1/_2$ mit hochwertigen Zeiss-Tessaren, die genau justiert waren. Die beiden Apparate befanden sich auf einer Standlinie. Zwei solcher Standlinien standen sich genau gegenüber, während das Objekt genau in der Mitte zwischen den beiden Apparaten aufgestellt wurde. Alle 4 Verschlüsse wurden elektrisch gleichzeitig ausgelöst, so daß im gleichen Augenblick eine Vorder- und eine Rückansicht des Körpers gewonnen wurde. Ein mitphotographierter Maßstab ermöglichte die Rekonstruktion der Größe. Da mit dem zu verwendenden Auswertgerät damals noch nicht gearbeitet war, wurden zur Vorsicht außer dem Gewicht und der vitalen Kapazität auch noch Größe, Brustumfang, Oberarm- und Wadenumfang genommen. Diese Maßnahme erwies sich als sehr zweckmäßig, denn es stellte sich heraus, daß die gelieferte Auswertapparatur, die nach einem theoretisch richtigen Prinzip gebaut war, praktisch versagte, da sie nicht präzise genug gearbeitet war.

Der Vergleich von Körperform und Leistung ist nicht neu. In Philostratos „Über Gymnastik" finden wir sowohl nach der Seite der Körperform wie der Temperamentsbestimmung für verschiedene Sportarten Angaben. Die über die Körperform stimmen im wesentlichen mit den an deutschen Sportleuten gewonnenen Werten überein. Da die Griechen ein indogermanisches Volk sind, so konnte eine konstitutionelle Verwandtschaft vorliegen. Die amerikanischen Mitteilungen (*Sargent, McKensie*) decken sich bei Werfern und Springern, nicht aber bei den Kurzstreckenläufern, die von den Amerikanern für kompakt (also ziemlich massig) gehalten werden, während die von mir gemessenen 50 hervorragenden deutschen Sprinter im Mittel als schlank zu bezeichnen sind. Weitere statistische Arbeiten aus germanischen Ländern (z. B. Schweiz-*Mülly, Hug* usw.) brachten im wesentlichen eine Bestätigung der von mir gewonnenen Zahlen.

In Amsterdam wurden im ganzen über 300 Sportleute gemessen, darunter etwa 30 Frauen. Es handelt sich um Vertreter der Leichtathletik, des Boxens, Ringens, der Schwerathletik, des Schwimmens, Ruderns und Radfahrens. 20 Männer, die nur mit der Gymnastik verzeichnet sind, bleiben in meinem Material unberücksichtigt, da nicht zu ersehen ist, in welcher Weise ein Training stattgefunden hatte. Desgleichen konnte die Verwertung der Frauenmessungen nicht erfolgen, da zum Teil das wichtigste Maß, nämlich das Gewicht, fehlt und die restierende Zahl zu klein bleibt, um Schlüsse zu ziehen. Die Zahl der vermessenen Fechter (2) ist leider ebenfalls zu klein, um herangezogen zu werden. Die Leichtathleten wurden in Läufer, Werfer und Springer getrennt und innerhalb der Laufgruppen noch untergeteilt, da die funktionelle Beanspruchung beim Kurz-, Mittel- oder Langstreckenlauf ja wesentlich verschieden ist.

Vor Mitteilung der Ergebnisse muß die Frage geklärt werden, ob es einen Sinn hat, so kleine Zahlenreihen als statistisches Material zu verwenden. Dafür darf aber wohl sprechen, daß es sich um ein Auslesematerial besonderer Güte handelt. Es haben sich die besten Vertreter in den einzelnen Sportarten hier zusammengefunden, und wenn für die Sportart der Körperbau charakteristisch ist — das zu beweisen ist ja der Sinn der gestellten Aufgabe —, dann muß er bei diesem selektiven Material auch typisch gefunden werden. Das gilt sicher für die Länder, in denen der Sport so eifrig betrieben wird, daß die Auslese aus einer sehr großen Individuenzahl erfolgte. Ich habe aber auch die Vertreter derjenigen Länder nicht ausgeschaltet, deren Leistungen weit unter dem olympischen Mittelmaß standen. Ich bin hierbei von dem Gedanken ausgegangen, daß ein Land ohne relativ breite sportliche Durchbildung an die Entsendung von Athleten überhaupt nicht gedacht hätte. Die Minderleistung dieser Männer wird von mir darin gesehen, daß die Erfahrungen bezüglich Training, Technik und Taktik geringer sind als in den sportlich besonders hervorragenden Ländern, während die Auslese ähnlich scharf sein dürfte wie in letzteren. Wir wissen ja, daß die absolute Leistung innerhalb des letzten Jahrzehnts in den meisten sporttreibenden Ländern außerordentlich stark zugenommen hat. Hierfür ist mehr die größere Übung wie die größere Begabung verantwortlich zu machen. Sonst wäre ja ein Vergleich mit den Angaben von Philostratos oder denen von *Sargent* auch nicht möglich.

Ergebnisse.

Sieht man die Mittelwerte der verschiedenen Sportarten an (siehe Tab. 1), so fällt die verschiedene Körpergröße auf. Einzelne Sportarten haben auffallend große Vertreter, während bei anderen die Mittelgröße etwa dem allgemeinen Mittel entspricht oder nur wenig darüber liegt.

So finden sich als besonders groß die Ruderer, Werfer, Springer, Mittelstreckenläufer, einschließlich der 400-Meter-Läufer, und die Wasserballspieler, während Gewichtheber, Ringer, Boxer und Langstreckenläufer unter 1,70 m bleiben. Der Wert der durchschnittlichen Größe sämtlicher Varianten ist 173 cm (Tab. 3). Dieser Wert liegt weit über dem allgemeinen Mittel der beteiligten Rassen. Die betriebenen Sportarten scheinen also für größere Menschen im ganzen leichter ausführbar zu sein. Nur einige wenige Sportarten scheinen einen kleinen Körper zu verlangen, so z. B. die Gewichtheber, bei denen die Mehrzahl zwischen 1,64 und 1,68 m liegt, während der etwas höher liegende Mittelwert durch einige große Varianten entsteht. Bei den Ringern, deren Zahl allerdings sehr klein ist, finden sich Größen zwischen 1,61 und 1,76 ziemlich gleichmäßig verteilt, während bei den Boxern die Größe von der Gewichtsklasse absolut abhängig ist, ein Punkt, auf den ich noch zurückkomme. Bei den Vertretern der langen Strecke überwiegt die Zahl der unter 1,70 liegenden, während einzelne Varianten auffallend groß sind. Letztere sind anscheinend Ausnahmen, die die Regel bestätigen. Wie nicht anders zu erwarten, ist bei den Sportarten mit auffallender Größe die Zahl der kleinen Varianten sehr gering. Unter 25 Ruderern liegen nur 3 Vertreter unter 1,76, von 15 Werfern nur einer und von 17 Springern 2. Für die Radfahrer, Schwimmer und die 100-Meter-Läufer scheint die Größe uncharakteristisch, denn hier finden sich sowohl große wie kleine.

In dem deutschen Material finden sich die Verhältnisse ganz ähnlich. Nur war der Unterschied zwischen den Mittel- und Langstreckenläufern sehr viel charakteristischer, und die Schwerathleten waren im ganzen kleiner gefunden (1,66 m). Auch die Bedeutung der Streuungswerte war ähnlich. Nicht viel anders verhält es sich mit der Massigkeit der Körper, ausgedrückt durch die Körperfülle, die gewonnen wird durch die Beziehung zwischen Größe und Gewicht. Als Index wurde der von *Kaup* propagierte Querschnitts-Längen-Index gewählt $= \frac{\text{Gewicht} \cdot 100}{\text{Größe}^2}$.

Tabelle 1. *Olympiateilnehmer 1928.*

	Sprinter	400-m-Lauf	Mittel-streckler	Lang-streckler	Marathon-läufer	Springer	Werfer	Boxer	Ringer	Gewicht-heber	Schwimmer	Wasser-ballspieler	Ruderer	Radfahrer
Variantenzahl	22	23	12	15		17	15	18	8	18		14	25	32
Gewicht	64,7	65,3	66,7	60,3	59,6	69,1	88,6	65,7	72,7	80,9	74,6	79,0	76,9	68,7
Größe	172,7	175,7	174,4	169,7	166,1	179,5	180,9	169,4	169,7	168,1	174,8	175,8	181,1	170,9
Körperfüllenindex	2,17	2,10	2,19	2,10	2,17	2,15	2,70	2,28	2,52	2,87	2,44	2,55	2,34	2,36
Vitalkapazität	4,3	4,5	4,8	4,3	4,3	4,3	5,7	4,2	4,6	4,4	5,2	4,9	5,1	4,3
Brustumfang	88,1	89,2	90,9	86,7	89,0	90,6	104,8	93,3	101,2	102,0	97,0	101,1	96,1	88,1
Brustumfang in Prozenten der Körpergröße	51,0	50,7	52,0	51,0	53,5	50,4	58,0	53,0	59,7	60,7	55,3	57,5	53,1	51,6
Oberarmumfang	26,7	27,3	26,9	25,1	25,9	27,6	32,4	28,2	32,2	34,6	29,4	31,1	29,4	27,9
Wadenumfang	36,4	35,5	36,4	34,5	35,6	35,6	40,3	35,8	37,3	38,4	36,3	37,0	36,6	35,8
Schulterbreite (in Proz. der Körpergr.)	22,4	21,8	22,2	21,7	22,4	22,0	23,4	22,3	23,6	24,2	22,4	23,5	22,1	22,4
Hüftbreite (in Proz. der Körpergr.)	19,0	18,9	19,5	19,6	19,6	19,0	20,0	19,3	20,5	21,0	19,4	20,8	19,6	20,9
Beinlänge (in Proz. der Körpergr.)	54,9	54,3	55,2	55,5	54,2	55,5	53,0	54,0	53,2	52,3	54,7	54,4	53,5	53,9

Tabelle 2. *Deutsche erfolgreiche Athleten.*

	Variantenzahl									
	48	23	23	46	14	24	23	42	22	42
	Sportart									
	Sprinter	Mittelstreckler	Langstreckler	Marathonläufer	Springer	Werfer	Boxer	Ringer	Gewichtheber	Schwimmer
Gewicht	64,2	65,5	59,6	58,9	64,9	77,8	66,3	68,2	67,6	67,8
Größe	173,3	176,4	169,3	168,0	177,9	177,3	170,8	168,4	166,9	172,3
Körperfüllenindex .	2,15	2,09	2,07	2,09	2,06	2,46	2,27	2,41	2,44	2,29
Vitalkapazität. . . .	4,1	4,43	3,76	3,92	4,47	4,86	4,25	3,82	4,04	4,54
Brustumfang in Prozenten der Größe	52,0	51,4	51,8	52,4	53,2	55,3	54,0	56,5	57,0	53,8
Oberarmumfang . .	15,5	15,5	15,6	15,3	16,2	16,6	16,4	17,6	18,1	16,6
Wadenumfang . . .	20,1	19,8	20,7	20,3	20,2	21,4	20,8	20,2	20,7	20,5
Schulterbreite	21,1	21,1	22,1	22,0	22,1	22,6	22,7	23,0	23,0	22,1
Beinlänge	54,0	54,3	54,5	54,0	54,9	53,9	53,0	53,1	53,7	53,5

Tabelle 3.

Land	Anzahl	Größe	Gewicht	Vitalkapazität	Brustumfang	Oberarmumfang	Wadenumfang
Holland. . . .	25	178,3	69,6	4,9	91,8	27,3	36,3
Deutschland. .	22	177,6	78,5	4,8	97,5	31,0	36,8
Rumänien. . .	6	174,9	75,4	4,5	93,1	28,6	36,6
Indien	7	174,6	65,4	4,2	89,4	26,9	34,9
Polen.	16	174,4	71,5	4,7	94,8	29,4	36,8
Kanada. . . .	20	174,4	69,1	4,4	90,4	27,7	36,1
Lettland . . .	3	173,1	66,3	4,6	93,7	26,4	37,1
Chile	9	172	71,9	4,8	94,1	27,7	35,7
Estland. . . .	14	171,6	79,3	4,9	102,2	33,1	38,7
Litauen. . . .	7	169,7	67,4	4,6	90,8	28,0	35,4
Spanien. . . .	8	169,6	62,6	4,2	88,6	26,8	34,9
Japan	7	168,6	62,2	3,8	88,3	26,3	37,2
Mexiko	17	168,4	61,9	4,4	91,7	27,3	34,5
Finnland . . .	7	167,6	60,0	4,4	87,4	25,6	35,2
Frankreich . .	4	165,4	58,4	3,2	83,4	24,9	35,3
England . . .	5	164,6	68,2	4,0	97,5	31,6	36,3
Ungarn	1	163,3	57,5	4,6	88,5	26,0	34,5
Tschechei . . .	2	162,5	57,0	4,25	83,6	25,1	36,4
Mittelwert.		173	69,1	4,5	93,0	28,4	36,4

Tabelle 4.

Sportart	N.	Größe	Gewicht	Index der Körperfülle
Kugelstoß . . .	5	182,9	88,0	2,62
Diskus	6	182,1	98,1	2,70
Speer	4	167,3	63,9	2,29
Hammer . . .	3	176,2	88,0	2,84
Hochsprung . .	6	179,5	69,0	2,15
Weitsprung . .	3	179,9	69,2	2,13
Dreisprung . .	5	180,0	68,3	2,10
Stabhochsprung		178,6	70,1	2,18

Tabelle 5. *Boxer verschiedener Gewichtsklassen.*

Gewichtsklasse	Größe	Gewicht	Körperfüllenindex
Leichtgewicht .	165,5	55,6	2,02
Mittelgewicht .	168,8	64,0	2,24
Halbschwer- und Schwergewicht	176,1	84,9	2,74

Tabelle 6. *Sportvertreter nach Rassen geordnet.*

Variantenzahl	Land	Größe	Gewicht
	Sprinter		
4	Kanada . . .	173	64,1
2	Holland . . .	175,4	62,3
4	Japan . . .	167,7	60,9
3	Argentinien .	173,3	65,5
3	Mexiko . . .	164,8	62,1
	400-Meter-Läufer		
5	Kanada . . .	177,0	64,3
3	Holland . . .	177,2	68,2
4	Indien . . .	178,8	71,1
2	Polen . . .	172,2	64,7
6	Mexiko . . .	170,1	60,2
	Mittelstreckler		
2	Kanada . . .	178,9	62,2
4	Holland . . .	178,0	68,6
2	Indien . . .	173,6	60,9
2	Argentinien .	176,1	64,8
2	Spanien . . .	168,8	65,4

Variantenzahl	Land	Größe	Gewicht
	Langstreckler		
6	Kanada . . .	169,2	60,2
2	Holland . . .	177,8	66,9
2	Japan . . .	163,3	52,4
2	Indien . . .	169,0	54,8
	Gewichtheber		
5	England . .	165,5	74,8
5	Estland . . .	167,5	83,2
1	Lettland . .	168,6	93,7
6	Deutschland .	172,8	83,8
	Ringer		
4	Polen . . .	168,4	68,3
4	Estland . . .	170,9	77,0
	Wasserball		
5	Malta	173,1	76,0
8	Holland . . .	177,3	80,8
	Rudern		
17	Deutschland .	180,9	76,8
5	Holland . . .	181,9	77,4
3	Polen	181,1	76,9

Unter den großen Sportleuten finden sich sämtliche Läufergruppen als relativ leicht, desgleichen die Springer, während die Werfer, die Wasserballspieler ausgesprochen schwer, die Ruderer relativ schwer sind. Ruderer und Wasserballspieler waren bisher nicht untersucht, so daß ein Vergleich mit dem deutschen Material nur für die Läufer, Springer und Werfer gezogen werden kann. Die bei den deutschen Sportleuten gefundenen Verhältnisse sind den hier gefundenen wiederum sehr ähnlich. Für die Werfer ist die Schwere noch charakteristischer als bei dem deutschen Material. Während bei den Läufern und Springern das Gewicht nach der Brockaschen Formel 10 kg geringer ist als die Zentimeterzahl über 100, ist diese bei den Werfern fast 8 kg höher.

Es scheinen also die gleichen Ursachen bei dem internationalen Material für die Form dieser Sportarten charakteristisch zu sein, wie sie es auch für die deutschen Kämpfer waren. Für Springer und Werfer ist das physikalische Moment naheliegend. Der Werfer wird durch sein eigenes Körpergewicht dem Gerät eine entsprechende Beschleunigung geben können, vor allen Dingen wird das in Frage kommen für die schweren Geräte.

Trennt man die Werfer nach ihren Geräten, so kommt dies deutlich zum Ausdruck (Tab. 4); während die Speerwerfer bei einer Durchschnittsgröße von 1,67 ein Gewicht von 64 kg haben, haben die Diskuswerfer und Kugelstoßer ein solches von 89 bzw. 88 kg bei einer Größe von 1,82 bzw. 182,9, und die Vertreter der schwersten Geräte, nämlich des Hammers, haben bei einer Größe von 1,76 ein Gewicht von 88 kg. Bei den Springern, vor allem bei den Hochspringern, wird man in der besonderen Größe ein begünstigendes Moment sehen, denn die Sprunghöhe ist nach *Hueppe, Schwarze, Fleischmann* u. a. der Körpergröße parallel gehend. Für die Leichtigkeit des Körpers kann als bestimmend das gleiche angesehen werden, was Philostratos für die Stadionläufer sagt: große Muskelmassen sind Bleigewichte. Für das beobachtende Auge zeigen sich die geschilderten Verhältnisse ganz ähnlich. Besonders deutlich war das im Endkampf der Mittelstrecken und der 110-m-Hürdenläufe, die für den Endkampf qualifizierten Läufer waren sich untereinander ungewöhnlich ähnlich, alle übergroß und schlank.

Wie schon betont, ist die Streuungsbreite einiger Merkmale in dem vorliegenden Material relativ groß. Es wurde hieraus geschlossen, daß das betreffende Merkmal für die Leistung ohne Bedeutung sei. Daß aber auch gelegentlich andere Gesichtspunkte eine Rolle spielen können, zeigt sich bei den Boxern, bei denen sowohl die Größe wie absolutes und relatives Gewicht eine große Streuung zeigen. Die Boxer kämpfen in verschiedenen Gewichtsklassen, und so müssen notgedrungen die absoluten Gewichte eine sehr große Streuung zeigen. Die Größe steigt entsprechend von den leichten zu den schweren Klassen an (Tab. 5). Relativ sind aber die leichteren Gewichtsklassen etwas größer, so daß auch der Körperfüllenindex die gleiche Tendenz zeigt.

In dem deutschen Material hatten sich früher auch innerhalb der Gewichtsklassen zwei verschiedene Typen gezeigt, und gelegentlich findet sich das auch in dem Amsterdamer Material. Zu dem Gewicht der betreffenden Klasse gehörte einmal ein großer und infolgedessen schlanker Körper, im anderen Falle ein kleiner und infolgedessen relativ schwerer Körper.

Diese Unterschiede sind durch zwei verschiedene Boxtechniken, die zum Erfolg führen können, möglich. Die ersteren sind ausgesprochene Distance-Kämpfer, die mittels ihrer Reichweite Punkte für sich zu buchen verstehen, während die zweiten ausgesprochene Infighter sind.

Die Verschiedenartigkeit der Funktion zeigt sich auch bei dem deutschen Material der Hochspringer. Neben dem ausgesprochen schlanken und großen *Nur*-Hochspringer steht der Mehrkämpfer mit ähnlich guter Leistung, aber gänzlich anderer Technik.

Der erstere holt die Sprunghöhe durch eine ungewöhnlich feine Koordination seiner Bewegung heraus, während der Mehrkämpfer nach kurzem harten Anlauf und lautem klappenden Absprung sich mittels seiner Schnellkraft in die Höhe reißt, hiermit ein ganz anderes Bild seiner Technik gebend. In dem Amsterdamer Material fehlt dieser zweite Typ fast ganz, nur die großen und überschlanken Körper zeigen sich der olympischen Konkurrenz gewachsen. Das gilt nicht nur für die Hochspringer, sondern für alle Kategorien von Sprüngen.

Der Körperfülle geht der Brustumfang im großen und ganzen, wie nicht anders zu erwarten, parallel, jedoch finden sich einige erwähnenswerte Abweichungen. So ist der in Prozent der Körpergröße ausgedrückte Brustumfang der Marathonläufer mit 53% höher als erwartet werden konnte, während der der Radfahrer niedriger ist. Auffallend groß ist der Brustumfang der Schwerathleten, Werfer und Ringer. Unter funktionellem Gesichtswinkel betrachtet sind dies diejenigen Sportarten, die hauptsächlich mit den Armen zu arbeiten haben, während bei den Radfahrern die Beinarbeit im Vordergrunde steht.

Breite Unterstützungsgürtel finden sich vornehmlich bei den Sportarten, die einen festen Stand brauchen und große Gewichte zu überwinden haben. Das sind wiederum die Werfer, die Ringer und die Gewichtheber.

Ungeklärt ist zunächst die Frage, ob es sich bei den aus der Tabelle ersichtlichen großen Breiten der Unterstützungsgürtel um eine funktionelle Anpassung handelt oder um eine konstitutionelle für den Sport günstige Anlage. Würde das erstere der Fall sein, so dürften auch die Ruderer als breitschultrig erwartet werden, da ja auch ihre Arbeit eine starke Schultergürtelarbeit ist. Die Ruderer aber haben keine sonderlich breite Schulter. Ein wesentlicher funktioneller Einfluß auf die Knochenbreitenentwicklung dürfte vom Sport auch kaum erwartet werden, denn ein ernsthaftes Training pflegt erst zu einer Zeit zu beginnen, in der eine eklatante Entwicklung des Skelettes nicht mehr zu erwarten ist. Anders ist es dagegen mit der Muskelentwicklung. Es könnte also erwartet werden, daß die Hüftbreite, die nicht wie die Schulterbreite als reines Knochenmaß, sondern als morphologische Breite etwa über den Trochanteren gemessen wird, stärkeren funktionellen Einflüssen unterworfen ist. Die breite Hüfte der Radfahrer dürfte vielleicht in diesem Sinne zu deuten sein, da ja das Radfahren die Hüftmuskulatur sehr stark beansprucht. Ebenso wird man die Breite der Hüfte der Wasserballspieler durch Unterhautfett beeinflußt deuten (s. Abb. 6).

Auch die Beinlänge zeigt bei den einzelnen Sportarten charakteristische Unterschiede. Alle Läufer und Springer haben ausgesprochen lange Beine, während die sog. „Standfesten" (Ringer, Werfer, Schwerathleten) ausgesprochen kurze Beine haben. Für Läufer und Springer ist die Bedeutung eines langen Beines ja ohne weiteres ersichtlich, für die „Standfesten" dürfte die Bedeutung der kurzen Beine in der sicheren Schwerpunktslage liegen. Nicht erwartungsgemäß dagegen sind die langen Beine der Schwimmer und Wasserballspieler. Die Schwimmer gelten allgemein als rumpflang (*Scheidt*, *Brustmann*) und wurden auch von mir als rumpflang und beinkurz gefunden (53,5% Beinlänge).

Diese Ergebnisse bestätigen im großen und ganzen die früheren Untersuchungen, ohne daß bisher eine Trennung nach Rassen vorgenommen wäre. Am deutlichsten sind diejenigen Erscheinungen, für die eine naheliegende physikalische Erklärung gefunden werden konnte (Schwere und Größe der Werfer, Leichtigkeit und Größe der Springer, lange Beine der Läufer).

Trennt man nun die Vertreter der einzelnen Sportarten nach Rassen (Tab. 5), so ergibt sich ein grundsätzlicher Unterschied zwischen denjenigen Sportarten, die typische Körperformen verlangen und solchen, in denen das nicht der Fall ist. Es sei dies an dem Beispiel der Körperlänge gezeigt. Die Vertreter derjenigen Sportarten, für die die Größe uncharakteristisch ist, bewegen sich in ihrer Größe um das anthropologische Mittel ihrer Rasse. In Sportarten, die einen großen Körper verlangen, sind auch die teilnehmenden Vertreter kleiner Rassen groß und umgekehrt. Die Rassen allerdings, die dem typischen Merkmal der Sportart an sich nahekommen, pflegen den Vorrang zu haben. So sind unter den Mittelstrecklern die Nordländer die größten, während bei den kleinen Langstrecklern die Japaner und Mexikaner besonders kleine Vertreter entsenden.

Die Sportarten, die eine besondere Größe erfordern, sind allerdings von den Vertretern kleiner Rassen relativ wenig beschickt.

Sieht man unter dem hiermit angedeuteten Gesichtswinkel die Siegerlisten durch, so wird dieser Eindruck noch verstärkt. Mittelstreckenlauf, Wurf und Sprung, die in erster Linie einen großen Körper erfordern, sind fast ausschließlich von Vertretern nordischer Rassen gewonnen. Der Langstreckenlauf dagegen, der einen kleinen, aber zähen Körper verlangt, ist auch auf dieser Olympiade eine Domäne der Finnen geblieben. Letztere sind allerdings gleichzeitig erfolgreich in verschiedenen anderen leichtathletischen Übungen, die einen großen Körper verlangen. Es wäre nicht ausgeschlossen, daß diese Tatsache sich durch die Rassenmischung der Finnen erklärt, denn Finnland ist teils mongolischen, teils germanischen Rassenursprungs. Ob es sich bei der Eignung für den Langstreckenlauf um eine besondere körperliche Eignung der finnischen Rasse oder um eine von Kindheit auf geübte Trainierung handelt, ist schwer zu entscheiden. Andere mongolische Völker wie Chinesen und Japaner gelten als ausgezeichnete Dauerläufer. Die Rassenbegabung, unterstüzt durch besonders eifriges Training, wäre also denkbar. Nurmi erzählt, daß die Trainierung schon von seinem 9. Lebensjahr ab sehr hart gewesen sei. Eine Trainierung würde aber wohl nur von einem jungen Menschen durchgeführt werden, wenn seine Liebe, also vermutlich auch seine Begabung, zu dieser Übung groß ist. Auffällig und zweifellos charakteristisch ist der geringe Erfolg der Südländer bei den leichtathletischen Wettbewerben, dagegen zeigen sie eine eklatante Überlegenheit im Fechten und haben sehr gute Erfolge im Boxen, im Fußballspiel und einigen anderen Sportarten. Beim Fechten überwiegen in der Rangliste Italiener, Spanier, Franzosen und Ungarn. Wenn auch nahe liegt, die temperamentliche Begabung für diese Sportart in den Vordergrund zu schieben, so läßt sich doch auch denken, daß der kleine Körper im ganzen flinker in seinen Bewegungen sein kann und damit für die leichten Waffen einen Vorteil haben wird. Diese Annahme könnte eine Stütze in der Siegerliste des Boxens finden. In den leichten Gewichtsklassen finden sich die gleichen Rassen, die beim Fechten erwähnt waren, während in den schweren Gewichtsklassen mehr die Nordländer gefunden werden. Auch das Rudern, das einen sehr großen Körper zeigt, sieht die schwereren Rassen im Vordergrund, wobei allerdings betont werden muß, daß die Rassenfrage nicht mit Sicherheit aus den Siegertabellen zu entnehmen ist. Für U. S. A. z. B. ist die Rassenfrage schwer zu entscheiden. Es wurde in der Hauptsache durch nordische Rassen zusammengesetzt angesehen.

Es zeigt sich also, daß die körperliche Leistung von der Körperform weitgehend abhängig ist. Selbstverständlich ist sie nicht das allein ausschlaggebende Moment für den sportlichen Erfolg, denn die physiologische Qualität der Organe, das Temperament, der Charakter, kommen darin ja gar nicht zum Ausdruck, und jeder mit dem Sport vertraute wird der Meinung zuneigen, daß diese Dinge vielfach noch wichtiger sind als Körperform oder Hebelverhältnisse. Bei gleichen physiologischen und psychischen Qualitäten aber wird die günstige Körperform den entscheidenden Ausschlag geben.

Abb. 1. *Kurzstreckenläufer.*

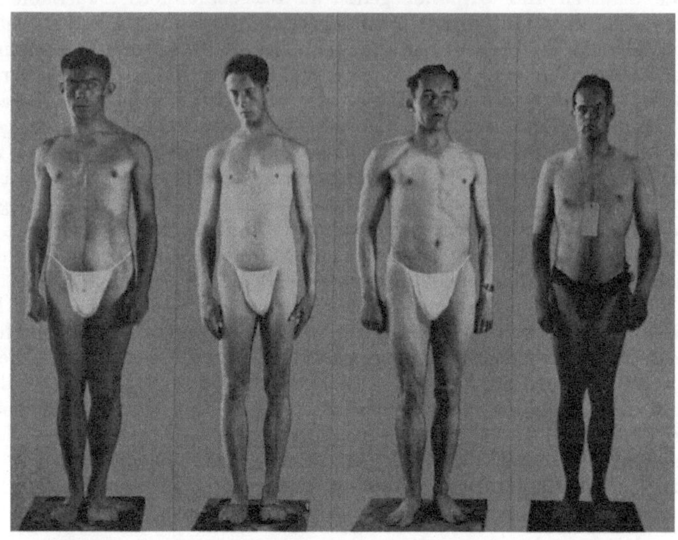

Fitzpatrick (Kanada). Adams (Kanada). Williams (Kanada). Warren (Kanada).

Abb. 2. *400-m-Läufer.*

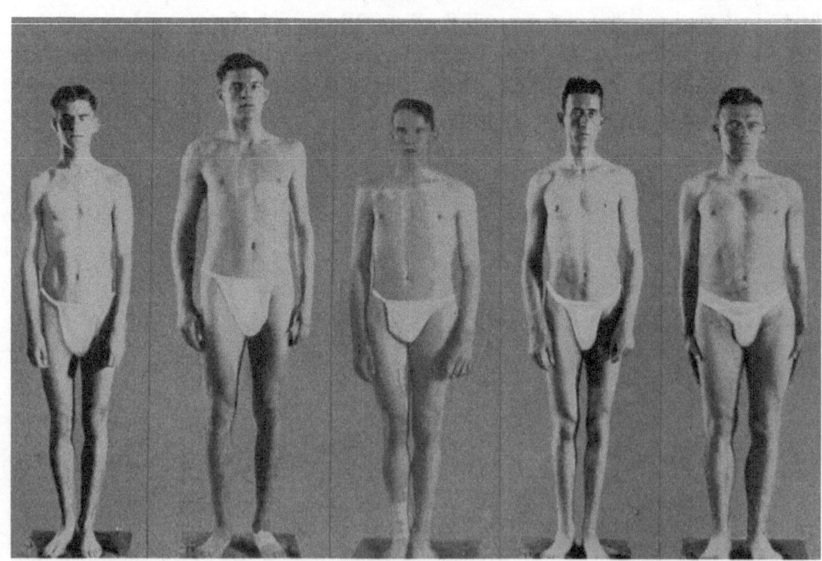

Glover (Kanada). Mac Beth (Kanada). Aldermann (U. S. A.). Ball (Kanada). Paulen (Holland).

Abb. 3. *Langläufer.*

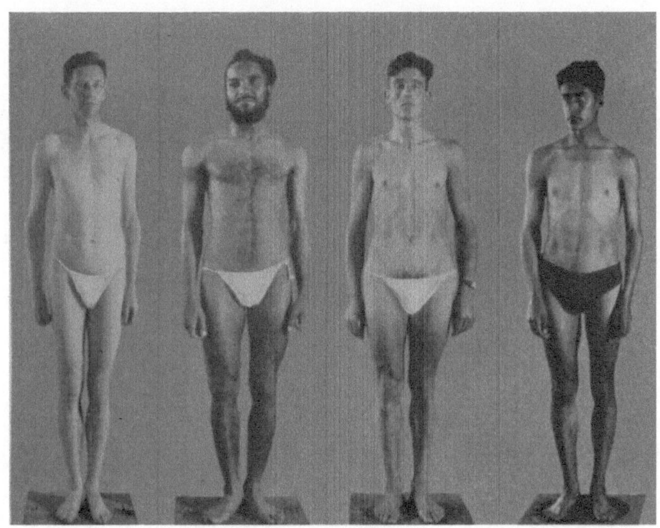

Callard (Kanada). Singh (Indien). Peña (Spanien). Chapa (Mexiko).

Abb. 4. *Hochspringer.*

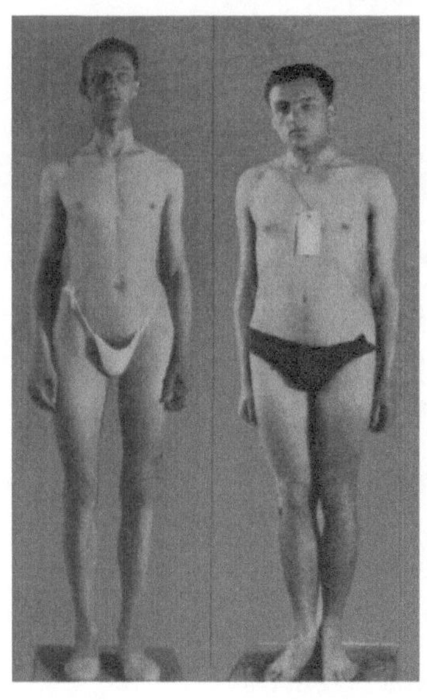

Kamstra (Holland). Russu (Rumänien).

Abb. 5. *Weitspringer.*

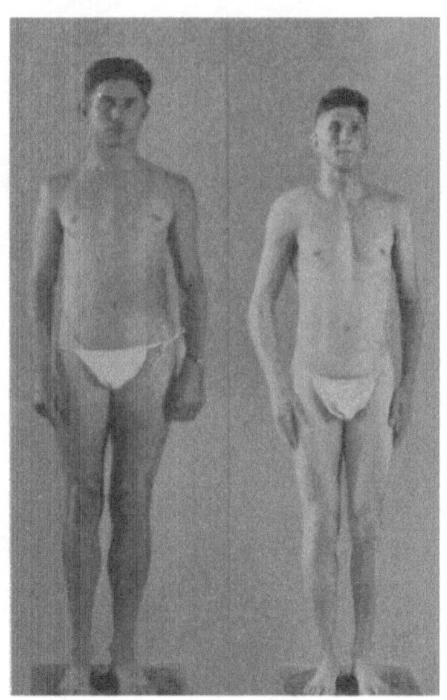

Viljoën (Südafrika). Labourdette (Spanien).

Abb. 6. *Stabhochsprung.*

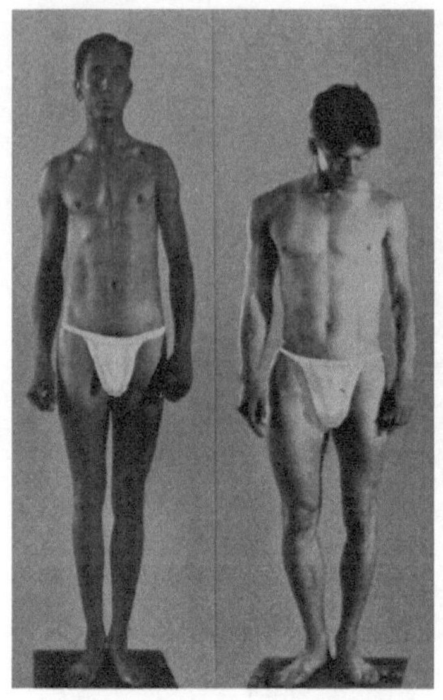

Klapera (Spanien). Pickard (Kanada).

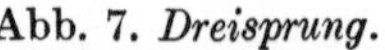

Abb. 7. *Dreisprung.*

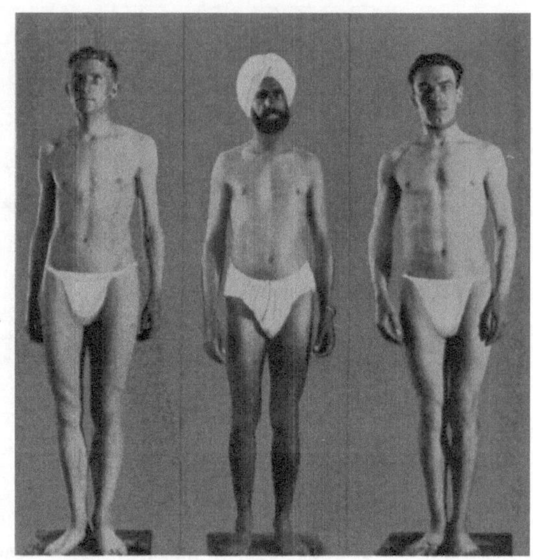

Peters (Deutschland). Singh (Indien). Müsscher (Holland).

Abb. 8. *Hürdenläufer.*

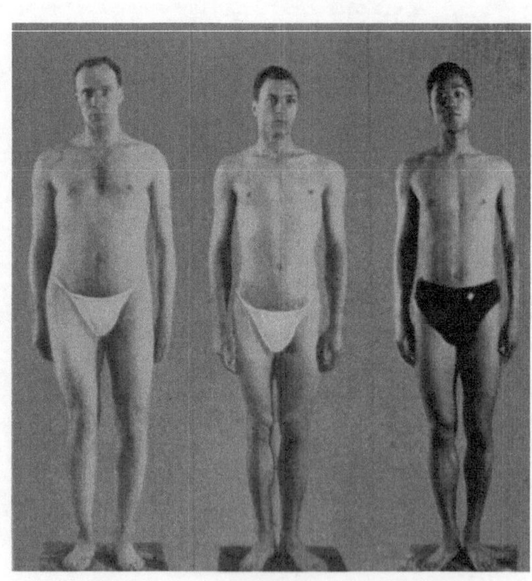

Spel (Holland). Wallama (Argentinien). Miki (Japan).

Abb. 9. *Diskuswerfer.*

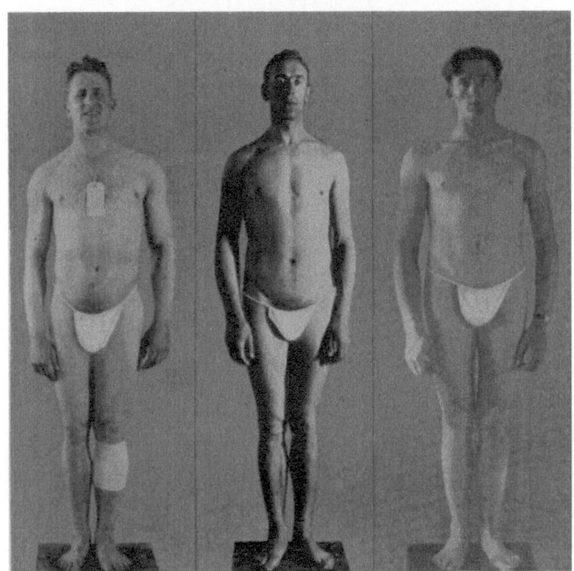

Kalkuhn (Estland). Baran (Spanien). Noël (Frankreich).

Abb. 10. *Kugelstoßer.*

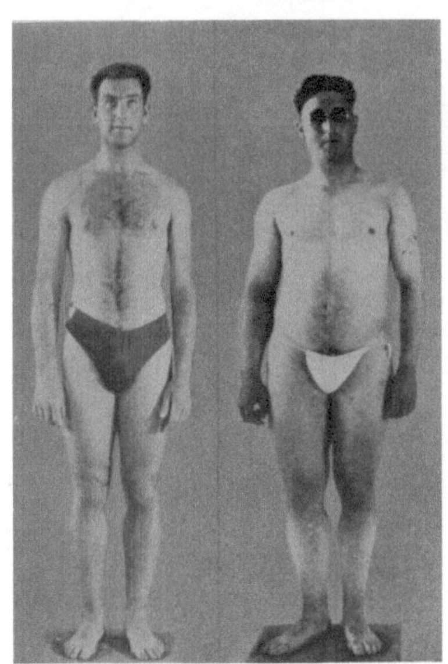

Fritz (Rumänien). Duhour (Frankreich).

Abb. 11. *Boxer (leichte Gewichte).*

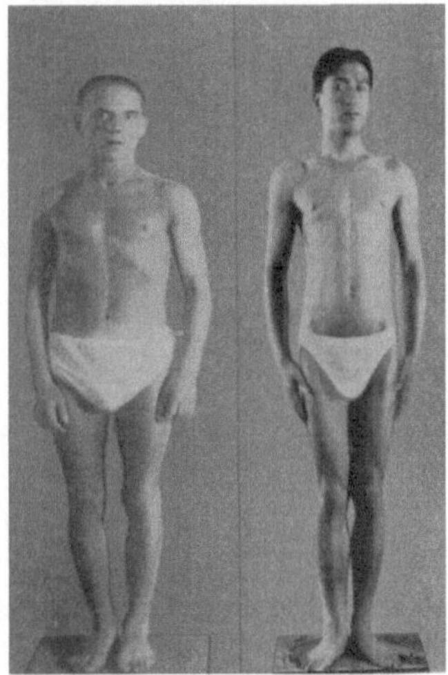

Ziglarski (Deutschland). Okamoto (Japan).

Abb. 12. *Boxer (mittlere Gewichte).*

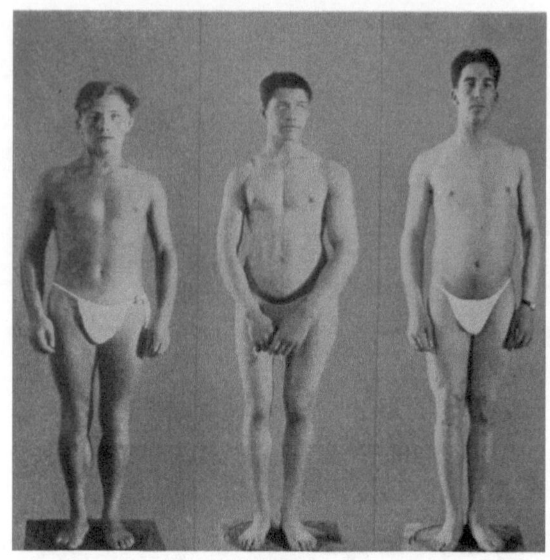

Bois (Deutschland). Kiaz (Chile). Battaglia (Kanada).

Abb. 13. *Boxer (halbschwere Gewichte).*

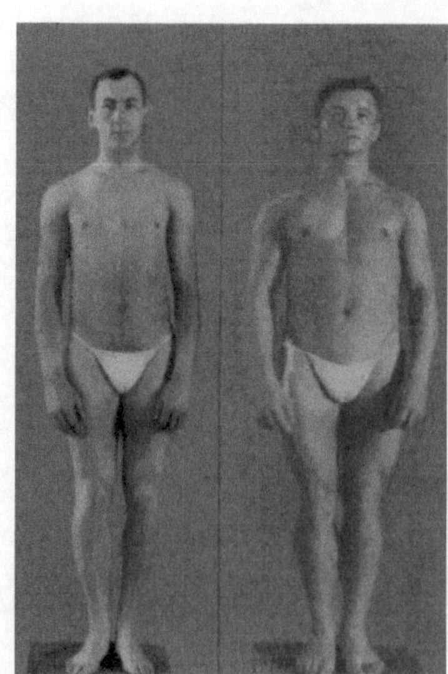

Ojeda (Chile). Pistulla (Deutschland).

Abb. 14. *Ringer.*

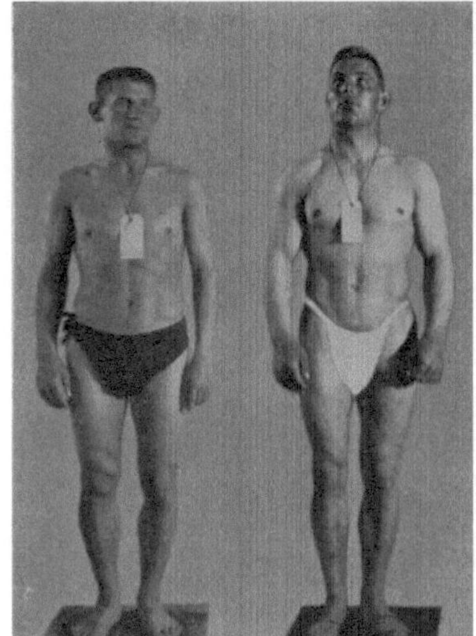

Väli (Estland). Kusmette (Estland).

Abb. 15. *Schwerathleten.*

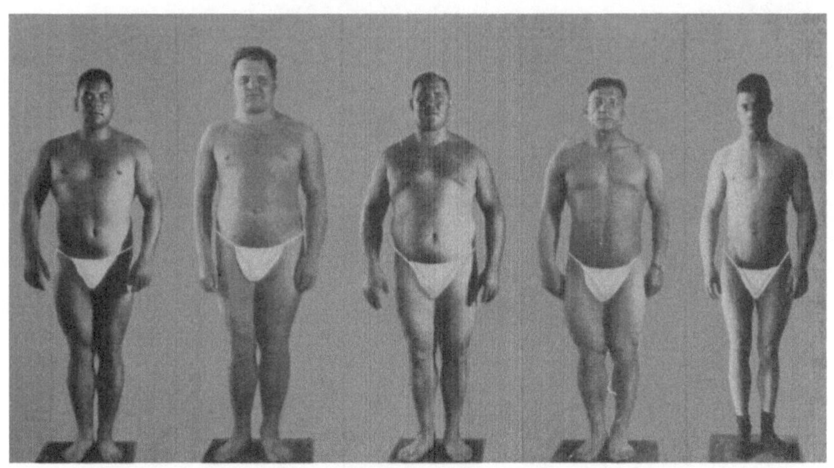

Wolz (Deutschland). Luhaar (Estland). Straßberger (Deutschland). Kukk (Estland). Henborough (England).

Abb. 16. *Wasserballspieler.*

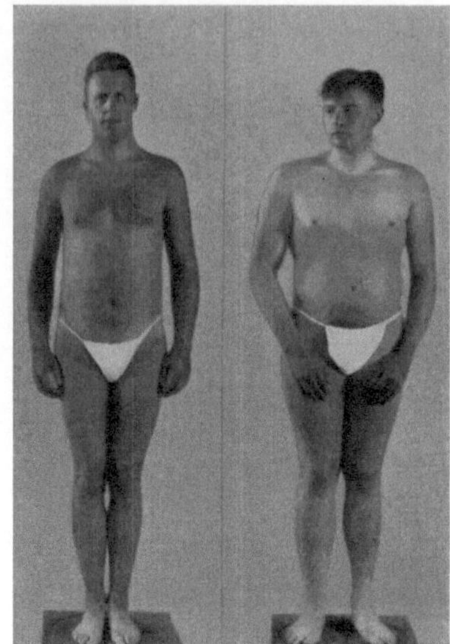

Lehnheer (Holland). v. Senius (Holland).

Abb. 17. *Ruderer.*

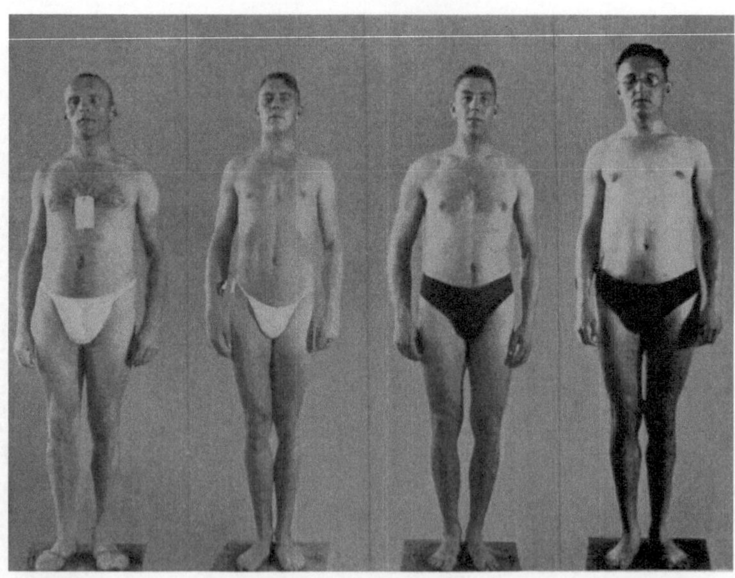

Hoffstaetter (Deutschland). Huber (Deutschland). Gaber (Deutschland). Müller's (Deutschland).

Abb. 18. *Radfahrer.*

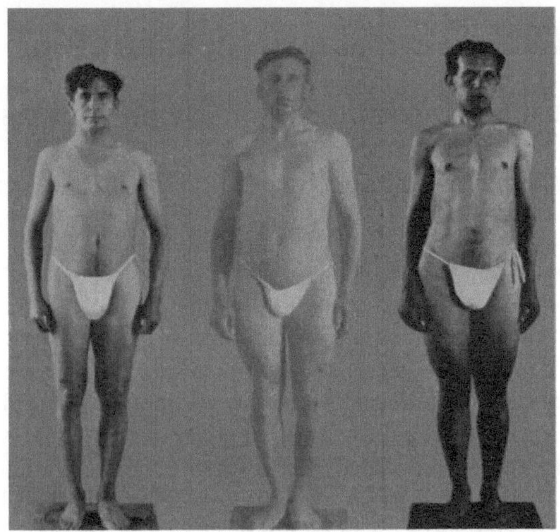

Rocuaut (Chile).	Kürschner (Deutschland).	Kussutzki (Polen).

II. Klinische Untersuchungen.

Clinical Observations on Olympic Athletes.

by

Crighton Bramwell and **Reginald Ellis** (Manchester).

I. Indroduction.

In the present paper we are concerned with observations on 202 athletes. Our observations were of a purely clinical nature, the X Ray and Electrocardiographic examinations having been undertaken by our colleagues. In view of the shortness of the time available and the desirability of obtaining results on which we could rely, we decided to make our tests as simple as possible, and confined our attention to taking the resting heart rate and blood pressure, ascertaining the position of the maximal cardiac impulse in cases where it was definitely localised, and listening to the heart sounds with the stethoscope. We did not attempt to estimate the size of the heart by percussion. In the present communication we do not propose to refer at all to the question of cardiac enlargement, as this can be determined with greater certainty by radiographic examination: nor shall we refer to the auscultatory phenomena, for it is exceedingly difficult to carry in one's head a sufficiently reliable standard of comparison, and consequently we do not feel justified in laying much emphasis on the relatively crude impressions gained as the result of a single cursory examination.

II. Routine.

With the exception of a small group of Marathon Runners, who were examined shortly after the race, almost all our observations were made during the ten days preceding the various contests.

The usual routine which we adopted was as follows. The athlete was seated on a chair throughout the examination. After his particulars had been taken, the pulse rate was counted and any peculiarities in the character or rhythm of the pulse were noted. The blood pressure was then estimated, a rough systolic value being obtained by palpation, and subsequently two auscultatory readings of systolic and diastolic pressures were taken, the second of these being accepted as the true value. The region of the cardiac impulse was then palpated, and the character of the heart sounds at the apex and base noted. Finally the pulse rate was counted a second time.

III. Analysis.

The athletes in whom we were more particularly interested were the runners. These we have sub-divided into four groups: a) Sprinters (100—200 metres), b) Middle Distance Runners (400—800 metres), c) Long Distance Runners (1500—10000 metres) and d) Marathon Runners.

Our object in so doing has been to find out whether there is any obvious difference in so far as the cardiovascular mechanism is concerned, between these different groups. For purposes of comparison we have taken the arithmetic mean in each group. It is also interesting to study the extent of the variation in the different groups. The number of athletes examined is too small to justify of our speaking of a "mode", but by excluding those who differ most widely from the mean we can get a limit of variation which may be regarded as typical of the group as a whole. This we shall speak of as the "typical range of variation". In the case of the sprinters for example there are only two men under 21 years of age and only two over 23. It therefore seems to us that we are giving a much truer picture of the typical sprinter by saying that in 14 of the 18 subjects the age lay between 21 and 23, rather than that the variation in age of the whole group was from 19 to 27.

To take another example. In 12 out of 15 long distance runners the lowest pulse rate was between 46 and 64, while the variation in the whole group was from 40 to 101. To cite the latter figure would give no idea of the pulse frequency characteristic of this group of athletes.

IV. Runners.

A. Sprinters. The numerical data concerning the 18 subjects in this group are given in Table 1.

Table 1. *Sprinters.*

No.	Age	Weight Kgms	Lowest Pulse Rate	Blood Pressure		
				Syst.	Diast.	Pulse P.
326	23	66	65	115	75	40
327	22	65	(53)	115	80	35
332	21	66	(49)	110	70	40
338	21	61	(80)	120	(95)	(25)
343	21	(74)	63	(100)	70	(30)
346	22	60	65	(100)	80	(20)
349	21	66	66	105	70	35
489	23	67	(80)	120	80	40
497	21	60	76	120	80	40
580	23	65	60	120	80	40
701	21	(53)	76	105	(65)	40
712	21	66	58	110	—	—
713	21	(54)	(52)	120	75	45
820	23	72	62	120	70	(50)
887	(27)	(78)	59	(135)	75	(60)
978	(20)	60	70	120	80	40
995	(19)	60	60	120	75	45
1000	(24)	72	70	(130)	(90)	40
Average	22	65	65	116	77	39
"Typical variation"[1]	21—23	60—72	58—76	105—120	70—80	35—45

[1] The figures excluded in determining the typical variation are shown in brackets.

Of the 18 athletes in Table 1, one (No. 978) proved to be Olympic Champion in both the 100 and 200 metres, two others (Nos. 349, 326), reached the Final in their respective events. The clinical findings in these three individuals are given separately in Table 2.

Table 2. *Successful Sprinters.*

No.	Age	Weight Kgms	Lowest Pulse Rate	Blood Pressure		
				Syst.	Diast.	Pulse P.
978	20	60	70	120	80	40
349	21	66	66	105	70	35
326	23	66	65	115	75	40
Average	21,3	64	67	113	75	38
Average whole group	22	65	65	116	77	39

Comparing these values with the average of the group as a whole the similarity is very striking, in spite of the fact that the Olympic Champion is slightly younger and lighter, and his heart rate and blood pressure slightly higher than the average.

Table 3. *B. Middle distance runners.*

No.	Age	Weight Kgms	Lowest Pulse Rate	Blood Pressure		
				Syst.	Diast.	Pulse P.
287	23	60	76	120	85	35
329	24	61	50	(100)	75	(25)
334	20	65	49	120	75	45
355	25	67	(46)	130	80	50
442	(27)	67	56	120	80	40
486	25	(55)	64	120	90	30
491	25	71	53	105	75	30
506	20	72	57	(145)	80	(65)
653	(26)	(76)	56	120	80	40
691	22	61	72	115	85	30
908	22	68	(90)	110	90	(20)
710	(19)	61	67	130	75	55
980	20	60	76	115	85	30
982	(18)	72	68	110	75	35
986	25	62	64	(100)	(70)	30
989	21	68	68	(145)	90	55
Average	22,6	65	63	119	81	38
Typical Variation	20—25	60—72	49—76	105—130	75—90	30—55

Of the middle distance runners examined No. 986 gained second place in the 400 metres. His figures as compared with the average of the group as a whole are given in Table 4.

In this case the successful competitor was slightly older while his blood pressure was decidedly lower than the average.

Table 4. *Successful middle distance.*

No.	Age	Weight Kgms	Lowest Pulse Rate	Blood Pressure		
				Syst.	Diast.	Pulse P.
986	25	62	64	100	70	30
Average whole group	23	65	63	119	81	38

Four other runners in this group (Nos. 287, 908, 980, & 982) were members of the first, second and third teams in the 4 × 400 metres relay race; but since their place may be partly attributable to other members of their teams and also to factors such as skillful passing of the baton it does not seem justifiable to include them in Table 4.

Table 5. *C. Long distance runners.*

No.	Age	Weight Kgms	Lowest Pulse Rate	Blood Pressure		
				Syst.	Diast.	Pulse P.
331	27	56	61	125	(90)	35
335	24	63	62	125	85	40
326	22	67	53	(100)	70	(30)
341	24	67	64	115	75	40
477	26	(75)	48	125	85	40
508	(32)	58	48	120	70	(50)
549	23	69	62[1]	125	80	45
602	25	(74)	(82)	115	80	35
689	27	64	46	120	80	40
825	21	60	57	(105)	(65)	40
828	24	63	(40)	110	75	35
838	26	(50)	61	110	75	35
851	24	68	50	125	(65)	(60)
976	(18)	62	(80)	115	70	45
981	(19)	62	(101)	110	85	(25)
Average	24	64	61	116	76	40
Typical Variation	21—27	56—69	46—64	110—125	70—85	35—45

[1] This man had partial A. V. Block with missed beats.

None of the runners in this group appear to have gained distinction in their respective events.

D. Marathon runners.

Five out of the first seven places in the race were taken by athletes whom we had the opportunity to examine during their training. Their figures are shown separately in Table 7.

The average values of the five successful athletes shown in the table agree fairly closely with the average values of the group as a whole. There are however two striking exceptions. No. 994 who finished second is an exceptionally big man for a Marathon runner. He weighed 71 kilos which is heavier than any other man in the group. He had a wider heart

Table 6. *D. Marathon runners.*

Examined Before the Race.

No.	Age	Weight Kgms	Lowest Pulse Rate	Blood Pressure			Place
				Syst.	Diast.	Pulse P.	
339	(21)	52	52	110	65	45	—
365	25	51	53	110	(60)	50	—
444	27	66	(48)	(105)	65	40	—
445	(37)	63	51	120	80	40	14
446	28	58	(48)	135	90	45	7
447	30	68	51	120	80	40	15
448	22	(50)	(47)	120	80	40	57
478	25	58	52	120	80	40	4
482	(20)	53	60	115	90	(25)	6
500	25	51	62	110	75	35	—
607	(39)	(69)	59	145	85	(60)	—
635	25	62	50	115	65	50	—
646	26	54	60	130	85	45	—
650	32	(50)	61	120	80	40	—
655	27	56	(70)	145	70	(75)	—
658	22	54	58	130	70	(60)	—
692	(20)	61	52	110	75	35	54
717	27	67	66	115	70	45	—
718	32	67	65	140	90	50	—
720	31	66	60	(105)	70	35	3
722	33	61	(47)	115	80	35	12
736	28	64	67	145	(95)	50	—
822	27	60	62	115	75	40	—
824	27	68	53	145	90	55	55
862	31	(51)	(70)	130	85	45	—
871	(20)	63	(70)	110	75	35	—
974	29	57	53	115	75	40	30
994	27	(71)	56	135	90	45	2
Average	27	60	58	123	78	45	—
Typical Variation	22—33	52—68	50—67	110—145	65—90	35—55	—

Table 7. *Successful Marathon runners.*

Examined Before the Race.

No.	Age	Place	Pulse Rate	Blood Pressure			Weight
				Syst.	Diast.	Pulse P.	
994	27	2	56	135	90	45	71
720	31	3	60	105	70	35	66
478	25	4	52	120	80	40	58
482	20	6	60	115	90	25	53
446	30	7	48	135	90	45	58
Average	26,6	—	55	122	84	38	61
Average whole group	27	—	58	123	78	45	60

shadow than any other runner we examined. It was in fact equalled in size by only one other athlete, a discus thrower weighing 89 kilos. No. 482 on the other hand is the youngest and one of the lightest men in the group. He is five years younger than any other man who did well in the race, and he had an unusually low pulse pressure. No. 720, who finished third, also differs strikingly from the average Marathon runner in one respect. There is only one other man with such a low systolic pressure, and this is especially surprising when one considers that he is a man of 31 and weighs 66 kilos.

These curious discrepancies make one wonder what does constitute a successful Marathon Runner. It is evidently something more than a first class circulatory mechanism. Possibly that something is the liver, or possibly it is a psychological factor which enables him to plod along heedless of the distractions which waste some of the energy of the more emotional competitors. The constancy of the pulse rate to which we shall refer below suggests that he is probably more stable in this respect.

Stability of Pulse. There is another peculiarity of the Marathon runners which seems worth noting. Their resting pulse rate is extraordinarily stable. This we are inclined to think may be attributable to their more phlegmatic temperament. They are less susceptible to emotional disturbances than the more highly strung sprinters. This is shown in the following table:

Difference in Pulse Counts	Marathon	Sprinters
0	5	0
1—3 beats	11	5
More than 3 beats	12	13

Whereas in the Marathon Group the two pulse counts were identical in five cases, this did not occur in a single case amongst the sprinters. Again in thirteen of the eighteen sprinters the two counts differed by more than three beats. The same was true of only twelve out of the twenty-eight Marathon runners.

After the Marathon we had the opportunity of examining nine of the competitors whom we had examined previously during the period of training. Table 8 gives a comparison of the Pulse Rates and Blood Pressure readings of these men before and after the race.

As one would expect after the race the pulse rate is much higher and the systolic and diastolic pressures considerably lower. The pulse pressure however remains practically unchanged.

The clinical findings in four other Marathon Runners whom we examined after the race, but had not seen previously are given in Table 9.

Summary. We may now compare the Average Values and the "Typical Range of Variation" in the four Different Groups of Runners.

Table 8.

No.	Place	Pulse Rate		Blood Pressure					
				Systolic		Diastolic		Pulse Pressure	
		Before	After	Before	After	Before	After	Before	After
339	—	52	73	110	95	65	55	45	40
365	—	53	60	110	85	60	40	50	45
448[1]	57	47	96	120	95	80	50	40	45
478	4	52	91	120	110	80	70	40	40
482	6	60	90	115	105	90	60	25	45
500	—	62	76	110	90	75	65	35	25
692	54	52	91	110	100	75	60	35	40
824	55	53	80	145	120	90	65	55	55
974	30	53	84	115	100	75	80	40	20
Average	—	54	82	117	100	77	61	40	39

[1] Distinctly cyanosed after Race.

Table 9.

Prog. No.	Age	Place	Pulse Rate	Blood Pressure		
				Syst.	Diast.	Pulse P.
71	29	1	—	100	80	20
69	—	—	92	100	70	30
521[1]	40	—	79	95	75	20
547	34	9	85	105	75	30
Average	34	—	85	100	75	25

[1] Distinctly cyanosed after Race.

Table 10. *Average and "Typical" Values in Different Groups of Runners.*

Examined	No.	Age	Weight Kgms	Lowest PulseRate	Blood Pressure		
					Syst.	Diast.	Pulse P.
Sprinters.							
Average	18	21,90	65	66	116	77	39
Typical Variation .	—	21—23	60—72	58—76	105—120	70—80	30—45
Middle Distance Runners.							
Average	16	22,60	65	63	119	81	38,4
Typical Variation .	—	20—25	60—72	49—76	105—130	75—90	30—55
Long Distance.							
Average	15	24,10	64	61	116	75	39,6
Typical Variation .	—	21—27	56—69	46—64	110—125	70—85	35—45
Marathon.							
Average	28	27,25	60	58	123	78	44,3
Typical Variation .	—	22—33	52—68	50—67	110—145	65—90	35—55

In Table 11, we have summarised the average values given in Table 10.

Table 11.

	Age	Weight	Pulse	Blood Pressure		
				Syst.	Diast.	Pulse P.
Sprinters	22	64—65	66	116—119	75—81	38—40
Middle Distance	23	64—65	63	116—119	75—81	38—40
Long Distance	24	64—65	61	116—119	75—81	38—40
Marathon	27	60	58	123	78	45

This table shows that in the first three groups there is considerable similarity, though the men who run the longer distances are slightly older and tend to have rather lower pulse rates. The Marathon Runners however, are quite a distinct type. They are much older men in the late twenties and early thirties. There was only one competitor under the age of 25 who did well in the race. *Younger* men seem to lack the necessary

Table 12. *Cyclists, Long Distance.*

No.	Age	Weight	Pulse	Blood Pressure		
				Syst.	Diast.	Pulse P.
374	24	81	66	135	85	50
449	19	58	51	115	70	45
485	19	66	74	130	80	50
696	18	69	62	110	70	40
700	24	73	66	125	70	55
875	22	87	64	120	75	45
876	21	70	73	130	85	45
Average	21	72	64,5	123	76	47

stamina for feats demanding great endurance. We find the same is true of other prolonged physical efforts, such as Arctic exploring or climbing Mount Everest.

Cyclists. Apart from runners the only other groups of athletes in which we examined a sufficient number of competitors to justify us in drawing any general conclusions, were the Cyclists and Weight Lifters. The cyclists may be divided into Road Riders and Sprinters. The clinical findings in these two groups are given in Tables 12 and 13.

No. 974 is interesting, he is so much heavier and his pulse rate is so much lower than that of other members of the group.

We also examined six cyclist sprinters immediately after they had finished one of their trial races. These men are shown separately in Table 14.

Table 13. *Cyclist, Sprinters.*

No.	Age	Weight	Pulse	Blood Pressure		
				Syst.	Diast.	Pulse P.
348	31	69	63	135	95	40
360	21	62	70	120	85	35
362	25	62	68	130	95	35
367	30	63	64	135	95	40
453	22	67	75	105	75	30
484	23	70	76	125	85	40
604	32	61	62	125	90	35
813	25	64	70	125	85	40
974	22	77	53	120	75	45
Average	25,6	66	67	124	86	38

Table 14. *Cyclist, Sprinters.*
After Trial.

No.	Age	Weight	Pulse	Blood Pressure		
				Syst.	Diast.	Pulse P.
450	31	69	85	100	70	30
505	22	67	76	105	75	30
539	36	83	92	120	80	40
596	19	74	98	120	80	40
814	19	70	72	110	80	30
873	27	63	82	115	85	30
Average	25,6	71	84	112	78	34

Of these men No. 505 was the only one to distinguish himself in the actual race. He finished third. It is interesting to note that he had a rather lower blood pressure after the trial than most of the other competitors. So far as their average age and weight is concerned the men in Tables 13 and 14 appear to be very similar, and remembering that the two groups consist of different individuals we may make a general comparison between them. After the race, as one would expect, the pulse rate is higher and the blood pressure lower.

Weight Lifting. The Weight Lifters are men of a very different type from the runners and cyclists. It is perhaps hardly justifiable to give average figures in this group, as the men belong to so many different classes. On the other hand they are all of a somewhat similar build, and we have therefore not subdivided the group.

The most striking feature about this group is the high pulse rate. Nine men out of the fifteen had a resting pulse rate of over 80 per minute. This is a great contrast to the cyclists and runners. Not a single cyclist out of the total of sixteen, and only three runners out of the whole seventy seven reached this figure. Again there are five men in this group with

Table 15. *Weight Lifting.*

No.	Age	Weight Kgms	Pulse Rate	Blood Pressure		
				Syst.	Diast.	Pulse P.
342	26	74	82	145	100	45
345	30	61	83	140	80	60
379	21	79	60	110	80	30
465	25	62	71	115	75	40
467	24	80	87	135	110	25
468	34	116	70	120	85	35
481	25	81	63	—	—	—
541	32	114	96	155	120	35
542	25	74	70	125	70	55
680	20	82	84	150	105	45
867	23	104	95	145	100	45
969	19	88	81	120	70	50
987	39	105	106	155	105	50
991	28	59	55	120	70	50
993	18	74	102	145	95	50
Average	25,7	84	80	134	90	44

No. 468 was the Olympic Champion and Nr. 867 was second in this event.

a diastolic blood pressure of 100 or over, a value which was not found in a single case amongst the cyclists and runners.

Comparing the two successful weight lifters with the other members of the group we see that the one is a man of 34 with a relatively low pulse rate and blood pressure, while the other is a man of 23 whose pulse rate and blood pressure are amongst the highest in the group. Their figures are given in Table 16.

Table 16. *Successful Weight Lifters.*

No.	Age	Weight Kgms	Pulse Rate	Blood Pressure		
				Syst.	Diast.	Pulse P.
468	34	116	70	120	85	35
867	23	104	95	145	100	45
Average whole group	26	84	80	134	90	44

From this it is clearly impossible to make any positive deductions regarding the cardiovascular findings in this type of sport.

We should like to express our grateful thanks to Prof. *Buytendijk* for giving us the opportunity to make the observations, and to all the members of his staff for the admirable arrangements and the infinite trouble which they took to satisfy the varied requirements of the different workers.

Der Einfluß schwerer körperlicher Arbeit auf den menschlichen Stoffwechsel.

Untersuchungen

von

Prof. Dr. **Paul Schenk** und Dr. **Karl Craemer**, Marburg a. d. Lahn.

Einleitung.

Die Beobachtung des Stoffwechsels ist nächst derjenigen des Verhaltens seiner wichtigsten Hilfsmittel, des Blutkreislaufes und der Atmung, von grundlegender Bedeutung für das Verständnis aller Lebensvorgänge. Mit zunehmender Verfeinerung seiner Untersuchungsmöglichkeit hoffen wir allmählich einen immer tiefer werdenden Einblick in das Zellgeschehen bei *unbeeinflußtem* Lebenslauf, bei seiner *Steigerung* zum Zwecke größerer Energieentfaltung und bei seiner *Störung* durch mechanische Schädigung, Alterszerfall oder krankmachendes Überwertigwerden von Parasiten zu bekommen.

Die uns hier beschäftigende Frage nach dem Verhalten des menschlichen Stoffwechsels bei seiner *Steigerung* zur Ermöglichung einer Arbeitsleistung hat ihre stärkste Anregung wohl durch das von *Robert Mayer* 1841 aufgestellte Gesetz von der Erhaltung der Energie bekommen.

Zwar verdanken wir den Untersuchungen von *Lavoisier* im Jahre 1789 die erste grundlegende Beobachtung einer Zunahme der Verbrennungen bei Arbeitsleistungen unseres Körpers, doch sind die ersten und heute noch maßgeblichen Untersuchungen über die *Größe* und die Art dieser Umsatzsteigerung an die Namen *Scharling* und *H. Hoffmann* (1842), *H. Lehmann, C. Speck, Edward Smith* und *Carl Voit* sowie an die Jahre 1857—1860 geknüpft. Diesen Forschern verdanken wir wohl die planmäßigste und grundlegende Bearbeitung dieser Fragen; insbesondere dem praktischen Arzte Dr. *Carl Speck,* den man auf Grund seiner 34 Jahre lang planmäßig durchgeführten *Gasstoffwechsel*untersuchungen wohl mit Recht als den *ersten Arbeitsphysiologen* bezeichnen kann, ohne die zahlreichen gleichzeitigen wertvollen Beobachtungen anderer Forscher zu schmälern.

Speck hat auch bereits vor 70 Jahren der in letzter Zeit wieder vielfach untersuchten Änderung der *Ausscheidung* von Stoffwechselzwischen- und -endkörpern *durch die Nieren* infolge größerer Arbeitsleistung viele Versuche gewidmet. Sogar von solchen Körpern, denen wir selbst noch in Unkenntnis seiner Arbeiten bei der 9. Olympiade die größte Aufmerksamkeit schenkten! Und er tat dies viel gründlicher, als wir es hier tun konnten, indem er den Arbeitseinfluß nicht nur unmittelbar, sondern tagelang und bei genau vorgeschriebener Kost verfolgte.

Wir selbst beschränkten uns bei den die sportlichen Leistungen während der 9. Olympiade begleitenden wissenschaftlichen Beobachtungen auf einige Untersuchungen der *Veränderung der Harnzusammensetzung durch die Arbeitsleistungen.* Ihre Ergebnisse können nur kleinste Einblicke in unser Stoffwechselgeschehen bei der körperlichen Arbeit gestatten, weil die Harnproben aus äußeren Gründen nur im unmittelbaren Zusammenhange mit dem einzelnen Arbeitsvorgang gesammelt werden konnten, und weil die Eigenart der Wettkämpfe die zum Verständnis unserer Befunde unbedingt notwendige gleichzeitige Beobachtung der für die Harnzusammensetzung ursächlich wichtigen Veränderungen der Blutzusammensetzung und des Gasstoffwechsels unmöglich machte. Hier müssen unsere in ruhigeren Verhältnissen vorgenommenen diesbezüglichen Untersuchungen ergänzend herangezogen werden.

Die im Rahmen der vielseitigen wissenschaftlichen Beobachtungen bei der Amsterdamer Olympiade gesammelten Harnproben wurden nach drei Richtungen hin untersucht.

Bei der einen Gruppe galt es die Ausscheidung von *Milchsäure, Phosphorsäure* und *Schwefelsäure* mit dem Arbeitsharn zu verfolgen. Ihre Beobachtung kann uns manchen wertvollen Hinweis auf die *Art der Stoffumsetzungen* bei gesteigerter Energieentfaltung geben, weist gleichzeitig auf die *Größe* des während einer Arbeit im Körper herrschenden *Sauerstoffmangels* hin und erklärt uns die *Möglichkeit des Übertrittes* bei Körperruhe in der Blutbahn verbleibender Stoffe in den Harn.

Einen weiteren Überblick über die Größe des unbefriedigten Sauerstoffbedarfes eines arbeitenden Körpers sollte uns die *Bestimmung des Sauerstoff-Aufnahmevermögens* der bald nach der Leistung ausgeschiedenen Harne bei der vollständigen Verbrennung ihrer Bestandteile geben: Die Feststellung des Verhaltens ihrer „Vakat-Sauerstoff"-Größe. Dieser Wert stellt einen zuverlässigeren Maßstab für den Grad der Ausnutzung der mit dem ausgeschiedenen *Kohlenstoff* verlorengehenden Energien dar als dessen alleinige Bestimmung; doch wurde gleichlaufend auch dieser Wert und durch gleichzeitige *Stickstoff*bestimmung auch der Kohlenstoffquotient C : N der Harne bestimmt. Die gleichzeitige Bestimmung dieser drei Größen gibt uns auch manchen wertvollen Hinweis auf die *Art* der in den Harn übertretenden kohlenstoffhaltigen Körper.

Eine dritte Untersuchungsreihe sollte uns — in Ergänzung gleichartiger *Blut*untersuchungen — einen wenigstens kleinen Einblick in die Teilnahme der *Fettkörper* am Arbeitsumsatz geben. Sollte zeigen, ob die von uns durch Blutuntersuchungen sicher nachgewiesene rege und entgegen den bisherigen Anschauungen ganz unerwartet früh einsetzende Inanspruchnahme unseres Fetthaushaltes bei der Arbeit auch zu vermehrter Fettkörperausscheidung durch die Nieren führe.

Von vornherein mußten wir jedoch nach vielfältigen früheren Erfahrungen daran denken, daß alle Befunde im Arbeitsharn nicht allein als Folge *erhöhten Umsatzes* der vielleicht vermehrt ausgeschiedenen Körper aufzufassen sind und als Folge des Überschreitens ihrer Nierenschwelle, sondern daß ein Teil von ihnen auch bei unverändertem Blutspiegel infolge *Senkung der Nierenschwelle* für sie durch örtlich entstandene oder den Nieren zugeführte Säuren bzw. saure organische oder anorganische Verbindungen in den Harn übergetreten sein kann. — Auch darf nicht vergessen werden, daß unsere Harnbefunde *Augenblickswerte* darstellen. Daß sie nur auf die Art der Arbeitsumsetzungen, ihre augenblickliche Höhe und auf die Stärke der Nierenbeeinflussung gewisse vorsichtige Schlüsse gestatten, daß sie insbesondere wegen fehlender Beobachtung der *späteren* Harnausscheidung jedoch keine Schlüsse auf den Gesamtumsatz der untersuchten Stoffe gestatten.

1. Teil.

Der Säurengehalt des Arbeitsharnes.

Die Beobachtung der Säurenausscheidung führte zu den in Tab. 1 niedergelegten Ergebnissen.

Tabelle 1. *Der Einfluß schwerer körperlicher Arbeit auf den Säurengehalt des Harnes.*

(Die Phosphorsäurewerte wurden auf H_3PO_4, diejenigen für Schwefelsäure und Gesamtschwefel auf H_2SO_4 berechnet. Die **Kursivzahlen** geben die Werte *vor* der Leistung an.)

1	2	3	4	5	6	7	8	9	10	11	12	13	14	15	16	17	18	19	
Name	Leistung	Harnmenge	Zucker	Eiweiß	Milchsäure		Anorgan. Phosphorsäure		Gesamte Phosphorsäure		Anorgan. Schwefelsäure		Gepaarte Schwefelsäure		Gesamte Schwefelsäure		Gesamtschwefel		Bemerkungen
					mg%	mg-abs.	mg%	mg-abs.	mg%	mg-abs.	mg%	mg-abs.	mg%	mg-abs.	mg%	mg-abs.	mg%	mg-abs.	
Storz . . .	400 m-Läufe	100	–	+ +	241,2	241,2	96,01	96,01	112,54	112,54	53,41	53,41	24,3	24,3	87,71	87,71	117,6	117,6	
Al. Wilson .	800 m- „	51	+ (schwach)	+ +	221,0	112	169,27	86,33	184,4	110,44	188,2	96	11,2	5,72	199,4	101,8	239,3	122,1	
Duquesne .	3000 m Hürden	120	–	+	192,6	231,6	218,2	261,6	249,8	300,0	216,0	259,2	25	30	241	289,2	283,4	340,1	
Smith . . .	5000 m	100	–	–	142,6	142,6	149,4	149,4	172,2	172,2	42,63	42,6	15,2	15,2	57,8	57,8	–	–	
Petkevitsch	„	80	–	+	134,1	107,3	243,3	194,6	255,4	204,3	81,83	65,5	15,2	12,2	97,0	77,6	113,7	91	
Lermond . .	„	140	–	+	107,5	150,5	–	–	–	–	–	–	–	–	–	–	–	–	
Duquenne .	„	90	–	+	83,4	75,0	230,1	207,1	253,1	227,8	263,8	237,5	48,7	43,8	312,5	281,4	360,0	324,0	
Constable .	10000 m	101	+	+ (schwach)	11,2	12,0	92,04	93,3	132,0	133,2	103,4	104,5	16,7	16,9	120,1	121,3	143,6	145	
Marchal . .	„	31	+ (schwach)	–	74,15	23,0	–	–	–	–	171,5	53,2	34,8	10,8	206,3	64,0	241,4	74,9	
Muggridge .	„	28	–	+	100,4	28,12	–	–	–	–	103,4	29	30,4	8,5	133,8	37,5	170,2	47,7	
Henigan . .	Marathonlauf *a*	*80*	–	–	*20,7*	*16,6*	*74,56*	*59,56*	*91,77*	*73,42*	*59,3*	*47,4*	*16,1*	*12,9*	*75,5*	*60,4*	*111,7*	*89,4*	
	„ *p*	170	–	+	44,1	75,0	132,24	244,81	154,72	263,0	119,6	203,3	16,6	28,2	136,2	237,0	149,3	253,9	
Denis . . .	„ *a*	*100*	–	–	*23,3*	*23,3*	*103,68*	*103,68*	*147,7*	*147,7*	*55,4*	*55,4*	*33,8*	*33,8*	*89,2*	*89,2*	*124,6*	*124,6*	
	„ *p*	110	–	+ (schwach)	38,7	42,6	120,21	132,22	141,5	155,7	215,1	236,6	51,5	56,7	266,3	293,3	299,0	328,9	
Hoerger . .	Marathonlauf	90	–	–	62,1	55,8	142,16	128	157,7	142	198,0	178,2	38,6	34,7	236,6	212,9	307,1	276,4	
	„ *a*	*80*	–	–	*36,8*	*29,4*	*92,6*	*74,1*	*122,5*	*98*	*65,66*	*52,5*	*24,5*	*19,6*	*90,2*	*72,1*	*104,7*	*83,8*	
Broers . . .	„ *p*	140	+	+ +	76,5	107,1	357,04	500	380,1	532,1	346,5	485,2	88,1	123,4	434,6	608,5	472,9	662,1	
Braspennix.	Radrennen 168,4 km	140	–	–	65,7	92	132,2	185	145,7	204	268	375,2	39,7	57,6	307,7	430,8	349,6	489,2	
Johnsson .	„	180	–	–	73	131,2	155,4	279	166,6	300	411,6	740,9	38,7	69,7	450,3	810,6	498,3	897,0	
Smith . . .	Gewichtheber	50	–	–	49,9	25,0	251,3	125,7	281	140,5	134,8	67,4	34,3	17,1	169,1	84,6	213,8	106,9	
Straßberger	„	49	–	+	74,9	36,7	221,6	108,6	238,0	116,6	334,6	164,0	63,3	31,0	397,8	195,0	446,9	219,0	Weltmeister
Nosseir . .	„	47	+	–	116,2	54,6	219,5	103,2	242,8	114,1	185,7	87,3	51,9	24,4	237,6	111,7	283,4	133,2	Weltmeister
Rabin . . .	10 Min. freier Ringkampf	43	–	+ +	249,1	107,2	190,9	82,1	214,6	92,28	169,1	72,7	56,7	24,4	225,8	97,1	262,1	112,8	
Keay . . .	„	65	-	+	160,9	109,6	106,7	69,36	121,3	78,9	73,8	48	40,9	26,6	114,7	74,6	141,7	92,1	
Devine . . .	10 Min. Boxen	110	–	+	108,9	120,0	229,7	252,7	247,8	272,6	125,4	138	53,9	57,3	179,3	197,2	217,3	239,0	
Schönath .	„ *a*	*47*	–	–	*41*	*19,3*	*108*	*50,76*	*114,6*	*53,6*	*124,5*	*58,5*	*52,4*	*24,6*	*176,9*	*83,1*	*203,1*	*95,5*	Vorher sehr unruhig
	„ *p*	90	–	+ +	130,5	117,5	271,1	244	293,6	264,3	213,1	191,8	78,5	70,7	291,6	262,4	336,8	303,1	

Die 1841 von *Berzelius* zuerst beobachtete Vermehrung der **Milchsäure** im arbeitenden Muskel blieb lange Zeit unberücksichtigt, weil man trotz der vielfachen Hinweise von *Speck* (1860) und der in dieser Beziehung grundlegenden Muskelanalysen von *Otto Nasse* in den Jahren 1868 bis 1880 noch lange Zeit gemäß der von *J. v. Liebig* begründeten Theorie einen Umsatz der Eiweißkörper für die wesentlichste Ursache der Kraftentfaltung im Muskel hielt. Erst die letzten Jahre legten es uns durch die Arbeiten von *L. Hill* und *O. Meyerhof wieder* nahe, daß ein ohne Mitbeteiligung des Sauerstoffes erfolgender *Spaltungs*vorgang (*L. Hermann* 1867) der Kohlehydrate durch noch unklare Beeinflussung des Muskeleiweißes die Energie liefert (*O. Nasse* 1879).

1924 sahen wir bei zahlreichen, insbesondere beim Deutschen Akademischen Olympia vorgenommenen Untersuchungen[1] den Milchsäurespiegel des *Blutes* genau der Leistungsgröße eines Menschen in der Zeiteinheit entsprechend schwanken. Tab. 2 gibt einige Beispiele der ursächlichen Zusammenhänge zwischen Größe einer Arbeitsleistung und Höhe des Blutsäurespiegels. Diese Tatsache stellt eine äußerst wertvolle Erweiterung der 60 Jahre vorher (1864) von *R. Heidenhain* beobachteten Abhängigkeit der sich in einem Muskel bildenden Säuremenge von der Größe der von ihm geleisteten Arbeit dar.

Gleichlaufende Untersuchungen des *Harnes* zeigten nicht nur seine bereits 1858 von *Speck* und 1868 von *Klüpfel* beschriebene *Säuerung* bei der Arbeit, sondern bestätigten auch ihre von *Jundell* (1911) und von *Bornstein* (1918) bereits erkannte große ursächliche Bedeutung für die durch eine Arbeitsleistung ausgelöste *Eiweiß*ausscheidung mit dem Harn.

Die Suche nach der Natur und der Menge dieser Säuren führte zunächst zur Gewinnung von d-Fleischmilchsäure in Gestalt ihrer Zinksalzkrystalle durch unsere Mitarbeiter *Flössner* und *Kutscher* im Jahre 1924. Weitere Untersuchungen lehrten die Zunahme ihrer Ausscheidung mit dem Ansteigen der Arbeitsgröße. Hier gilt entsprechend den Muskel- und Blutbefunden der Satz: Je höher die Leistung in der Zeiteinheit, desto größer die Milchsäureausscheidung. Wir beobachten daher stets bei den mit stärkster Spannungsentwicklung fast sämtlicher Fibrillen einhergehenden und sehr schnell einander folgenden Muskelverkürzungen der *Schnell*läufer die stärkste Milchsäureausscheidung. Auch in unserer Tab. 1 kommt dies wieder zum Ausdruck. Der in etwa

[1] Die in den „Marburger sportwissenschaftlichen Untersuchungen und Beobachtungen" niedergelegten Ergebnisse dieser Arbeiten umfassen fast dieselben Forschungsgebiete wie die in dem vorliegenden Heft auf Grund der Amsterdamer Arbeiten Betretenen. Vgl. Sitzgsber. Ges. Naturwiss. Marburg **1925** und das Referat von *Schenk* auf der Deutschen Sportärzte-Tagung 1925; erschienen Jena: Gustav Fischer 1926.

$47^3/_5$ Sekunden durchgeführte 400 m-Lauf schwemmt relativ wie insgesamt viel mehr Milchsäure mit dem Harn aus als der etwa 2 Stunden und 50 Min. währende Marathonlauf oder ein mit ungefähr fünfstündiger Anstrengung verknüpftes Straßenradrennen über 168,2 km. Hohe Werte zeigt der Harn auch nach dem 3000 m-Hürdenlaufen; besonders auffallend sind die Unterschiede in der Milchsäureausscheidung nach dem 5000 m- und nach dem 10000 m-Lauf.

Die bei den Teilnehmern an demselben Lauf zu erhebenden Befunde ähneln sich stets nur innerhalb weiter Grenzen. Zunächst, weil das Maß der *persönlichen Muskelbeanspruchung* bei jedem Wettkämpfer entsprechend seiner Willensstärke sowie seiner augenblicklichen seelischen und geistigen Verfassung ein anderes ist; die Leistungsgröße ist an sich nicht ganz so bedeutsam, weil sie z. B. infolge besonderer körperlicher Eignung, Übung oder hohen Trainingszustandes auch bei geringerer persönlicher Anstrengung die eines nicht geeigneten, ungeübten oder mangelhaft trainierten Gegners übertreffen kann. Jedoch kann ein kräftiger *Endspurt* auf jede Dauerleistung das Bild der Schnellkraftleistung aufpfropfen.

Die mitgeteilten Befunde enthalten jedoch nur Annäherungswerte ohne irgendeinen Anspruch auf vollkommene Wiedergabe des Stoffwechselbildes. Sie zeigen eine mit der zunehmenden Arbeitssäuerung des Körpers gleichlaufende Vermehrung des Milchsäureübertrittes in den Harn an. Die Sammlung der Harne erfolgte zwar i. A. erst ungefähr 20 Minuten nach der Leistung, weil zu dieser Zeit der Höhepunkt der Milchsäureausscheidung bereits sicher einige Zeit überschritten ist, doch verlangen *genaue* Untersuchungen mindestens die Sammlung des während der ganzen auf die Leistung folgenden Stunde gebildeten Harnes. Die nach kurzen Strecken zu findenden Milchsäurewerte erhöhen sich dadurch mitunter noch beträchtlich, weil der Blutmilchsäurespiegel nach ihnen noch 30—40 Minuten lang nennenswerte Erhöhungen — z. B. auf 30—40 mg% — zeigen kann. — Unsere Anfangswerte sind ferner stets zu hoch, weil die unmittelbar vor dem Wettkampf entnommenen Proben ja keineswegs nach völliger Körperruhe entleert wurden! — *Broers* zeigt nicht nur eine auffallende starke Milchsäureausscheidung, sondern auch die höchsten Werte für die anderen Säuren. Er hatte sich infolge schlechter Verfassung besonders stark angestrengt und zeigte eine deutliche Hämaturie.

Die bei den *Schwerkraft*übungen erhobenen Befunde sind nach dem bisher Gesagten verständlich. Beim *Gewichtheben* zeigt nur der zuletzt seine Übungen häufiger wiederholende und sehr erregte El Saied Mohamed Nosseir stärkere Milchsäureausscheidung, während der ruhigere und seltener übende Weltmeister im Schwergewicht Straßberger geringere Mengen ausscheidet. Der Blutmilchsäurespiegel wird nach unseren Erfahrungen bei derartigen Übungen nur verhältnismäßig wenig gesteigert, weil es sich hierbei um eine zwar große Spannungsenergie entfaltende, jedoch nur einmalige Fibrillenverkürzung handelt, neben wenig Milchsäure bildender *statischer* Arbeitsleistung (vgl. Tab. 2). Häufige — wenn auch schwächere — Muskelverkürzungen erzeugen bei

Tabelle 2. *Der Einfluß schwerer körperlicher Arbeit auf den Milchsäurespiegel des Blutes.*

1	2	3	4	5
Leistung	Ort und Dauer derselben	Zeitpunkt der Entnahme	Milchsäure in 100 g Gesamtblut mg	Bemerkungen
200 m-Lauf	Zeitlauf $23^2/_5$ Sek.	vorher	30,9	Bei derselben Person
		1 Min. nachher	81,6	
		6 „ „	103,5	
		21 „ „	60,6	
		35 „ „	31,2	
400 m-Lauf	Zeitlauf $49^6/_{10}$ Sek.	vorher	20,4	Bei derselben Person
		1 Min. nachher	78,6	
		3 „ „	132,6	
		9 „ „	143,0	
5000 m-Lauf	Olympia-Wettlauf 1924	3 Min. nachher	118,1	Verschiedene Läufer
		6 „ „	114,4	
		12 „ „	58,9	
10000 m-Lauf	Dauerlauf in 43 Min.	vorher	34,1	Bei derselben Person
		10 Min. nachher	104,4	
		70 „ „	63,34	
10000 m-Lauf	Dauerlauf in 41 Min.	vorher	36,53	Bei derselben Person
		10 Min. nachher	73,01	
		70 „ „	48,51	
42,2 km-Lauf	Marathonlauf 1925	3 Min. nachher	36,31	Verschiedene Läufer
		7 „ „	23,9	
		5 „ „	19,4	
		10 „ „	22,3	
210km-Radrennen	Straßenradrennen Ostern 1926 6 Std. 40 Min. bis 7 Std.	5 Min. nachher	45,5	Verschiedene Fahrer
		3 „ „	66,6	
		8 „ „	30,9	
		6 „ „	48,3	
Gewichtheben	Lebhaft 40 Min. mit 80 kg Berg-Hantel	vorher	23,5	
		2 Min. nachher	46,1	
Gewichtheben	desgl.	vorher	18,1	
		3 Min. nachher	51,4	
Gr.-röm. Ringkampf	35 Min. unter größt. Anstrengung	vorher	13,7	
		2 Min. nachher	18,9	
Gr.-röm. Ringkampf	desgl.	vorher	9,4	
		3 Min. nachher	41,4	

derselben Kilogrammeterleistung bedeutend größere Milchsäureansammlungen in Blut und Harn. Daher finden wir auch nach einem lebhaften *freien Ringkampf* (nicht nach griechisch-römischem) und nach dem *Boxen* an die Schnellaufwirkung erinnernde *hohe* Milchsäurewerte.

Die *Bestimmung* der Milchsäure erfolgte nach den von *Hirsch-Kaufmann* 1923 für die Milchsäurebestimmung im Blute gegebenen Vorschriften unter Benützung der von *Friedemann*, *Cotonio* und *Shaffer* 1927 beschriebenen Verbesserungen.

Der **Phosphorsäurehaushalt** ist mit demjenigen der Kohlehydrate auf das engste verknüpft. Zahlreiche Beobachtungen lehrten, daß der im Muskel zu beobachtende anaerobe Zuckerzerfall bis zur Milchsäure wie die Vergärung des Zuckers durch Hefe oder Bakterien nur nach seiner vorherigen Phosphorylierung möglich ist (*Meyerhof* 1921, *Harden* u. a.). Der so entstehende Kohlehydrat-Phosphorsäureester stellt anscheinend einen Ruhepunkt im Kohlehydratabbau dar. 1914 konnte ihn *Embden* im Muskelpreßsaft nachweisen. Er nannte ihn *Lactacidogen* und zeigte bald darauf eine schon im Frühstadium jeder Muskelverkürzung stattfindende Phosphorsäureabgabe. Bald zeigte sich auch die sofortige Wiederverwendung der frei gewordenen Phosphorsäure zur Kuppelung an Glykose und Bildung neuen Lactacidogens. Erst bei Ermüdung der Zelle und Schädigung ihrer Kolloide durch die sich allmählich anhäufenden Säuren läßt die Lactacidogenbildung nach; anorganische Phosphorsäure häuft sich jetzt an und tritt unter Begünstigung durch das gleichzeitige Durchlässigerwerden der Grenzschichten in die Umgebungsflüssigkeit über.

Neben dieser anorganischen Phosphorsäureverbindung und ihrer kohlehydrathaltigen Muttersubstanz (die nach *Lawaczek* etwa 1% des Blutzuckers entspricht) enthält der menschliche Körper große Mengen verschiedenartiger Phosphorsäurelipoid- und -eiweißverbindungen. Die Kenntnis dieser letzteren hat schon frühzeitig zur Beobachtung der Phosphorsäureausscheidung bei körperlicher Arbeit geführt. Und *Speck* fand auch schon im März 1858 an Arbeitstagen eine Zunahme der P_2O_5-Ausscheidung um 0,5—1,2 g; ein ähnliches Verhalten sah zur selben Zeit *L. Lehmann*. Ein Teil der späteren Forscher glaubte eine *Ab*nahme der Phosphorsäureausscheidung während mittelgroßer und schwerer Anstrengungen beobachtet zu haben, z. B. *Penzold*, *Hartmann* und *Harvard*. Derartige Beobachtungen müssen jedoch durch Untersuchungen auch der späteren Harnmengen ergänzt werden, da die Phosphorsäureausscheidung häufig erst in einigen Stunden den Höhepunkt erreicht, wie schon *Speck* beschrieb.

Im *Blute* fanden wir 1924 nach jeder Leistung eine deutliche Zunahme der — im Schenkfiltrat — säurelöslichen anorganischen Phosphorsäure, die nach *Embdens* Ansicht bei jeder Muskelverkürzung aus dem Lactacidogen abgespalten wird. Tab. 3 zeigt ihren Anstieg als Folge des Syntheseverlustes der ermüdeten Fibrillen und eines allmählichen Durchlässigerwerdens ihrer Grenzschichten, und aus Tab. 1 erkennen wir ihren vermehrten Übertritt in den Harn. Der *Gesamt*phosphorsäuregehalt des Blutes und insbesondere sein organisch gebundener Anteil nimmt infolge dieses Verlustes häufig etwas ab, wie ja auch eine *sehr* wichtige Gruppe von ihm, die Lipoidverbindung der Phosphorsäure bei jeder Arbeitsleistung zweifellos deutliche Schwankungen aufweist, wie Tab. 4 zeigt. Doch beträgt die in den Phosphatiden enthaltene Phosphorsäure nach unseren Untersuchungen nur etwa ein Fünfzehntel der Gesamtphosphorsäure des Blutes.

Die Größe der vermehrten Phosphorsäureausscheidung kann man jedoch aus derartig kurzfristigen Untersuchungen nicht erkennen, da, wie schon erwähnt, ein wesentlicher und im

Tabelle 3. *Der Einfluß schwerer sportlicher Wettkämpfe auf den Phosphorsäurehaushalt des Blutes.*

1	2	3	4	5	6	7	8	9	10	11	12	13
Datum	Name	Leistung	Zeitpunkt der Entnahme	Freie säurelösliche anorgan. H_3PO_4	Gesamte säurelösl. H_3OP_4	Gesamte H_3PO_4	Trockensubstanz	Freie säurelösliche anorgan. H_3PO_4	Gesamte säurelösl. H_3PO_4	Gesamte H_3PO_4	Freie säurelösliche anorgan. H_3PO_4	Gesamte säurelösl. H_3PO_4
				in 100 g frischen Blutes				in 100 g Trockensubstanz			in Proz. d. Ges. H_3PO_4	
1924				mg	mg	mg	g	mg	mg	mg	%	%
21. 7.	Rüther	1000 m Wettschwimmen	vorher	18,7	68,3	120,6	21,25	88,2	321,5	567,7	15,54	56,63
			10 Min. nachher	28,5	62,9	128,7	22,63	126,0	278,2	568,8	22,14	48,91
6. 8.	Wieners	5000 m Wettlauf	vorher	15,7	83,8	143,8	21,88	71,6	383,1	657,1	10,89	58,30
			3 Min. nachher	22,7	70,0	126,0	21,28	106,6	328,8	592,0	18,01	55,53
1. 8.	Naumann	1000 m Wettschwimmen	vorher	15,5	78,6	130,0	21,77	71,3	361,1	597,2	11,94	60,46
			5 Min. nachher	28,4	73,5	102,8	19,90	143,0	369,2	512,8	27,88	72,00
30. 7.	Girardet	1000 m Wettschwimmen	vorher	11,3	74,0	129,2	22,49	50,0	329,2	574,5	8,71	57,30
			8 Min. nachher	28,4	73,9	125,9	22,65	125,6	326,2	555,6	22,60	58,70
31. 7.	Heinze	300 m Wettschwimmen	vorher	13,4	91,6	110,6	21,82	61,4	419,9	506,8	12,12	82,86
			5 Min. nachher	20,2	71,0	112,7	24,27	83,3	463,3	464,6	17,94	62,99

Einzelfall gar nicht abschätzbarer Teil dieser Ausscheidungszunahme erst in *späterer* Zeit erfolgt. Auch fehlt uns jede Angabe über die vor der Leistung eingenommene Kost. Man kann nur sagen, daß der Prozentgehalt des Harnes z. B. schon während 10 Min. lang durchgeführtem anstrengenden Boxen von dem üblichen Mittelwert 0,1 auf 0,27 mg% ansteigen kann; daß man ähnliche Anstiege nach Mittelstreckenläufen wie nach dem Gewichtheben beobachtet, und daß der Marathonlauf wie Radrennen anscheinend *nicht* zu so starken Ausschwemmungen führen. Innerhalb 3 Stunden kommt hier nicht mehr Phosphorsäure zum Vorschein als während des vielfach kürzeren Boxkampfes ausgeschieden worden ist! Diese Zunahmen werden fast ganz allein von ihrem *an*organisch gebundenen Anteil bestritten.

Auffallend hohe Werte zeigt wieder der sehr erschöpfte Marathonläufer Broers.

Man darf jedoch *nicht* die gesamte Zunahme der anorganischen Phosphorsäure als Folge ihrer vermehrten Abspaltung aus dem Lactacidogen-Molekül und anderen Bindungen ansehen; dazu ist ihr Anstieg im Blute viel zu gering. Ihre so außerordentlich starke Zunahme im Harn ist vielmehr teilweise auch dadurch zu erklären, daß mit zunehmender Arbeitssäuerung des Körpers immer mehr zweibasische Phosphate der Gewebe und des Blutes ein Alkali-Ion zur Säurenabsättigung hergeben müssen, und dann als saure einbasische Salze „harnfähiger" werden, als sie es in zweibasischer Bindung waren! Wenn jetzt nur ein kleiner Teil der sonst mit dem Darminhalt ausgeschiedenen alkalischen, unlöslichen Phosphate löslich gemacht und in den Harn übergeführt wird, so kommen hierdurch wahrscheinlich *mindestens* ebenso große Schwankungen im Harn zustande, als durch die Abspaltung von Phosphat-Ionen aus ihren organischen Bindungen und Abgabe ihres augenblicklich nicht verwendbaren Teiles!

„Die Zunahme der Phosphorsäureausscheidung *scheint* in weiten Grenzen die Milchsäureausscheidung zu begleiten." Mehr darf man nicht sagen. Während die Werte der letzteren jedoch infolge schnellen Nachlassens ihrer Ausscheidung als ungefähres Maß für die Größe der Milchsäurebildung gelten können, lassen sich aus der Phosphorsäureausscheidung auch bei ganztägiger Beobachtung noch keine völlig zuverlässigen Schlüsse auf die Umsatzgröße dieser Säure ziehen!

Einen weiteren Hinweis kann man diesen Beobachtungen entnehmen. Da die oft nicht unbeträchtliche Zunahme der Phosphorsäureausscheidung allmählicher vor sich geht als der Milchsäureanstieg, scheint sie weniger Einfluß auf die Erhöhung der allgemeinen Nierendurchlässigkeit zu haben als letzterer. Dafür spricht auch schon die größere Natürlichkeit ihrer Ausscheidung.

Die Bestimmung der Phosphorsäure geschah im Blute gravimetrisch nach den Angaben von *Embden*, im Harn colorimetrisch nach *Bell* und *Doisy* unter Befolgung der von *Pinkussen* gegebenen Ratschläge.

Ähnlich verhält es sich mit der **Schwefelsäure**. Es lag während der Herrschaft der Liebigschen Theorie vom Eiweißumsatz als Quelle der Muskelkraft besonders nahe, den schon lange als Bestandteil des Eiweißmoleküls bekannten Schwefel als Gradmesser für den Eiweißumsatz bei der Arbeit zu benutzen. Die ersten arbeitsphysiologischen Untersuchungen konnten daher schon eine Zunahme der Ausscheidung schwefelsaurer Verbindungen nach sehr anstrengenden Leistungen mitteilen; z. B. *Simon* und *C. G. Lehmann* sowie *H. Hoffmann* im Jahre 1842. *L. Lehmann* bestätigte diesen Befund im Jahre 1858, und gleichzeitig konnte ein so aufmerksamer Beobachter wie *Carl Speck* schon bestimmte Einzelheiten dieser vermehrten Schwefelsäureausscheidung mitteilen. Ein anstrengender Arbeitsnachmittag erhöhte die Ausscheidung schwefelsaurer Salze um etwa 0,3 g, der ganze Arbeitstag um 0,5—1,0 g. Stets zeigte sich eine sehr ausgedehnte Dauer der vermehrten S-Ausscheidung; erst in den auf die Arbeit folgenden Stunden, oft auch erst während der folgenden Nacht zeigte die Ausscheidungsvermehrung ihre deutlichste Steigerung. Bei stickstoffreicher Nahrung war der Arbeitseinfluß viel stärker als bei N-armer.

Mit Erkennung der großen Bedeutung der Kohlehydrate für die Verkürzung und Kraftentfaltung der Fibrillen begann man nicht nur den Anteil der Eiweißkörper an diesem Vorgang allzu sehr zu vernachlässigen, sondern schenkte auch — aus leicht begreiflichen Gründen — der Ausscheidung schwefelsäurehaltiger Verbindungen keine Aufmerksamkeit mehr. Unsere eigenen, teilweise in Abb. 1 niedergelegten Untersuchungsbefunde lassen jedoch die Schwefelsäure als einen *äußerst wertvollen Anzeiger* der Größe des Eiweißumsatzes bei einer Arbeitsleistung erkennen! Wir sehen zwar schon während des Boxens den Prozentschwefelsäuregehalt des Harnes deutlich zunehmen, beobachten jedoch einen weit größeren Gehalt des Harnes an diesem Körper nach dem Marathonlauf. Die höchsten relativen und absoluten Werte fanden wir nach dem etwa fünfstündigen Straßenradrennen.

Die mit größter Spannungsentwicklung einhergehenden Schnellkraftübungen pflegen in der Regel in krassem Gegensatz zu ihrer außerordentlich großen Milchsäureausscheidung den Gehalt des Harnes an Schwefelsäure nicht wesentlich, vielleicht auf das zwei- bis höchstens dreifache zu steigern; dahingegen schwemmen die Dauerleistungen nur etwa das Doppelte der vor ihnen gefundenen Milchsäuremengen aus und erhöhen den Schwefelsäuregehalt des Harnes auf das drei- bis vierfache, ja vielleicht noch bedeutend mehr. Diese Steigerung betrifft in der Hauptsache die *an*organisch gebundene Schwefelsäure, ihr organisch gebundener Teil steigt weniger an. — Der Gehalt des Harnes an *Gesamtschwefel* zeigt meist ähnliche, jedoch größere Schwankungen als diejenigen seiner Säuren.

Von den Gewichthebern scheidet zwar der lebhafte und aufgeregte Mittelgewichtsmeister Nosseir die meiste Milchsäure aus, der ruhigere und viel massigere Schwergewichtsmeister Bamberger jedoch bedeutend mehr Schwefelsäuren. Denn ihr Wert hängt nicht von der *Zahl* der Fibrillenverkürzungen, sondern von der *Masse* des hierbei angegriffenen Eiweißes ab.

Der Schnellauf verbraucht ebenso wie der freie Ringkampf eine große Menge Explosionsstoff, spaltet soviel höhere Kohlehydrate, daß der Harn z. B. nach der Leistung 250 mg% Milchsäure enthält (eine etwa zwölfmalige Steigerung der während des Ganges zum Start ausgeschiedenen Mengen). Den Eiweißbestand der Fibrillen greift er zunächst wenig an, die Schwefelsäureausscheidung wird nicht wesentlich erhöht. Allmählich erst zeigen die durch immer wiederkehrende Milieuänderungen zur Verkürzung gezwungenen Eiweißkörper einen deutlich meßbaren Abbau: ihr Schwefelanteil wird ausgebrochen, oxydiert und erscheint im Harn. Vielleicht sind bestimmte Schwefelverbindungen hierbei besonders leicht hinfällig, denn wir können seit den Untersuchungen von *Fleitmann* (1847) und von *O. Nasse* (1870) lockere und feste Bindungsformen des Schwefels im Eiweißmolekül unterscheiden.

In diesem Zusammenhange ist der stets höher liegende Wert für *Gesamtschwefel* im Harn bemerkenswert. Er umfaßt auch die bei der Bestimmung der Gesamtschwefelsäure noch nicht erfaßten höheren Schwefeleiweißverbindungen (Cysteine verschiedener Art) und zeigt daher insgesamt noch größere Schwankungen bei der Arbeit als die anderen beiden Werte.

Sulfatschwefelsäure und Gesamtschwefelsäure wurde nach den Angaben von *Rosenheim* und *Drummond* als Benzidinsulfat bestimmt, der Gesamtschwefel des enteiweißten Harnes nach Oxydation mit Benedictschem Reagens als Bariumsulfat gewogen.

Leicht verständlich ist das ganz erhebliche Überwiegen der Schwankungen im Bestand der *an*organischen Schwefelsäure; die organisch gebundene zeigte ebenso wie der Gesamtschwefel an sich geringeren Zuwachs, doch deutet die auch bei ihnen oft zu beobachtende Zunahme auf den Übertritt *höherer* molekularer, schwefelhaltiger Eiweißabkömmlinge in den Arbeitsharn hin. Ein derartiger Befund ist uns nicht neu: bereits 1924 konnten unsere Mitarbeiter *Kutscher* und *Flössner* eine sehr deutliche Vermehrung der Ausscheidung von l-Phenylalanin sowie von wichtigen Zell*kern*bestandteilen, insbesondere von Adenin und von Methylguanidin mit dem Arbeitsharn nachweisen. Die Gesamtmenge der Purinkörper war nach Mittel- und Langstreckenläufen auf etwa das Dreifache erhöht, diejenige des Adenins allein auf den 60fachen Wert! Methylguanidin hatte um das 6fache zugenommen. Diese letzten Erscheinungen haben eine ganz besondere Bedeutung. Sie sagen aus, daß die Zeit oder auch die Sauerstoffzufuhr nicht zur gänzlichen Aufarbeitung der während der gehäuften Fibrillenverkürzung vermehrt angegriffenen Eiweißkörper ausgereicht hat, und daß daher neben den *End*körpern des Eiweißstoffwechsels auch *höhere* Verbindungen, Bestandteile der Zellkerne wie des schwefelhaltigen Zelleibes sich bis zur Überschreitung ihrer Nierenschwelle im Blute angehäuft haben. Wir haben hierin ein Gegenstück für den Übertritt von Milchsäure und noch höheren Spaltungskörpern der Kohlehydratreihe in den Arbeitsharn vor uns.

Man könnte diese Ausscheidungen natürlich auch als Folge einer herabgesetzten Nierenschwelle ansehen. Doch treten sie gerade bei denjenigen Leistungen besonders reichlich auf, die den Durchtritt anderer Plasmabestandteile am wenigsten gestatten: bei *Dauer*leistungen mit meist nur geringer Ausscheidung von Eiweiß und Formbestandteilen des Blutplasmas.

Zwei wichtige Folgerungen müssen wir aus unseren früheren und jetzigen Schwefelsäurebefunden ziehen: Die Beobachtung der Ausscheidung anorganischer Schwefelsäure zeigt eine Zunahme des Eiweißumsatzes anscheinend *früher* und *genauer* an als das Verfolgen der Stickstoff- oder der Harnstoffwerte, und das Verhalten der gepaarten Schwefelsäure und des Gesamtschwefels gibt uns einen wertvollen Hinweis auf den Grad des Übertretens *höher* molekularer Eiweißverbindungen in den Harn. Gewisse Schwefelmengen können auch aus dem Lipoidstoffwechsel herrühren, doch dürfte ihr Anteil gering und bei dieser Besprechung zunächst unwesentlich sein.

Die Zunahme der anorganischen Schwefelsäure ist besonders leicht verständlich; denn eine freiwerdende Schwefelsäure ist bedeutend „harnfähiger“ als der zurückbleibende immer noch große Eiweißmolekülrest (wie wir auch aus Fütterungsversuchen wissen), und ein großer Teil des letzteren entgeht bei N-Bestimmungen außerdem seiner Erfassung durch Ausfällung bei der stets notwendigen Enteiweißung des Arbeitsharnes. Und bis zum Harnstoff ist es nach der Abgabe der Schwefelsäure aus dem Eiweißmolekül noch ein weiter Abbau- und Aufbauweg.

2. Teil.

Das Verhältnis von C : N im Arbeitsharn und der Sauerstoffbedarf bei seiner Verbrennung. — Chlorwerte.

Die genaue Betrachtung der Tab. 1 zeigt in Stab 4 einen für manchen Beobachter vielleicht ganz unerwarteten Befund: die mit der Kupfersulfatprobe nachgewiesene **Zucker**ausscheidung bei 5 der 24 untersuchten Wettkämpfer. Dieses Verhältnis ist auch für den erfahrenen Sportphysiologen auffallend hoch und weist auf eine ganz besonders starke Erhöhung des Blutzuckerspiegels bei diesen Leistungen hin. Wir kennen

Tabelle 4. *Der Einfluß angestrengter körperlicher Arbeit auf den Eiweiß-, Zucker-, Fett- und Phosphatidgehalt des menschlichen Blutplasmas.*

(Zu beachten ist, daß die Vorversuche *nicht* Nüchtern- oder Ruhewerte angeben, sondern Befunde in *auf dem Stadion* entnommenen Blutproben, demnach durch Nahrungsaufnahme und körperliche Tätigkeit bereits beeinflußt sind.)

1	2	3	4	5	6	7
Name	Leistung	Zeitverhältnis	Blutzucker	Gesamt-Eiweiß	Gesamt-Fett	Phosphatide (als P_2O_5)
			in 100 ccm Blutplasma			
			mg	mg	mg	mg
Müller . . .	1200 m-Lauf	vorher	100	9082,5	371,4	7,29
		sofort nachher	221	9432,5	293,8	—
		60 Min. nachher	185	8190	240,8	9,64
Bäcker . .	1500 m-Lauf	vorher	118	9065	318,3	2,15
		sofort nachher	243	8522,5	269,3	5,68
		60 Min. nachher	178	6594	248,9	3,00
Heimbockel	400 m-Lauf	vorher	93	7210	344,8	6,03
		sofort nachher	129	9975	191,8	6,54
		60 Min. nachher	107	8452,5	293,8	3,21
Heider . . .	desgl.	vorher	170	8190	327	7,97
		sofort nachher	234	8977	330	4,46
		60 Min. nachher	146	8365	261	3,90
Weil	300 m-Lauf	vorher	138	7227,5	217	10,72
		5 Min. nachher	197	8715	286	14,77
		70 Min. nachher	143	7035	279	14,10
Heinz . . .	10000 m-Lauf	vorher	112	7700	314,3	6,30
		10 Min. nachher	98	8793,8	362,9	9,56
		60 Min. nachher	103	7537,5	159,2	7,33
Wolf . . .	desgl.	vorher	135	6125	261,2	—
		5 Min. nachher	93	8050	348,4	—
Dinkler . .	desgl.	vorher	186	5337	318,4	4,29
		5 Min. nachher	142	7481	355	10,00
Betz	desgl.	vorher	181	4287,5	122,4	9,48
		sofort nachher	109	6481,3	176,1	15,21
Zimmermann	desgl.	vorher	107	5075	187,3	—
		sofort nachher	132	7000	159,2	—
Fritsch . .	desgl.	vorher	121	5726,3	179,2	—
		10 Min. nachher	183	8012,5	236,7	—
		60 Min. nachher	94	6662,5	114,3	—

diese Erscheinung seit ihrer Beschreibung durch *Kienböck* im Jahre 1902 und durch *Cannon* im Jahre 1911. Ihre Ursache könnte ein sehr starker Übertritt des sich bei ihrer Verkürzung in den Fibrillen bildenden Zuckers (von *O. Meissner* 1861 zuerst festgestellt) in das Blut sein, doch haben wir dabei wohl in weit höherem Maße an eine durch Erregung der vegetativen Leitstellen im Zwischenhirn und der sympathischen Nervenendigungen in den Leberzellen verursachte Zuckerausschüttung aus der Leber zu denken. Sowohl die starken *Willens*impulse wie die außerordentliche *seelische* Erregung kommen hierfür in Betracht. Den Einfluß der letzteren kennen wir von der Examenglykosurie her (*Smillie, Malmiwirta* u. a.), und sehen in der von *Cannon* und von *Schenk* beobachteten Zuckerausscheidung bei zuschauenden Fußball-*Ersatz*spielern und bei Torwächtern seine praktische Folge.

Tab. 4 zeigt so manchen *Blutzucker*wert über 200 mg% nach den verschiedenartigsten Leistungen. Diese deutliche Überschreitung der Nierenschwelle weist auf eine beträchtliche Arbeitshyperglykämie als Ursache der Glykosurie hin, doch finden wir diese mitunter auch nach mit deutlicher Erniedrigung des Blutzuckerspiegels einhergehenden Dauerleistungen wie z. B. nach Marathonläufen. Die Hauptmenge dieser kupferreduzierenden Substanz dürfte wohl Glykose sein, doch müssen wir noch mehr als bei der Beurteilung von Blutzuckerwerten an die Mitwirkung anderer Substanzen denken, die schon dem Ruheharn eine gewisse Reduktionsfähigkeit verleihen können (*Hélier* 1899).

Tab. 5 zeigt auch in den vielen zuckerfreien Harnen auffallend hohe **Kohlenstoff**werte und ihre deutliche Zunahme während der Leistung. Wir wissen, daß im Ruhezustand der weitaus größte Teil des Kohlenstoffes in Gestalt von Kohlensäure unsern Körper verläßt; man rechnet mit etwa 270 g Kohlensäureabgabe durch die Lunge und Verlust von 10—12 g Kohlenstoff mit dem Harn in 24 Stunden. Je schlechter die Kohlehydrate verwertet werden, je mehr Zwischenkörper des Eiweiß- oder Fettstoffwechsels mit dem Harn verloren gehen, desto höher steigt sein Kohlenstoffgehalt.

Neben der eben erwähnten Zuckerausscheidung kommen die im ersten Teil erwähnten großen *Milchsäure*mengen für die Erhöhung der C-Werte bei der Arbeitsleistung in erster Linie in Frage. Sodann nach früheren Untersuchungen von uns sicher *Acetaldehyd* und *Äthylalkohol*. Ebenso wahrscheinlich die ganze übrige Reihe der *Zwischenkohlehydrate*.

Das Auftreten besonders hoher Kohlenstoffwerte bei den mit verhältnismäßig guter Kohlehydratverwertung einhergehenden Dauerleistungen zwingt jedoch auch an die *Eiweiß*zwischenkörper als Ursache vermehrter C-Ausscheidung zu denken. Schon im Ruhezustande besteht ja nur ein Drittel des Harn-C aus Nichtproteinen, da bei weitem nicht alle Eiweißkörper zu Kohlensäure, Wasser und Harnstoff verbrannt werden, sondern ein Teil von ihnen mit noch ziemlich großem Kohlenstoffgehalt in den Harn übertritt. Man denke nur an die Ausscheidung von Harnsäure, Kreatinin, Oxyproteinsäuren (die 40% C enthalten). Die am gleichzeitigen Ansteigen des **Harnstickstoff**wertes erkennbare Zunahme an Körpern dieser Reihe macht sich daher trotz ihres N-Gehaltes am Ansteigen des von *Minkowski* 1893 zuerst bestimmten *Kohlenstoffquotienten* C : N bemerkbar. Er ist beim Harnstoff gleich 0,43;

Tabelle 5. *Der Einfluß körperlicher Arbeit auf den Kohlenstoff- und Stickstoffgehalt des Harnes, sowie auf den Sauerstoffbedarf bei seiner vollständigen Verbrennung und auf seinen Oxydationsquotienten.* Die Kursivzahlen geben die Werte *vor* der Leistung an.

1	2	8	4	5	6	7	8	9	10	11	12	18	14	15
Name	Leistung	Harnmenge	Zucker	Eiweiß	Chlor		Stickstoff		Sauerstoffbedarf des Harnes bei seiner Verbrennung		Kohlenstoff		N : Vakat-O	C : N
		ccm			mg%	mg-abs.	mg%	mg-abs.	mg-O_2-%	mg-O_2-abs.	mg%	mg-abs.		
Ser. Martin .	800 m-Lauf	49	–	++	613,5	300,8	1286,0	630,1	1680	823	955,5	468,4	0,766	0,74
Duquesne . . .	3000 m-Hürden	120	–	+	524,8	630	986,3	1183,2	1465,5	1759,2	1262,3	1514,4	0,672	1,05
Magnusson . .	5000 m-Lauf	110	–	+	453,89	499,4	890,7	980	1381,8	1520	914,5	1006,5	0,64	1,03
Klaasse	„	14	+	+	787,6	100,2	922,3	129,1	1395,4	195,2	1128	157,9	0,66	1,22
Eklöff	„	19	–	+	510,6	97,1	980	186,2	823,9	156,6	694,3	132	1,19	0,71
Johnston . . .	„	110	–	+	340,5	375	672	739	722,2	794,2	549,2	604	0,93	0,82
Constable . . .	10000 m-Lauf	100	++	+	836,8	836,8	862,4	862,4	1282,4	1282,4	925,3	925,3	0,65	1,11
Girault	Marathon-Lauf *a*	*50*	–	–	*340,5*	*170,3*	*814,8*	*407,4*	*724,8*	*362,5*	*1002,8*	*501,4*	*1,12*	*1,23*
	p	41	–	–	503,5	205,4	1043,0	427,6	1332,2	546,2	1987	814,7	0,78	1,905
Frick	desgl. *a*	*80*	–	–	*468,7*	*375,2*	*763,6*	*611,2*	*886,4*	*709,1*	*819,2*	*655,2*	*0,86*	*1,07*
	p	65	–	–	537,6	350	851,2	553,3	1581,5	1028	1174,8	764	0,54	1,38
Miljon	10 Min. Boxen *a*	*34*	–	–	*978,7*	*333*	*728*	*247,5*	*759*	*258,1*	*797,4*	*271*	*0,96*	*1,09*
	p	90	–	+ (schwach)	723,4	651	707,6	636,3	1089,6	981	788,7	710	0,65	1,12
Lorrain	15 Min. freier Ringkampf	95	–	–	510,6	485,4	716	680,2	667,8	634,6	535,1	508,3	1,07	0,75
Alfonsetti . . .	Radrennen 168,4 km	115	–	–	583	670,5	1056	1214,4	1440	1661	1201,1	1381,2	0,73	1,14
Jörgensen . .	desgl.	132	–	–	652,5	862	1120	1478,4	1646,8	2174	1636	2160	0,68	1,46

höhere Eiweißkörper enthalten verhältnismäßig mehr C als N und wir finden daher bei dem oben erwähnten Adenin C : N = 0,855, bei Phenylalanin sogar 7,694.

Der Anstieg dieses Wertes von 1,23 auf 1,905 während des Marathonlaufes von *Girault* dürfte daher zum großen Teil der Zunahme der höheren Eiweißspaltkörper im Leistungsharn zuzuschreiben sein. Beim Boxen beobachten wir keine nennenswerte Zunahme dieses Quotienten; der N-Gehalt des Harnes hat — wahrscheinlich infolge Übertrittes größerer Mengen in den sehr reichlich gebildeten Schweiß — sichtbar abgenommen, eine etwaige Harnstoffvermehrung wird meist erst in späteren Stunden deutlich, so daß die vorhandene leichte Erhöhung des Quotienten nur durch vermehrten Kohlehydratgehalt des Harnes hervorgerufen zu sein *scheint*.

Daß dieses zutrifft, erkennen wir bei *Bestimmung des Sauerstoffbedarfes* des Harnes bei seiner völligen Verbrennung, der in diesem Falle als einziger Wert erheblich steigt. Hierbei können wir gleichzeitig feststellen, ob der Kohlenstoff eines Harnes vor seiner Verwendung zur N-Ausscheidung genügend ausgenutzt wurde oder noch energetisch verwertbar ist. Harnsäure enthält z. B. viel C im Verhältnis zu N (C : N = 1,072), verbraucht jedoch bei seiner Oxydation nur sehr wenig Sauerstoff (für jedes Molekül nur drei Moleküle O), während die höheren Eiweißkörper, wie Adenin, Methylguanidin, Phenylalanin neben großem C-Gehalt einen sehr hohen Sauerstoffbedarf haben, weil ihr Kohlenstoff nur sehr wenig ausgenutzt ist. Der „Vakatsauerstoff" eines Harnes wird also *auch* durch seinen Gehalt an höheren Eiweißkörpern wesentlich beeinflußt.

100 ccm Tagesharn brauchen i. A. 300—500, selten bis 700 mg O bei ihrer vollständigen Verbrennung, und der nach sportlicher Arbeit zu beobachtende Anstieg auf 1400, ja 1700 mg zeigt den großen Energieverlust mit dem Harn zu dieser Zeit. Da die Kurzstreckenleistungen hohen O-Bedarf bei niedrigem C : N-Wert bewirken, muß bei ihnen der Kohlehydratverlust überwiegen, während sein mäßigerer Anstieg bei hohem C : N während der länger dauernden Leistungen auf eine größere Beteiligung höherer E-Körper an diesem Energieverlust hinweist.

Dies zeigt noch deutlicher der „*Oxydationsquotient*" N : O eines Harnes. Er sinkt um so mehr, je größer — neben den Kohlehydraten und Fettabkömmlingen — die Beimischung höherer, noch nicht „harnreifer" Eiweißkörper ist, weil diese höheren Körper im Verhältnis mehr C, und zwar mehr ungenügend verwerteten C als N enthalten. Daher sehen wir ihn während des Marathonlaufes wie beim Boxen, wie bei jeder anderen schweren körperlichen Arbeit deutlich abnehmen.

Unsere Werte sagen demnach folgendes aus:

1. Der *Kohlenstoff*-Gehalt eines Harnes steigt während körperlicher Arbeit; z. B. bis um 900 mg C für je 100 ccm Harn. Dies kann durch vermehrte Ausscheidung von Körpern aller 3 Stoffreihen bedingt sein.

2. Der *Stickstoff*-Gehalt steigt gleichfalls, und zeigt besonders bei den langdauernden Leistungen hohe Werte. Diese können durch Zunahme des Endstoffes Harnstoff wie auch höherer Zwischenkörper bedingt sein.

3. Der *Wert C:N* wird größer und steigt bei langdauernden Leistungen bis auf 1,38—1,46, ja 1,905. Dies spricht für eine größere Beimengung höherer E-Körper, denn Harnstoff hat einen Quotienten von 0,431, würde ihn also senken (Harnstoff-Vermehrungen sind aus leicht erklärlichen Gründen meist auch erst in späteren Stunden zu beobachten.)

4. Der *Sauerstoffbedarf des Harnes* steigt während der Arbeit an: höhere Zwischenkörper aller 3 Reihen (Eiweiß, Fette, Kohlehydrate) sind vermehrt ausgeschieden worden und können noch weiter verbrannt werden. Bei kurzdauernden Leistungen scheinen hieran mehr die Kohlehydrate, bei langdauernden die Eiweißkörper — und in noch gänzlich unbekannter Weise vielleicht auch die Fette — beteiligt zu sein.

5. Das Verhältnis *Stickstoffgehalt:Sauerstoffbedarf* wird kleiner. Dies verursachen N-freie Zwischenkörper, insbesondere Milchsäure und höhere Eiweißkörper, z. B. Aminosäuren und Aminopurine, die verhältnismäßig viel unoxydierten Kohlenstoff enthalten. N:Vakat-O beträgt bei der Harnsäure 1,167, beim Adenin 0,875 und beim Phenylalanin nur noch 0,044. Da der Sauerstoffbedarf mehr gestiegen ist als der N-Wert, mußte das Verhältnis N:O-Bedarf kleiner werden.

Nebenbei sei bemerkt, daß die Verschiedenheit der Werte C:N *vor* den Leistungen auf die verschiedene Ernährung und Bewegung der Untersuchten vor der Harnentleerung zurückzuführen sein dürfte.

Die Zahl der hier aufgeführten Untersuchungen ist klein. Sie können nur als Beispiel dienen, und ziehen ihre Beweiskraft aus zahlreichen bei anderen Gelegenheiten erhobenen Befunden mit *demselben* Ergebnis. Näheres hierüber wie über alle diese Fragen in der demnächst bei Gustav Fischer-Jena erscheinenden „Angewandten Physiologie" von *Paul Schenk*.

Zur Durchführung dieser Bestimmungen wurden sämtliche Harne mit Phosphor-Wolframsäure enteiweißt, und dann die mit P-W-Säure nicht fällbaren Kohlenstoffmengen des kohlensäurefreien Harnes nach den Angaben von *Mancini* und von *Stepp* bestimmt. Der Gesamt-C dieser Harne ist leider wegen ihrer häufigen Eiweißbeimengung nicht festzustellen. — Ein Teil des Filtrates diente der Bestimmung seines Vakatsauerstoffes nach *Helmuth Müller* mit Hilfe von jodidfreiem Kaliumjodat und konzentrierter Schwefelsäure. — Der Stickstoffgehalt des Harnes wurde mit Hilfe eines Mikro-Kjeldahl-Verfahrens festgestellt.

3. Teil.
Einige Beobachtungen über die Rolle der Fette beim Arbeitsstoffwechsel.

Verschiedentlich wurde bei diesen Besprechungen die Möglichkeit einer Beteiligung von **Fett**substanzen an der veränderten Harnzusammensetzung erwähnt. Dieser Gedanke rührt sofort an uns seit den ersten Tagen der Arbeitsphysiologie bewegenden Fragen. Wir erinnern uns der Herrschaft der Liebigschen Theorie von der alleinigen Bedeutung des *Eiweiß*umsatzes für die arbeitleistende Fibrillenverkürzung. Wir erinnern uns der Erschütterung dieser Ansicht durch die Feststellung fehlender oder auffallend geringer Harnstoffvermehrung bei der Arbeit durch *Mosler, Draper, Speck, Fick* und *Wislicenus*, sowie insbesondere durch die Gasstoffwechselversuche von *Speck* und von *Edward Smith*. Diese letzteren beiden entdeckten die wichtige Rolle der *Kohlehydrate* bei der Muskeltätigkeit. Ihre Umsatzsteigerung trat derart in den Vordergrund, daß man die Frage nach einem entsprechenden Vorgang im Eiweißkörperhaushalt in zunehmendem Maße vernachlässigte, trotzdem ihm der Münchener Physiologe *Carl Voit* immer wieder die wichtigste Rolle zuwies.

Infolge des geringen Ergebnisses der Eiweißbeobachtungen wandte man sich der Suche nach anderen Ursachen der Fibrillenverkürzung zu. Das Ergebnis der sich hieraus entwickelnden Arbeitsrichtung waren die wichtigen Arbeiten von *Hill, Meyerhof* und *Embden*, die uns die untrennbare Verbundenheit des Auftretens von durch Zuckerspaltung entstandener Milchsäure und von Phosphorsäure mit dem arbeitleistenden Verkürzungsvorgang lehrten. Doch wiesen die neueren Bluntuntersuchungen wieder auf einen auch sichtbaren Eiweißumsatz wenigstens bei *ermüdender* Arbeit hin. Planmäßige Reststickstoffbestimmungen zeigten uns immer wieder seine einwandfrei feststellbare Erhöhung bei längeren Übungen, und die Untersuchung des Arbeitsharnes gab uns die bereits geschilderten Ergänzungen.

Über die Rolle der *Fette* beim Arbeitsumsatz schwebte völlige Unklarheit. Man vermutete sie zwar als Energielieferer neben den Kohlehydraten, konnte aber zunächst noch keine Vorstellung über die Art ihres Eingreifens gewinnen. *Zuntz* glaubte zunächst auf Grund der Arbeiten *Heinemanns*, daß sie unverändert als Calorienlieferer eintreten können, und gab nur sehr zögernd die von *Chauveau* 1887 betonte Möglichkeit oder sogar Notwendigkeit ihrer vorherigen Umwandlung in Kohlehydrate zu. Nicht schwierig war es, die Umwandlung des Glycerinanteiles der Neutralfette in Kohlehydrate anzunehmen; die hier führenden Versuche von *Graham Lusk* wurden in jüngster Zeit von *Okumura, Calvo Criado und Kojima* ziemlich weitgehend gesichert. Schwieriger ist schon eine Umwandlung der Fett*säuren* in Kohlehydratkörper zu verstehen; die hierfür sprechende Annahme *Minkowskis* (1893) hat bisher nur in *Geelmuyden* einen — allerdings sehr energischen — Vertreter gefunden.

Die dringend erwünschte Klärung dieser Fragen konnten nur Blut- und Harnuntersuchungen an arbeitenden Lebewesen bringen, da Gasstoffwechselversuche zu summarische Ergebnisse liefern. Den ersten Hinweis auf diese Möglichkeit finden wir bereits bei *Bogdanow;* er fand schon im Jahre 1896 in den Muskelfibrillen „schwer ausziehbare Fette, die bei der Arbeit verbraucht wurden". Erst 30 Jahre später beobachtete *Grigaut* eine Zunahme im Fettgehalt des venösen Muskelblutes nach Reizung seines peripheren Nerven. Im vorigen Jahre fand dann *Patterson* eine Vermehrung des Blutfettes durch Arbeit am Fahrradergometer um 21—42%.

Unsere eigenen — in Tab. 4 auszugsweise wiedergegebenen — Untersuchungen ließen uns schon seit geraumer Zeit keinen Zweifel an einer *ganz wesentlichen* Beteiligung der Fette am Arbeitsumsatz. Bei kurzdauernden schweren Anstrengungen führt die Leber anscheinend nicht nur den Muskeln große Zuckermengen zu, sondern entnimmt dem Blute auch das zu ihrer Neubildung dringend benötigte Fett. Vielleicht tun es auch die arbeitenden Fibrillen selbst, denn sie enthalten ja auch fettspaltendes Lipaseferment. Man sieht daher bei derartigen Leistungen nicht nur den *Zucker*spiegel des Blutes stark *ansteigen,* sondern gleichzeitig seinen *Gesamtfett*gehalt meist *sinken.* — Ist das Kohlehydratangebot infolge zu geringen Vorrates oder zu langdauernder Arbeit erschöpft, so wird Depotfett in stärkerem Maße beansprucht; man sieht daher *zu Zeiten eines erniedrigten Blutzuckerspiegels,* insbesondere also bei Dauerleistungen meist eine deutliche *Vermehrung der* kreisenden *Fettmengen.*

Nicht immer liegen die Verhältnisse so klar, wie auch einige der mitgeteilten Beobachtungen zeigen. Die Größe des peripheren Verbrauches und die Möglichkeit seiner Deckung unterliegt zu vielen uns heute noch nicht erkenntlichen Einflüssen. Dazu kommen außerordentlich zahlreiche und meist *viel* zu wenig beachtete Einflüsse auf das Ergebnis unserer Analysen, deren nicht geringster das ständige *Schwanken der Blutkonzentration* an sich ist. Die in Stab 5 aufgeführten, gleichlaufend angefertigten Eiweißbestimmungen zeigen das außerordentlich lebhafte Schwanken des Eiweißkolloidgehaltes des Blutes bei der Durchströmung der arbeitenden Muskel. Der im Gebiet unserer Haargefäße ständig vor sich gehende, äußerst lebhafte Säfteaustausch kann bald durch Abstrom einer eiweißarmen Flüssigkeit in die arbeitende Muskulatur zur *Bluteindickung* führen (fast bei jeder kurzdauernden Anstrengung zu beobachten), bald durch Aufnahme derselben aus den Geweben den Eiweißgehalt des Blutes ganz erheblich mindern. Man beobachtet letzteres als Nachentwicklung kurzdauernder schwerer Anstrengungen, wie auch schon während langdauernden leichteren Arbeiten. Örtliche Verhältnisse, wie der gesamte Wasserhaushalt des Körpers und die Einflüsse der Umgebung (Temperatur, relative Luftfeuchtigkeit) sind hier neben Leistungsart und Leistungsgröße von Wichtigkeit.

Nähere Beobachtungen der einzelnen „Transportformen" der Fette im Körper haben uns bis jetzt schon ziemlich einwandfrei eine ganz wesentliche Beteiligung der *Lipoide* am Arbeitsstoffwechsel gezeigt, insbesondere ihrer Phosphatide und des Cholesterins.

Die Phosphatide nehmen fast stets im Blute zu; um die Hälfte des Ausgangswertes, oder sie verdoppeln sich sogar. Bei kurzdauernder schwerer Anstrengung verschwinden sie jedoch mitunter auch teilweise aus dem kreisenden Blute. Wir wissen, daß sie infolge ihres Gehaltes an ungesättigten Fettsäuren und an Glycerin sehr empfindlich für Sauerstoff sind, und daß bei ihrer Spaltung nicht nur diese Calorienlieferer aus ihnen frei werden, sondern auch die für die Lactacidogenbildung dringend benötigte Phosphorsäure.

Auch das *Cholesterin* zeigt im Plasma nennenswerte Schwankungen, und zwar als bemerkenswerteste Tatsache fast stets eine deutliche Zunahme des *freien* Cholesterins (Tab. 6); ein Zeichen lebhafter Spaltungsvorgänge, die, wie wir wissen, mit dem Fettabbau in enger Beziehung stehen. Auch hat es vielleicht schon an sich Bedeutung für unsere Leistungsgröße; fand doch *Seel* vor einiger Zeit eine deutliche Verstärkung der Hubhöhe des isolierten ermüdeten Froschherzens durch Cholesterinzusatz.

Auch der *Glycerin*gehalt des Blutes nimmt bei der Arbeit deutlich zu, wie *Schenk* schon früher beschrieben hat.

Tabelle 6. *Der Einfluß langdauernder körperlicher Arbeit auf den Cholesterin-Gehalt des Blutplasmas.*

1	2	3	4	5	6
Name	Leistung	Zeitverhältnis dazu	Cholesterin frei in 100 ccm Blutplasma mg	Cholesterin in Esterform in 100 ccm Blutplasma mg	Cholesterin gesamt in 100 ccm Blutplasma mg
Jürges	10000 m-Lauf	vorher	31,4	96,4	127,8
		5 Min. nachher	63,3	94,9	158,2
Zimmermann .	desgl.	vorher	41,4	89,2	130,6
		3 Min. nachher	68,6	98,7	167,3
Voegt	desgl.	vorher	38,9	65,2	104,1
		10 Min. nachher	57,4	98,2	155,2
		70 „ „	44,7	86,7	131,5
Lotz	desgl.	vorher	24,3	107,4	131,8
		10 Min. nachher	59,3	86,5	145,8
Dauer	desgl.	vorher	40,8	93,1	134,0
		10 Min. nachher	66,1	81,7	147,8
		70 „ „	56,4	86,5	142,9
v. Dobschütz . .	desgl.	vorher	38,9	82,7	121,6
		10 Min. nachher	29,2	75,8	105,0
		90 „ „	53,5	86,5	140,2

Nach diesen Erfahrungen lag eine Beobachtung der *Fettausscheidung* mit dem Arbeitsharn nahe. Die bisher mitgeteilten Untersuchungen haben nur sehr wenige hierher gehörige Stoffe nachweisen können. *Mörner* fand als erster hochmolekulare Fettsäuren im Harn Gesunder; *Hybinette* und *Kakiuchi* stellten davon im Liter 16—25 mg fest, die hauptsächlich aus Benzoesäure bestanden. *Hahn* fand bis zu 2,5 mg Lipoide im Liter Harn, meist jedoch gar keine, *Grunke* 1 mg% Cholesterin. *Gardner* etwa 0,2 mg%, und in jüngst mitgeteilten Untersuchungen von *Faerber* erwies sich der Harn gesunder Kinder als völlig fettfrei.

Bei unseren Amsterdamer Untersuchungen betrug der *Gesamtfettgehalt* des Harnes herumgehender Sportsleute meist etwa nur 1 mg für je 100 ccm. Selten fand sich etwas mehr, wahrscheinlich als Folge vorheriger körperlicher Übungen. Durch die Leistung nahm

Tabelle 7. *Der Einfluß schwerer körperlicher Arbeit auf den Fettgehalt des menschlichen Harnes.*

(Die Kursiv-Zahlen bezeichnen die Werte *vor* der Leistung.)

1	2		3	4	5	6	7	8
Name	Leistung		Harnmenge ccm	Zucker	Eiweiß	Gesamt-Fett mg%	Gesamt-Fett mg.-abs.	Bemerkungen
Keller	800 m-Lauf		50	—	++	27,14	13,57	
Wichmann .	1500 m-Lauf		40	—	++	16,45	6,58	
Zeegers . . .	„		42	—	+	22,57	9,48	
Magnusson .	5000 m-Lauf		110	—	+	13,22	14,54	
Smith	„		120	—	+	11,11	13,33	
Beddari. . .	„		100	—	+	16,04	16,04	
Lindgren . .	„		28	—	+	6,12	1,71	
Ritola. . . .	10000 m-Lauf		95	—	—	10,86	10,32	
Nurmi . . .	„		110	+	—	15,51	17,06	Sieger
El Ouafi . .	Marathonlauf	*a*	*100*	—	—	*0,69*	*0,69*	Sieger
		p	80	—	+	9,18	7,34	
Frick	„	*a*	*80*	—	—	*3,06*	*2,45*	
		p	65	— (schwach)	—	22,57	14,7	
Tsudo	„	*a*	*100*	+	—	*1,10*	*1,1*	
		p	120	+	—	15,55	18,7	
G. Tell . . .	„	*a*	*150*	—	—	*3,83*	*5,7*	
		p	80	—	+	19.39	15,5	
Wanderer. .	„	*p*	90	—	+	19,71	17,74	
Lowagie . .	168 km-Radfahren		250	—	—	13,10	32,7	
Bonvehi . .	„		200	—	—	20,78	41,5	
Pistulla . . .	10 Min.-Boxen	*a*	*52*	—	—	*1,83*	*0,95*	
		p	90	—	++	13,18	11,86	

er stets ganz beträchtlich zu, mitunter bis zu 20 und gar 25 mg%, wie Tab. 7 zeigt.

Diese Werte sind Summenwerte; umschließen Neutralfette, Cholesterin, Cholesterinester, Phosphatide wie Fettsäuren. Genauere Analysen müssen folgen. Vorläufig haben auch sie fast nur theoretischen Wert, da sie nichts über die Herkunft dieser Körper aussagen. Ihr Erscheinen oder Zunahme kann Folge eines erhöhten Blutspiegels wie vermehrter Nierendurchlässigkeit sein, bei ihrer geringen Menge vielleicht auch weitgehend aus den säuregeschädigten Nierenzellen stammen (man beobachtet gar oft verfettete Zylinder im Arbeitsharn), doch dürfte die weitere Beobachtung ihres nach unseren bisherigen Ergebnissen im Einklang mit den Blutbefunden stehenden Verhaltens unsere Kenntnis auf diesem fast noch gänzlich unerforschten Gebiete vielleicht sehr fruchtbringend erweitern.

Zur Erläuterung unserer Arbeitsweise sei kurz gesagt: der *Blutzucker* wurde nach den Angaben von *Hagedorn-Jensen* bestimmt. Zur *Fett*bestimmung wurde das Plasma mit konzentrierter Salzsäure vorbehandelt, dann das Fett *mindestens* 15—20 Minuten lang mit Äther ausgezogen (nicht nur wie üblich 3—5 Minuten), dieser gewaschen und verdampft. Im Rückstand wurde das Fett mittelst Chromsäuretitration bestimmt. Dies Verfahren gibt zweifellos zu geringe Werte und ist sehr verbesserungsbedürftig. Bedeutend vollständigere Auszüge liefert das von uns zur *Cholesterin*-Bestimmung angewandte Verfahren: Isolierung des Cholesterins und seiner Ester durch Behandeln mit 2proz. NaHO und mehrere Tage lang durchgeführtem Ausschütteln mit Äther nach *Flex*. Oder Ätherextraktion mit Hilfe eines zur Extraktion flüssiger Stoffe besonders gut geeigneten Apparates. Verarbeitung des Rückstandes nach *Windaus*. Ebenso erfolgte die Ätherextraktion des Blutes zur späteren gravimetrischen Bestimmung der *Phosphatide* (nach *Embden*) viele Stunden lang im Soxleth.

4. Teil.

Schluß.

Alle geschilderten Ergebnisse unserer Amsterdamer Arbeiten stellen nur *Augenblicksbilder* dar. Es fehlen ihnen oft die notwendigsten Ergänzungen aus der Vorzeit und aus dem späteren Verhalten des Stoffwechsels. Die äußeren Umstände müssen diese Lückenhaftigkeit entschuldigen; denn die Untersuchungen mußten an schonungsbedürftigen Menschen an einem ihrer schwersten Tage vorgenommen werden. Stellen unmittelbare Ergebnisse des Kampfes um die *Welt*meisterschaft dar! — Wir mußten daher zu ihrem Verständnis Ergebnisse unserer früheren Untersuchungen heranziehen, die infolge geringerer Leistungswertung und günstigerer anderer Umstände planmäßiger durchgeführt werden konnten.

In diesem Rahmen hat unsere von *allen* Seiten äußerst wohlwollend und sehr verständnisvoll unterstützte Arbeit uns manchen wertvollen, wenn auch zunächst nur kleinen Einblick in die Vorgänge bei schwerer körperlicher, insbesondere sportlicher Arbeit in uns gewinnen lassen. Wir verdanken ihn im wesentlichen der Einladung des Organisators der wissenschaftlichen Untersuchungen bei der Amsterdamer Olympiade, Herrn Professor *Dr. F. J. J. Buytendyk-Groningen.*

Ergänzende Veröffentlichungen des Verfassers.

Verhandlungen d. Deutsch. Ärztebundes z. Förd. d. Leibesübungen, Tag. Bonn 1925; Jena: Gustav Fischer 1926; Münch. med. Wschr. **1925**, Nr. 48 und 49; **1928**, Nr. 46; Med. Klin. **1926**, Nr. 17 und 18; Veröffentlichungen a. d. G. d. Heeres-San.-Wesens **1928**, H. 83, Berlin: A. Hirschwald 1929; Verhandl. d. 37., 38., 39. und 41. Kongr. f. inn. Med. Wiesbaden; Marburger Sitzungsber. **63**, Heft 9, Berlin: Otto Elsner. **1928**; Z. exper. Med. **67**, S. 1 (1929).

III. Das Herz.

(Aus der Herzstation Wien [Leiter: Hofrat Dr. *H. H. Meyer* und Prof. Dr. *Emil Zak*].)

Die Herzgrößenschwankungen, speziell die deminutio cordis, unmittelbar nach sportlichen Leistungen.

Von
Doz. Dr. **Felix Deutsch**, Wien.

Es ist eine bekannte und von vielen Autoren überprüfte Tatsache, daß das Herz nach länger dauernden sportlichen Anstrengungen sich vergrößern kann. Dieses Faktum hat früher vielfach Anlaß zu Besorgnissen für die daran „leidenden“ Sportler gegeben, da man annahm, daß diese Vergrößerung einen krankhaften Zustand darstellt. Die Untersuchungen der letzten Zeit haben aber ergeben, daß diesem Zustand des Herzens keineswegs immer eine üble Bedeutung beizumessen sei, daß es sich hier vielmehr, in der Überzahl der Fälle, um einen reversiblen Zustand handelt, d. h., daß das Herz nach einer länger dauernden Schonung wieder auf seine ursprüngliche normale Größe zurückzugehen pflegt. Über die Vorgänge, die dieser Herzveränderung zugrundeliegen, ist man noch nicht durchaus einig, doch hat man jedenfalls Grund, diese Größenveränderung als wertvollen, diagnostischen Faktor für die Beurteilung der Funktionstüchtigkeit des Herzens anzusehen. Wenn im Verlaufe einer sportlichen Tätigkeit das Herz an Größe zunimmt, ohne daß es beim Aussetzen des Trainings durch eine entsprechend lange Zeit auf die ursprüngliche Größe zurückgeht, so ist man berechtigt, eine Schädigung oder zumindest eine Veränderung des Herzmuskels anzunehmen, die eine weitere sportliche Betätigung als nicht zuträglich erscheinen lassen muß. Der Meinungsstreit, ob es sich dabei um eine Dilatation oder um eine Hypertrophie oder mit Hypertrophie verbundene Dilatation handelt, ist noch nicht beendet (*Herxheimer, Deutsch, Rantmann*).

Wie dem auch sei, das Maßproblem ist ein führender diagnostischer Faktor für die Beurteilung des Herzens von Sportsleuten geworden.

Ohne diese Anschauungsweise als die einzig mögliche, oder auch nur wünschenswerte anzusehen, schien es doch von Wichtigkeit, auch jene Reaktionen des Herzens maßanalytisch zu untersuchen, die als Folgezustand akuter sportlicher Anstrengung einzutreten pflegen.

Nach Einsicht in die bis dahin vorliegende Literatur kann man feststellen, daß die Auffassung über den akuten Einfluß sportlicher Betätigung auf das Herz noch immer eine geteilte ist. Bereits in unserer seinerzeitigen Arbeit über „Sport und Herz" (*Deutsch* und *Kauf*) beabsichtigten wir uns diesem Problem zuzuwenden, mußten uns aber schließlich auf die Frage über den Einfluß chronischer Sporttätigkeit auf das Herz beschränken und uns die Beschäftigung mit dem ebenso interessanten Problem der Herzgrößenveränderung *unmittelbar* nach sportlichen Leistungen für jene Gelegenheit vorbehalten, in der genügend geeignetes Beobachtungsmaterial zur Verfügung stehen würde.

Diese ergab sich in ausgedehntem Maße anläßlich der Amsterdamer Olympiade dank der ausgezeichneten Anlage und Einrichtung des Sportlaboratoriums im Amsterdamer Stadion und dank der vorzüglichen Organisation durch Herrn Prof. *Buytendijk*.

Die zentrale Lage der Untersuchungsstation ermöglichte es, die im Stadion Kämpfenden sofort vom Kampfplatz weg ins Laboratorium zu dirigieren, so daß keine Erholungspause zwischen Kampfende und Untersuchungsbeginn eingeschaltet war, wenigstens soweit es sich um Leichtathletikkonkurrenzen handelte. Da das Schwimmstadion sowie die Gebäude für den Box- und Ringkampf, für Schwerathletik- und Fechten abgesondert lagen, konnten die Sportsleute aus diesen Gruppen zur Untersuchung nicht herangezogen werden. Diese Beschränkung engte die Problemstellung insoweit ein, als — bis auf einige Ausnahmen — nur der Einfluß dynamischer Arbeit auf das Herz geprüft werden konnte, während der Einfluß statischer Arbeit unberücksichtigt bleiben mußte.

Was nun die Methodik der Größenbestimmung des Herzens betrifft, so erschien uns die Telephotographie für den vorgesehenen Zweck, nämlich rasch und möglichst ohne Erholungsintervall das Herz in Form und Größe zu erfassen, am zweckmäßigsten, wenn auch die Orthodiagraphie wegen der Schärfe der Grenzenbestimmung unleugbare Vorteile bietet. Die Momentaufnahmen wurden mit dem Klinoskop der Siemens-Reiniger-Veifa Ges. vorgenommen, bei einer Expositionszeit von 3 Sekunden und zwar in Atemstillstand in starker Inspirationsstellung, um 1. die Vergleichsaufnahmen bei möglichst gleichem Zwerchfellstand zu erzielen, 2. um die Herzspitze sichtbar zu machen. Eine große Zahl von Fällen wurde nicht nur stehend, sondern auch liegend vor und nach dem Kampfe aufgenommen, wobei die Fokusdistanz bei der Untersuchung in liegender Stellung auf 1 m herabgesetzt werden mußte. Verglichen wurden demzufolge jeweilig nur die Bilder aus der liegenden bzw. aus der stehenden Position untereinander. Die Aufnahmen konnten dadurch eine besondere Verwertung und wertvolle Ergänzung erfahren als von allen Untersuchungspersonen — neben anderen Untersuchungen — Größe, Gewicht, Puls, Blutdruck und Thoraxbreite bestimmt und der spirometrische Befund erhoben wurde.

Geht man die Untersuchungsergebnisse und Erklärungsversuche der Autoren von 1902 bis in die jüngste Zeit durch, die mittels Röntgenaufnahmen die Größenreaktion des Herzens während und unmittelbar nach akuter Anstrengung erfolgten, so muß man feststellen, daß weder in den Resultaten noch in deren Deutung eine vollkommene Übereinstimmung besteht.

Hoffmann hat 1902 33 Herzen vor und nach Anstrengung (Radfahrer usw.) untersucht und nie eine wesentliche Veränderung des Herzschattens gefunden. Im gleichen Jahre kam auch *Moritz* zu einer Ablehnung einer akuten Herzerweiterung nach Anstrengung. 1 Jahr später glaubte *de la Camp* festgestellt zu haben, daß das gesunde Herz auf Arbeit nicht mit Vergrößerung reagiert und daß nur das kranke Herz auf Anstrengung mit Dilatation antworten kann. *Smith* sah gelegentlich der olympischen Spiele in Athen 1906 zu gleicher Zeit bei verschiedenen Individuen Dilatationen bzw. Verkleinerungen, letztere aber nur bei den Leistungsunfähigen. Bestätigungen dieser Auffassung erbrachten *Lenhoff* und *Levy-Dorn* 1905 bei Ringern und Radfahrern, *Mendl* und *Selig* 1907/1908 bei 2 Ringkämpfern und *Bingel* bei Fechtern. *Lenhoff* und *Levy-Dorn* sowie *Mendl* und *Selig* sahen in je einem Falle sogar eine geringe Verkleinerung des Herzschattens eintreten. 1 Jahr nachher (1907) behaupteten *Kienböck*, *Selig* und *Beck*, daß nicht Herzvergrößerung, sondern im Gegenteil Herzverkleinerung die normale Reaktion des akut angestrengten Herzens sei. Zu diesem Ergebnis gelangten sie durch Untersuchungen bei einem Wettschwimmen, bei dem sie unter 11 Teilnehmern 10mal unmittelbar nach dem Wettkampfe deutlich Verkleinerung des orthodiagraphischen Bildes beobachteten. 1 Jahr später hat dann auch *Dietlen* und *Moritz* bei 19 Radfahrern nach einer Fernfahrt bei der Mehrzahl der Fälle die gleichen Erscheinungen wahrgenommen. *Moritz* hat darauf 1908 gezeigt, daß Verkleinerung des Herzens auch bei geringer Muskeltätigkeit eintreten kann. Er sah diese Veränderung beim Heben der Beine, einmal sogar beim bloßen Pfeifen eintreten. Er meinte damals, daß besonders pathologisch verbreiterte Herzen eine Verringerung ihrer Größe nach Arbeit erfahren. Das Experiment *Moritzs*[1] wurde von *d'Agostini* mit demselben Erfolge wiederholt. Auch *Raab* (1909) hat nach körperlicher Anstrengung (20 Kniebeugen) Verkleinerung des Herzschattens festgestellt. Weitere Beobachtungen in diesem Sinne stammen von *Jundell* und *Sjögren* bei Marathonläufern, Radfahrern, Ringern und 1500 m-Läufern. *Katz* und *Leyhoff* kamen auf Grund ihrer an Ringkämpfern gewonnenen Erfahrung zum Schluß, daß Herzverkleinerung die normale Reaktion auf einmalige exzessive Muskelleistung darstellt. *Lipschitz* teilte 1912 als Ergebnis der Untersuchungen aus dem Nicolaischen Sportlaboratorium mit, daß von 65 Läufern 43—66% eine Verkleinerung, 18—30% eine Vergrößerung und 4 ein Gleichbleiben der Herzfigur nach dem Wettlauf zeigten. *Albu* fand bei 3 Ringern nach einem 10 Minuten dauerndem Kampf eine Vergrößerung, bei 5 eine Verkleinerung und bei einem keine Veränderung des Herzens. *Boigey* wiederum stellte 1921 fest, daß nach anstrengender Arbeit, welche mehr als 15 Minuten andauert, eine Verbreiterung des Herzens sich einstellt und er meinte, daß die Vergrößerungen des Herzens nach größerer, die Verkleinerungen nach kleinerer Anstrengung auftreten.

Bordet 1923 glaubte im Gegensatz zu allen anderen, daß überhaupt keine Veränderung in der Größe des Herzens nach Arbeit auftrete. Auch nach den Röntgenuntersuchungen von *Bruns* und *Roemer* schien eine besonders große Zunahme des Herzens bei anstrengender Arbeit nicht einzutreten. Zu den Untersuchern, die in der allerjüngsten Zeit sich mit dem Problem der Herzveränderung nach der Arbeit beschäftigten, gehören *Rautmann Ackermann* und *Kauf*. *Rautmann* fand bei 15 Läufern im Alter von 15—20 Jahren nach einem Laufe von 1500—2500 m nur in einem Fall eine Herzvergrößerung, bei allen anderen eine deutliche Verkleinerung des Herzschattens. Dieser Läufer, der eine Herzvergrößerung nach dem Laufe zeigte, kollabierte vor der 2. Untersuchung. *Ackermann* machte seine Beobachtung beim deutschen Marathonlauf 1925 und stellte fest, daß unter 26 Läufern 18mal eine Verkleinerung des Herzens, 6mal eine Vergrößerung und 2mal keine Veränderung eintrat. Die stärkste Vergrößerung war 1,3 cm, die stärkste Verkleinerung 1,5 cm. Bei der Vergrößerung war die rechte Transversale fast durchwegs stärker betroffen als die linke, während von der Verkleinerung beide Teile gleichmäßig betroffen waren. Von 7 Läufern, die den Lauf wegen körperlicher Ermüdung aufgeben mußten, zeigten 6 eine Vergrößerung des Herzens.

Kauf erwähnte in einem Vortrage 1927, er habe bei Ringern nach dem Kampf eine deutliche Verkleinerung des Herzens orthodiagraphisch nachweisen können. *David* schließlich nimmt in seinem Bericht über die Frankfurter Arbeiterolympiade 1927, die Herzverkleinerung nach sportlicher Anstrengung scheinbar als die einzig mögliche Reaktion des Herzens an.

Es wurde nun von verschiedenen Seiten der Einwand erhoben, daß alle diese Untersuchungen dadurch unvollständig und nicht beweiskräftig seien, weil sie nicht während, sondern nach Arbeit vor sich gegangen sind. Denn mit dem Aussetzen der Arbeit kehrt das Herz sehr schnell zu seiner ursprünglichen Größe zurück; nach *Nicolai* und *Zuntz* in 3—4 Minuten. Sie untersuchten 4 Personen, welche in der Tretmühle arbeiteten und machten die Aufnahmen während der Arbeit, ohne daß diese unterbrochen wurde. Sie fanden ein geringes Ansteigen im Transversaldurchmesser während der Arbeit (3 mm) und eine etwas stärkere Abnahme einige Sekunden nach Aufhören der Arbeit. Die Arbeitsleistung war aber eine sehr geringe. *Eppinger* meinte, es wäre überhaupt nicht einzusehen, warum das Herz bei der Anstrengung sich nicht verbreitern solle. Das Gegenteil widerspreche allen physiologischen Voraussetzungen.

Bruns (1921) berichtet über 46 Personen, deren Arbeit darin bestand, daß sie vor dem Röntgenschirm in aufrechter Stellung ein Bein abwechselnd streckten und beugten, bis sie ermüdeten. Nach Arbeitsschluß wurde der Herzschatten noch 5 Minuten weiter beobachtet. Während der Arbeit war der Herzschatten in 15% dauernd größer, in 25% dauernd kleiner als in der Ruhelage. In 60% schwankte er zwischen Vergrößerung und Verkleinerung hin und her. Der Blutdruck war durchschnittlich um 10—40 mm Hg und der Puls um 10—15 Schläge erhöht. Nach der Arbeit war der Herzschatten in 75% kleiner als vor der Arbeit. Größer war er in 7% der Fälle, wechselnd in der Größe in 18%. Die Pulsfrequenz war während der Verkleinerung in $^4/_5$ Fällen wieder annähernd zur Ruhelage abgesunken.

Eppinger, der sich ebenfalls mit dieser Frage befaßte (1927), hatte in den röntgenologischen Beobachtungsapparat ein Fahrradergometer eingebaut und bei möglichst gleicher Atemstellung der Untersuchten vor und während der Arbeit Momentaufnahmen gemacht. Er konnte sowohl bei Herzgesunden als auch bei Herzfehlern meist gar keine oder nur geringe Unterschiede in der Herzgröße feststellen. Jedoch war die Arbeitsleistung seiner Vpn. eine äußerst mäßige.

Die letzten Bearbeitungen dieses Problemes stammen von *McCrea*, *Eyster* und *Meek* (1928). Schon vorher, 1922, hatten diese Autoren über 17 Fälle berichtet, die sie untersucht hatten, während diese ein 2 kg-Gewicht mehrmals stemmten. Es wurde in 7 Fällen eine Verkleinerung, in 10 Fällen eine Vergrößerung angetroffen. Diesmal ließen sie 11 Männer und 8 Frauen, teils trainierte, teils untrainierte, am Fahrradergometer verschieden lang arbeiten. Während einer kurzen Periode von Schwerarbeit war im allgemeinen eine Tendenz zu einer Herzgrößenzunahme vorhanden. Während einer länger dauernden Schwerarbeitsleistung war hingegen eine bedeutende Vergrößerung des Herzens zu sehen.

Überschaut man alle innerhalb der letzten 26 Jahre gemachten Untersuchungen, so muß man feststellen, daß erstaunlicherweise eine klare Antwort, wie also eigentlich die Reaktion des Herzens auf körperliche Arbeit ist, ob eine Verkleinerung oder eine Vergrößerung oder bald das eine, bald das andere, noch weniger aber warum die Ungleichartigkeit des Verhaltens eintritt, noch nicht eindeutig gegeben ist.

Rein theoretisch kämen folgende Vorgänge, die sich während der Arbeit abspielen dürften und die zu einer Herzverkleinerung unter den *gegebenen* Bedingungen führen sollten, in Betracht:

1. Vermehrung der Schlagzahl, wodurch das Herz weniger Zeit hat sich diastolisch zu füllen.
2. Verminderter Zufluß aus der Peripherie durch Erweiterung des Gefäßgebietes der arbeitenden Muskulatur.
3. CO_2-Mangel bzw. -verarmung des Blutes, infolgedessen Liegenbleiben des Blutes in den Depots und geringeres Zuströmen zum Herzen.
4. Lähmung des Splanchnicusgebietes.
5. Bluteindickung bzw. Erhöhung der Viscosität.
6. Drucksenkung.
7. Verkleinerung der zirkulierenden Blutmenge.
8. Verringerung der venösen Zufuhr zum Herzen bei gleichzeitiger vermehrter Schlagfolge.
9. Erhöhung des Herztonus, so daß das Herz bei der Diastole nicht mehr so vollkommen erschlafft.
10. Vermehrung der systolisch abströmenden Blutmenge.
11. Sinken des Venendruckes.
12. Gefäßkollaps.
13. Abnahme des systolischen Rückstandes des Herzens.

Mehrere der hier angeführten Voraussetzungen, die eine Herzverkleinerung im Gefolge haben müßten, ergeben sich von selbst; so unter anderem die Tatsache der Erweiterung des Gefäßgebietes in der arbeitenden Muskulatur; andere werden im folgenden gesondert besprochen werden.

Kehren wir nun zur Behauptung zurück, daß der Unterschied in den bisherigen Ergebnissen darauf beruhe, daß bald *nach*, bald *während* der Arbeit untersucht wurde. Es scheint uns, daß diese Annahme nur als stichhältig angesehen werden kann, wenn die Arbeitsleistung eine sehr geringe und kurzdauernde war, z. B. wenn nur experimentelle Arbeitsleistungen gefordert wurden, bei denen der Ermüdungseintritt von der Untersuchungsperson selbst angegeben wurde, Arbeiten, die also in keinem Vergleich zu jenen Anstrengungen zu setzen sind, die bei einem Wettkampf gefordert werden, wo mit dem Einsetzen aller psychischen und physischen Kräfte körperliche Arbeit geleistet wird. Im ersten Falle kann man sich gewiß vorstellen, daß eine etwaige Reaktion des Herzens während der Arbeit so passager wäre, daß sie fast gleichzeitig mit dem Aussetzen derselben vorüberginge. Keineswegs aber wäre dies nach einer Kraftleistung vorstellbar, wie sie der Marathonlauf darstellt. Gegen eine derartige Auffassung sprechen alle physiologischen Vorgänge, die wir als Resultat am Herzgefäßapparat kennen. Wissen wir doch z. B., daß der Erholungsvorgang im Stoffwechsel, der zwar schon *während* der Arbeit einsetzt, *nach* der Arbeit noch geraume Zeit in Anspruch nimmt, und sich am Herzen wird ausdrücken müssen (*Lindhard*, *Eppinger*).

Es erscheint daher für uns kein Unterschied darin zu bestehen, ob das Herz während oder unmittelbar nach einer Arbeitsleistung untersucht wird, wenn nur die Arbeitsleistung genügend anstrengend und von genügender Dauer gewesen ist.

Daher muß die Versuchsanordnung, wie sie in Amsterdam gelegentlich der olympischen Spiele gegeben war, wo die Läufer nach dem Kampfe sozusagen mit dem letzten Schritt vor den Röntgenschirm kamen als geeignet für die Untersuchung der Frage angesehen werden, welches die Reaktion des Herzens auf akute dynamische Kraftleistung ist. Unter den gegebenen Versuchsbedingungen fällt also der Unterschied zwischen „*während*" und „*nach*" fort, weil zur Zeit der Untersuchung die Arbeit gerade zu Ende und die Erholung noch nicht begonnen hatte.

Mit einem Wort muß das Untersuchungsmaterial noch gestreift werden. Es setzte sich aus ganz besonders qualifizierten, langjährigen Kampfsportlern zusammen, deren Herztüchtigkeit sich nicht nur bei vielen Kämpfen erwiesen hatte, sondern die zur Zeit der Untersuchung im schärfsten Training standen. Diese Tatsache verdient deshalb festgehalten zu werden, weil sie eine besondere Einstellung des Herzens in bezug auf Form und Funktion voraussetzen läßt. Das Herz im Trainingszustand ist nämlich grundsätzlich anders zu werten als außerhalb desselben, nicht nur was seine Leistungsfähigkeit, sondern vor allem, was die Art seiner Tonuseinstellung betrifft d. h. das Herz befindet sich unter den erwähnten Umständen in einem Spannungszustand, der gleichzeitig die *Folge* überwundener gehäufter Arbeitsleistungen, die von ausreichender Erholung unterbrochen waren, als auch die Vorbereitung auf neue darstellt. Herzen, bei denen nämlich Arbeit, Erholungsvorgang und Ruhe häufig hintereinander gewechselt haben, also Trainings- oder „Saisonherzen" sind zwar absolut keineswegs als zu groß anzusehen, jedoch relativ d. h. was ihre Sollgröße betrifft, die bei der vorhandenen Körpergröße, Gewicht und Brustumfang zu erwarten wäre. Die Sollgröße des Herzens kann nämlich aus der Beziehung zu Körpergröße, Körpergewicht, Thoraxbreite und Alter der Untersuchungsperson errechnet werden. Nimmt man die von *Kauf* und *mir* für die einzelnen Sportzweige erhobenen Durchschnittswerte als Grundlage und vergleicht sie mit den Herzmaßen der Olympioniken, so ergibt sich die merkwürdige Tatsache, daß sämtliche Herzen bis auf wenige Ausnahmen bei weitem zu große Maße aufwiesen. Will man diese Befunde, bei diesen auf der Höhe ihrer Leistungsfähigkeit stehenden Athleten richtig würdigen, dann darf man keineswegs annehmen, daß es sich hier um „Sportherzen" in dem gewöhnlichen Sinne handelt, sondern um vorübergehende Anpassungseinstellungen des Herzens. Das ist ein dem Erfahrenen bekanntes und immer wieder anzutreffendes Phänomen.

So ergeben die Herzkontrollen von an der *Herzstation in Wien* durch Jahre dauernd in Beobachtung stehenden Sportsleuten mit einer gewissen Regelmäßigkeit in der Sportsaison „größere“ Maße als in der „toten“ Saison.

Tabelle 1.

Fall	Sollgröße der Herztransversale nach *Deutsch* und *Kauf*	Vorhandene Herztransversale vor dem Kampf	Größendifferenz
1	11,7	13,8	+ 2,1
2	11,6	14,8	+ 3,2
3	11,8	13,9	+ 2,1
4	11,9	12,7	+ 1,8
5	11,5	13,2	+ 1,7
6	11,9	13,7	+ 1,8
7	12,0	13,3	+ 1,3
8	11,7	11,8	+ 0,1
9	11,5	13,4	+ 1,9
10	11,7	13,9	+ 2,2
11	12,0	14,4	+ 2,4
12	11,9	17,2	+ 5,1
13	12,2	16,0	+ 3,8
14	12,1	14,2	+ 2,1
15	11,6	13,0	+ 1,4
16	11,6	13,0	+ 1,4
17	11,9	14,6	+ 2,7
18	11,6	14,0	+ 2,4
19	11,9	13,3	+ 1,4
20	11,9	11,0	— 0,9
21	12,3	13,9	+ 1,6
22	11,4	12,5	+ 1,1
23	11,9	14,4	+ 2,5
24	11,9	12,8	+ 0,9
25	11,4	15,2	+ 3,8
26	12,2	13,7	+ 1,5
27	12,0	11,2	— 0,8
28	11,7	13,6	+ 1,9
29	11,8	13,2	+ 1,4
30	12,3	14,8	+ 2,5
31	11,5	13,8	+ 2,3
32	11,7	14,0	+ 2,3

Wie aus der Tab. 1 ersichtlich ist, zeigen alle hier angeführten Herztransversalen bis auf Fall 20 und 27 eine Vergrößerung von 0,1—5,1 cm, im Mittel um 2,1 cm gegenüber der Sollgröße. Besonders auffallend ist die ganz enorme Verbreiterung des Herzens im Fall 12. Es handelt sich um einen 27jährigen Argentinier von 1,76 cm Größe, 71 kg Gewicht, der seit 10 Jahren im Sportkampf stand. Sein Herz zeigte unter allen die größte Abweichung von der Sollgröße. Von diesem Herzen hätte man eigentlich alles eher als eine Befähigung zu einer Dauerleistung erwarten können, wie sie der Marathonlauf darstellt. Gegen alle klinische Erwartung wurde der Sportsmann zweiter in diesem Wettkampf und noch dazu in der allerbesten Kondition.

Schon daraus ergibt sich, daß die nachgewiesene Vergrößerung zumindest nicht einem krankhaften Dauerzustand entsprochen haben konnte, sondern einer Anpassungsdilatation im früher erwähnten Sinne.

Die Untersuchung ging nun so vor sich, daß sie wohl am Ende der sportlichen Leistung stattfand, jedoch so ohne Intervall, daß die erhobenen Befunde fast identisch sein mußten mit den Vorgängen am Herzen, während des Kampfes. Da nun, wie vorweggenommen werden soll, in 99% der untersuchten Fälle, wie aus der späteren Tab. 3 hervorgeht, der unter dem Einsatz aller Kräfte vor sich gehende Wettkampf zu einer Verkleinerung des Herzens führte, muß angenommen werden, daß diese noch vor dem Ende desselben vorhanden gewesen ist. Diese Annahme steht durchaus nicht in Widerspruch zu den von anderen Untersuchern *während* einer dosierten Arbeitsleistung erhobenen Befunden. Der Zustand, der als Herzverkleinerung sich schließlich präsentiert, wäre demnach so aufzufassen, daß das in den experimentellen Versuchen nachgewiesene anfängliche Hin- und Herschwanken zwischen Erweiterung und Verengerung immer länger dauert, daß jede Einzelphase immer mehr Zeit beansprucht, d. h. daß die vorher raschen Aufeinanderfolgen dieser beiden Phasen gleichsam wie mit einer Zeitlupe aufgenommen, zerteilt werden. So imponiert dann jede einzelne Phase als ein Zustandsbild, das erst nach einiger Zeit dem anderen Platz macht. Das Pendeln zwischen Erweiterung und Verengerung wäre dann nur ein Spiegelbild zwischen der Anstrengung und dem Erholungsversuch des Organismus.

Tabelle 2.

<table>
<tr><th rowspan="3">Nr.</th><th rowspan="3">Sollgröße</th><th colspan="4">Herztransversale</th></tr>
<tr><th rowspan="2">vor dem 400 m-Lauf</th><th rowspan="2">nach dem 400 m-Lauf</th><th colspan="2">2 Tage später</th></tr>
<tr><th>vor dem 800 m-Lauf</th><th>nach dem 800 m-Lauf</th></tr>
<tr><td>1</td><td>12,1</td><td>14,2</td><td>11,8</td><td>13,8</td><td>12,1</td></tr>
</table>

Tabelle 2a.

<table>
<tr><th rowspan="3">Nr.</th><th rowspan="3">Sollgröße</th><th colspan="6">Herztransversale</th></tr>
<tr><th rowspan="2">vor dem 5000 m-Lauf</th><th rowspan="2">nach dem 5000 m-Lauf</th><th colspan="2">nach 8 Tagen</th><th colspan="2">Nach 7 Tagen</th></tr>
<tr><th>vor dem 10000 m-Lauf</th><th>nach dem 10000 m-Lauf</th><th>vor dem Marathon-Lauf</th><th>Nach dem Marathon-Lauf</th></tr>
<tr><td>2</td><td>11,6</td><td>13,0</td><td>12,5</td><td>13,2</td><td>12,2</td><td>13,4</td><td>12,3</td></tr>
</table>

Wie sehr diese Annahme zu Recht besteht, läßt sich erstens dadurch beweisen, daß eben die Verkleinerung des Herzens während der Erholungsphase noch längere Zeit andauert und dann immer wieder von einer Erweiterung abgelöst wird.

Wir sehen in Tab. 2, daß das Herz nach der Erholung sich immer wieder erweitert, und zwar annähernd bis auf seine ursprüngliche Größe. Aus diesen beiden Beispielen geht noch außerdem deutlich hervor, daß die Verkleinerung des Herzens keineswegs in Parallele zur Größe der körperlichen Leistung steht, wie von mancher Seite angenommen wird. Vielmehr schwingt das gesunde Herz relativ unabhängig von seinem Ausgangswert auf eine Größe zurück, die eine gewisse Konstanz zeigt. Der erreichte verkleinerte Herzdurchmesser nähert sich sehr der Sollgröße des Herzens.

Ohne vorläufig auf die Bedingungen einzugehen, die zu diesem veränderlichen Zustand des Herzens führen, geht doch so viel aus diesen

Tabelle 3.

Nr.	Sollgröße der Herztransversale	Herztransversale nach dem Kampf	Größendifferenz
1	11,7	11,8	+ 0,1
2	11,6	11,6	0,0
3	11,8	12,3	+ 0,5
4	11,9	11,5	— 0,4
5	11,5	11,6	+ 0,1
6	11,9	12,3	+ 0,4
7	11,7	10,1	— 1,6
8	11,5	11,1	— 0,4
9	11,7	12,9	+ 1,2
10	12,0	13,8	+ 1,8
11	11,9	15,2	+ 3,3
12	12,2	15,6	+ 3,4
13	12,1	11,8	— 0,3
14	11,6	12,5	+ 0,9
15	11,9	12,4	+ 0,5
16	11,6	12,8	+ 1,2
17	11,9	12,9	+ 1,0
18	11,9	11,0	— 0,9
19	12,3	12,9	+ 0,6
20	11,4	12,0	+ 0,8
21	11,9	14,7	+ 2,8
22	11,9	11,9	0,0
23	11,4	13,6	+ 2,2
24	12,2	11,7	— 0,5
25	12,0	11,2	— 0,8
26	11,7	12,4	+ 0,7
27	11,8	13,7	+ 1,9
28	12,3	12,6	+ 0,3
29	11,5	12,2	+ 0,7
30	11,7	12,4	+ 0,7

Befunden hervor, daß die Verkleinerung an sich nicht von der Dauer der geleisteten Arbeit abhängig ist. Der Unterschied liegt vielmehr nach unseren Erfahrungen nur in der Dauer der Zustandsänderung, d. h. je länger die Anstrengungsleistung anhält, desto länger dauert es, bis die Verkleinerung von der Erweiterung abgelöst wird. Während sie nach kurz dauernden exzessiven Sportleistungen nur einige Stunden währt, persistiert sie im Verhältnis zur Dauer der Anstrengung. *Es kommt also auf die Leistung in der Zeiteinheit und auf die totale Leistung an.*

Wenden wir uns nun der Reaktion des Herzens unmittelbar nach dem Kampf zu, so müssen die erhobenen Herztransversalen nach dem Kampf in Vergleich gezogen werden zu den Sollgrößen der untersuchten Herzen und zu den wirklich gemessenen Herztransversalen vor dem Kampf.

Tabelle 4.

Nr.	Herztransversale		Größendifferenz
	vor dem Kampf	nach dem Kampf	
1	14,6	12,4	—2,2
2	14,0	12,8	1,2
3	13,3	12,9	0,4
4	11,0	11,0	—
5	13,9	12,9	1,0
6	12,5	12,0	0,5
7	14,4	14,7	+ 0,3
8	12,8	11,9	0,9
9	15,2	13,6	1,6
10	13,3	12,4	0,9
11	13,7	11,7	2,0
12	11,2	11,2	—
13	13,6	12,4	1,2
14	13,2	13,7	0,5
15	13,8	11,8	2,0
16	14,8	11,6	3,2
17	13,9	13,6	0,3
18	12,7	11,5	1,2
19	13,2	11,6	1,6
20	13,7	12,8	0,9
21	13,3	12,8	0,5
22	11,8	10,1	1,7
23	13,4	11,1	2,3
24	13,9	12,9	1,0
25	14,4	13,8	0,6
26	17,2	15,2	2,0
27	16,0	15,6	0,4
28	14,2	11,8	2,4
29	13,0	12,5	0,5
30	14,8	12,6	2,2
31	13,8	12,2	1,6
32	14,0	12,4	1,6

Aus der Tab. 3 ist ersichtlich, daß, wenn wir als Fehlergrenze in der Messung 0,3 cm annehmen, $^1/_5$ der untersuchten Herzen ihre Sollgröße nach dem Kampf wieder erreichten, $^1/_5$ noch kleiner wurden, während $^3/_5$ mehr oder weniger weit davon entfernt blieben. Die mittlere Größendifferenz zwischen der Sollgröße der Herztransversale und der nach dem Kampf festgestellten läßt sich mit 0,4 cm errechnen. Wenn also die mittlere Größendifferenz zwischen der Sollgröße und der tatsächlichen Größe der Herztransversale *vor dem Kampf* mit 2,1 cm anzunehmen ist, dann müssen sich die Herzen durch die Anstrengung (2,1 cm minus 0,4 cm) im Mittel um 1,7 cm verkleinert haben, d. h. um ca. $^1/_{11}$ ihrer ursprünglichen Größe.

Die stärkste Verkleinerung betrug 3,2 cm, d. h. $^1/_5$ der ursprünglichen Größe (Fall 16). Das vorher um 3,2 cm zu große Herz ging von 14,8 cm auf seine Sollgröße, und zwar auf 11,6 cm zurück. Wenn auch die Größe des Herzens, wie sich aus einem Einblick in die Tabelle ergibt, keinen Rückschluß auf das Ausmaß seiner Verkleinerungsfähigkeit in sich schließt, kann man doch allgemein sagen, je weiter ein Herz sich von seiner Sollgröße entfernt, um so schwerer erreicht es diese wieder. Alle Herzen — bis auf 1 Herz, das nach dem Kampf unwesentlich größer wurde, und auf 3 Herzen, die ihre Größe überhaupt nicht veränderten — hatten, wenn man von dem Ausmaß der Verkleinerung absieht, die Fähigkeit, sich zu verkleinern. Von den 3 Herzen, die auf ihre Größe eingestellt blieben, hatten zwei schon vor dem Kampf eine Größe, die unter der Sollgröße lag. Es liegt der Verdacht nahe, daß sie sich im Augenblick der Voruntersuchung im Erholungsintervall — nach einem Training — befanden, also gewissermaßen in einer Phase von Anpassungsverkleinerung. Die Fähigkeit zur Verkleinerung besitzen nun, soweit unsere Erfahrungen gehen, alle gesunden Herzen, unabhängig davon, ob sie sich gerade im Ruhestand oder in der Anpassungsdilatation befinden. So konnten wir beobachten, daß ganz außerordentlich erweiterte Herzen in der Spätfolge des Kampfes mindestens ebenso verengerungsfähig waren wie die im Beginne der Kraftleistung die Sollgröße besitzenden. Wesentlich ist nur, wie lange die letzte Arbeitsleistung zurückliegt. Daher ist es keineswegs überraschend, wenn man ein beträchtlich vergrößert erscheinendes Herz als vollkommen leistungsfähig sich bewähren sieht.

Die Beobachtungen, die wir bei den Läufern erheben konnten, unterschieden sich in nichts von denen bei Schwimmern bzw. Wasserballern, die ja etwa 28 Minuten in andauernder Anstrengung in einem aufregenden Kampfe stehen, bei dem sie nicht nur Schwimmleistungen, sondern auch körperliche Anstrengungen, Mann gegen Mann, zu leisten haben.

Noch lange nach dem Kampf, wenn die Untersuchungspersonen bereits das Bild vollständiger Erholung boten und weder in der Pulsfrequenz noch im Druck irgendwelche Anhaltspunkte für Veränderungen am Herzen gegenüber dem Zustande vor dem Kampf klinisch vorhanden waren, zeigten die Herzen eine ähnliche Verkleinerung wie bei den Läufern, die in höchster Erschöpfung mit relativer Tachykardie und beträchtlicher Blutdrucksenkung vom Ziel direkt vor den Röntgenschirm kamen.

Diese Tatsache verdient deshalb gebucht zu werden, weil sie darauf hinweist, daß die Ursachen der Verkleinerung, wie früher angeführt, in einer ganzen Reihe von Momenten liegen müssen. Denn ein Sprinter kommt nach 100 m-Lauf tachypnoisch, ohne eigentlich erschöpft zu sein, mit Tachykardie und erhöhtem Druck ans Ziel, und — sein Herz ist verkleinert. Ein Marathonläufer kommt gewöhnlich blaß, mit kühler Haut und kaltem Schweiß bedeckt, vollkommen erschöpft, mit starker Drucksenkung, beschleunigtem Puls, aber keineswegs so dyspnoisch wie der Kurzstreckenläufer ans Ziel und hat ebenfalls ein verkleinertes Herz. So sehr sich also auch Kurz- und Langstreckenläufer und Wasserballer im Verhalten ihres Äußeren unterscheiden, in der Reaktion ihres Herzens sind sie sich vollkommen gleich.

Die Verkleinerung nach einer Anstrengung ist also ganz allgemein als die normale Antwort des gesunden Herzens auf dieselbe aufzufassen (*Moritz, de la Camp, Bruns, Rautmann u. a*).

Moritz brachte die Verkleinerung mit der Erhöhung der Pulsfrequenz in Zusammenhang, die er bei der Arbeit beobachtete, und meinte, daß sie eine Folge der Reizung des N. accelerans bzw. eine Minderung des Vagustonus sei.

Tabelle 5.

Nr.	Sollgröße	Vor dem Kampf vorhandene			Nach dem Kampf vorhandene		
		Herztransversale	Pulsfrequenz	Blutdruck	Herztransversale	Pulsfrequenz	Blutdruck
1	11,5	13,7	47/50	120/80	11,6	96	95/50
2	11,7	11,8	61/65	120/80	10,1	76	95/60
3	11,9	17,2	56/56	135/90	15,2	85	95/75
4	12,2	16,0	48/58	125/85	15,6	96	100/70
5	11,6	13,0	62/62	110/75	12,2	76	90/65
6	11,5	13,8	52/56	110/75	12,2	91	100/60
7	11,7	14,0	70/68	145/90	12,4	90	100/75
8	11,4	12,5	60/62	115/90	12,0	90	105/60
9	11,9	14,4	52/53	110/60	14,7	60	85/40
10	11,9	12,8	64/64	115/75	11,9	90	95/60
11	11,4	15,2	52/52	110/65	13,6	72	95/55
12	11,7	13,6	52/54	120/80	12,4	91	110/70
13	11,8	13,2	53/59	145/90	13,7	80	120/65

Sehen wir uns daraufhin die Tab. 5 an, in der die Masse der Transversalen vor und nach dem Laufe mit den zugehörigen Pulsfrequenzen und Blutdruckhöhen eingetragen sind[1].

Fast durchwegs finden wir eine Bradykardie, eine Tatsache, die für gut trainierte Sportsleute charakteristisch ist. Dabei ergibt sich, daß die näher der Normalgröße eingestellten Herzen keineswegs langsamer schlagen als die weiter davon entfernten.

[1] Die Puls- und Blutdruckmessungen hat mir Herr Prof. Dr. *Crighton Bramwell* in freundlicher Weise zur Verfügung gestellt.

Nach dem Marathonlauf erhöhte sich die Pulsfrequenz um 20—100%. Nun ließ sich aber weder feststellen, daß die Herzen mit besonders großer Frequenzzunahme sich stärker verkleinerten als die mit mäßiger, noch umgekehrt, d. h. daß dort, wo nur eine geringe Frequenzsteigerung eintrat die Verkleinerung deutlicher wurde. In einem Falle mit 100% Frequenzzunahme ging die Transversale bis zur Sollgröße zurück, im anderen Falle mit derselben Frequenzsteigerung blieb sie fast ganz aus. Desgleichen zeigte sich, daß bei einer geringen Frequenzzunahme die Verkleinerung ebenso eintreten wie ausbleiben kann.

Das spricht doch dafür, daß die Verkleinerung jedenfalls weitgehend unabhängig von der Höhe der Schlagfrequenzsteigerung ist.

Daß diese Auffassung keine erschöpfende Erklärung des Phänomens darstellt, geht eben aus dem Vorausgesagten hervor. Vor allem aber daraus, daß die Verkleinerung ja noch bestehen bleibt, wenn die Pulsfrequenz bereits zur Norm zurückgegangen ist. Übrigens stellten sich die Verkleinerungen ebenso ein, wenn die Pulszunahmen 5 Schläge, als wenn sie 50 Schläge betrugen. Daß keine eindeutigen Beziehungen zwischen Pulsfrequenzzunahme und Herzgrößenveränderung bestehen, haben bereits *Bruns* und *Römer*, *Ackermann* u. a. nachgewiesen.

Wie unabhängig die Größe des einmal verkleinerten Herzens von der Schlagfrequenz ist, kann eine zufällige Beobachtung bei der Untersuchung eines Marathonläufers beleuchten. Derselbe kam in fast kollabiertem Zustande in den Untersuchungsraum, in den er sich nur mühsam schleppen konnte. Bei seiner Ankunft hatte er 92 Pulse. Bei der Untersuchung nun schlief er 2mal aus Ermüdung ein. Jedesmal während dieses flüchtigen Schlafzustandes ging der Puls auf 72 Schläge, also um 20 Schläge zurück. Die Herzgröße selbst änderte sich jedoch während dieses Frequenzwechsels nicht im geringsten, sie blieb um 0,7 cm kleiner als der Ausgangswert, der übrigens fast vollständig der Sollgröße des Herzens entsprach.

Es kann also die Frequenzsteigerung nur als *eine* der Ursachen der Herzverkleinerung angesehen werden. Die beschleunigte Aktion dient dann der Aufgabe, die arbeitenden Muskeln und Organe mit Blut zu versorgen. Diese schwierige Aufgabe kann das Herz nicht allein *dadurch* bewältigen; es muß mit einem vergrößerten Schlagvolumen arbeiten. Je geringer die Kontraktionskraft des Herzens ist, desto mehr muß sich das Herzvolumen und dementsprechend die Pulszahl vergrößern, um dem gegebenen Angebot nachzukommen.

Es ist nun eine erwiesene Tatsache, daß der gesunde kräftige Mensch bei der Arbeitsleistung das große Minutenvolumen viel eher durch größere Einzelschlagvolumina als durch viele kleine aufbringt. Dem *Starling*schen Gesetz gemäß ist es nun für das Herz gleichgültig, ob die Blutzufuhr groß oder klein ist; auf jeden Fall wird das Angebot in ausreichender Weise weiter befördert. Während der Diastole kann sich das gesunde Herz so stark füllen, als es zur Bewältigung der gegebenen Kreislaufaufgabe notwendig ist.

Das trainierte Herz erwehrt sich eben der Mehrarbeit weniger durch Frequenzänderung als durch Erhöhung des Schlagvolumens. Die

Frequenzsteigerung wird nur so weit notwendig sein, daß sie gerade durch Verkürzung der Diastole die zu große Herzfüllung verhindert; darüber hinaus wäre sie ja schädlich, da sie durch zu starke Verkürzung der Diastole eine Stauung bewirken würde.

Während im Beginne einer Anstrengung der Blutdruck bekanntlich immer ansteigt und sich eine Zeitlang auf dem erhöhten Niveau hält, beginnt er, je mehr die Arbeit bis zur Erschöpfung fortgeführt wird, zu sinken. Diese Senkung blieb auch in keinem der beobachteten Fälle aus. Sie bewegte sich für den systolischen Druck zwischen 10 mm Hg — 45 mm Hg, betraf aber auch den diastolischen Druck, der sich um 10—30 mm Hg erniedrigte.

Fragt man sich, was die Ursache dieser Blutdrucksenkung ist, so kann man an ein Nachlassen der Herzkraft einerseits und an ein Sinken des Widerstandes in der Peripherie andererseits denken. Neuere Untersuchungen — an Tieren — zeigen aber, daß die Ausströmungskraft des Herzens mit zunehmender Leistung eher wächst. Außerdem aber wäre Herzverkleinerung mit Nachlassen der Herzkraft nicht in Einklang zu bringen; im Gegenteil, es müßte Herzvergrößerung eintreten; denn die gewöhnliche Form des Sinkens der Herzkraft äußert sich in Dilatation und Ansteigen des diastolischen Druckes. Näher liegend ist daher an ein Sinken des peripheren Widerstandes zu denken, das durch die Zurückhaltung von Blut in den dilatierten Portalvenen, in den kleinen Hautvenen und in der Milz ausgelöst wird. Die Retention kommt einem Gefäßkollaps gleich. Dafür spricht auch das Aussehen der Läufer nach dem Marathonlauf. Sie sind blaß und haben eine kühle, mit kaltem Schweiß bedeckte Haut. Ganz anders als bei kurz dauernden akuten Anstrengungen, nach denen der Druck ansteigt, da die Peripherie noch keinen Grund zur Retention von Blut in den Speichern hat. Die Speicher können daher mit Recht (*Liljestrand*) als die Puffer der Gesamtblutmenge angesehen werden, die die Anpassung der Gefäßhöhle an ihren Inhalt bewirken. Im wesentlichen kommt die Retention in den Depots gewissermaßen einem Aderlaß gleich, bei dem auch dem Kreislauf Blut entzogen wird und dessen Folge, falls das Herz noch über Reservekraft verfügt, auch eine Herzverkleinerung ist. Man muß annehmen, daß mit der Verringerung der zirkulierenden Blutmenge — die verringerte zirkuliert rascher — die Entleerung des Herzens, die sonst nie ganz vollständig erfolgt, erleichtert wird und infolgedessen der systolische Rückstand abnimmt, umgekehrt wie bei der infolge gesteigerten Druckes klinisch nachweisbaren Dilatation, deren Grundlage eine Zunahme des systolischen Rückstandes und eine zunehmende Unvollständigkeit der Entleerung ist.

Wir kommen nunmehr auf die Vorgänge in der Peripherie des Gefäßsystems selbst zu sprechen, die die Herzgrößenabnahme verursachen, ebenso auf die Vorgänge im Blute selbst, die die Verkleinerung für eine gewisse Zeit festhalten. Um die Vorgänge einschätzen zu können, müßte man das Verhalten des Herzgefäßsystems vom Ruhestadium bis zur Beendigung der Arbeit verfolgen.

Wenn ein Läufer zu laufen beginnt, macht er verstärkte Inspirationen, dadurch steigt der negative Druck im Thorax, infolgedessen sind die Vorhöfe und das rechte Herz füllungsfähiger. Außerdem wird bei der forcierten Atmung die Leber infolge Hinuntertretens des Zwerchfelles ausgepreßt, wodurch die diastolische Füllung des Herzens gefördert wird. Die beiden Folgeerscheinungen der verstärkten Atmung: erhöhtes Blutangebot und infolgedessen Beschleunigung des Blutstromes folgen einander, wodurch Belastung und Entlastung des Herzens sich einander ablösen werden. Diese inneren Vorgänge werden objektiv in der schwankenden Herzgröße zum Ausdruck kommen können.

Ein anderes Faktum der verstärkten Atmung ist die Hyperventilation, durch welche übermäßig Kohlensäure abgeraucht wird und Kohlensäuremangel des Blutes einzutreten droht. Die Akapnie kann zur Alkalose der Gewebe führen; es macht sich aber gleichzeitig eine Milchsäureanreicherung der Gewebe geltend, welche direkt oder indirekt auf das Atemzentrum wirkt und dadurch der Gefahr der Alkalose vorbeugt. *Gleichzeitig wird Blut in Depots zurückgehalten und infolgedessen weniger Blut zum Herzen zurückfließen.* Normale Menschen zeigen nun nach Anstrengung nur eine vorübergehende Erniedrigung der Kohlensäureanspannung in der Alveolarluft, die außerdem nach 6 Minuten gewöhnlich wieder zum ursprünglichen Wert ansteigt. *Aus diesen vorübergehenden Zuständen wird aber eine vorübergehende Verkleinerung des Herzens hervorgehen.*

Steigt wieder der Kohlensäuregehalt des Blutes durch Abgabe von Kohlensäure aus den Kohlensäurebeständen, dann werden die Depots von Blut wieder geleert, Blut strömt wieder vermehrt dem Herzen zu; *die Verkleinerung des Herzens wird durch Vergrößerung abgelöst.* Das Gelingen dieser Ausgleichsversuche hängt aber noch von anderen Umständen ab. So ist wahrscheinlich, daß es durch die Steigerung des Milchsäuregehaltes in den Geweben, speziell in den Muskeln, bei der exzessiven Arbeit zu einer Änderung der Acidität im Blute kommt, welche eine weitere Ursache für die Atemvertiefung bildet. Der dabei eintretende Verlust an Kohlensäure führt zu neuen Anforderungen an die Kohlensäurebestände, deren Ausgleich erst wieder das ursprüngliche Herzgrößenausmaß gewährleistet *(Barcroft, Krogh, Henderson).*

Ein anderes Moment, das den Ausgleichsbemühungen entgegensteht, liegt in der Veränderung der Viscosität des Blutes als Folge der Sportleistung. Ein Blut von geringem eigenen Widerstand wird bekanntlich schneller zirkulieren können als eines von hohem. Nun wissen wir, welche beträchtliche Menge von Flüssigkeit in überraschend kurzer Zeit bei der Muskelanstrengung durch den Schweiß ausgeschieden wird.

So konnten wir einen Ruderer untersuchen, der in einem Zweier die 2 km-Strecke in 7 Minuten 1 Sekunde zurücklegte und, wie gewichtsmäßig festgestellt wurde, in dieser kurzen Zeit um $2^1/_2$ kg an Gewicht verlor. Solche Gewichtsverluste, wenn auch nicht in dieser ganz besonders kurzen Zeit, sind übrigens in Sportkreisen nicht unbekannt. Es ist nicht zu selten, daß Athleten kurze Zeit vor dem Kampfe bemerken, daß sie um einige Kilogramm schwerer geworden sind, als dem Höchstwert ihrer Gewichtsklasse entspricht. Durch einen längeren Dauerlauf mit kräftiger Transpiration bringen sie mit Sicherheit in 1—2 Stunden ihr Gewicht um 2—3 kg herunter.

Bereits *Jundell* beobachtete trotz kühlen Wetters während eines Laufes Gewichtsverluste von 1,5—2,5 kg. *Feigl* sah während eines 35 km-Marsches mit 20 kg Gepäck innerhalb 4 Stunden die Mannschaften im Mittel 1,8 kg, im Höchstfalle 3,5 kg an Gewicht verlieren. Der Sieger hatte beim Ziel sogar einen Gewichtsverlust von 6,1 kg. *Schenk* berichtet, daß die Teilnehmer vom 15 km-Kompaniegepäcksmarsch im Mittel 2,7 kg, die Kavalleriepatrouillen 2,2 kg, die Mannschaften dieser Patrouille, die besonders gut trainiert waren, jedoch nur 1,9 kg im Mittel an Körpergewicht verloren. Bei einem 20 km-Skilanglauf einer Patrouille betrug das Mittel des Gewichtsverlustes 1,5 kg, wobei $^3/_5$ der Teilnehmer 1—3% des Körpergewichtes, $^1/_5$ von ihnen weniger und mehr verloren. Die Unterschiede in den Körpergewichtsabnahmen sind ebenso konstitutioneller wie dispositioneller Natur. Abgesehen vom Trainingszustand wird die Größe der Ausscheidung durch die Haut, Lunge und Niere, welche im Ausmaß des Gewichtsverlustes zum Ausdruck kommt, von den aktuellen Stoffumsatzbedingungen und der Erregbarkeit des Gefäßsystems in weitestem Sinne abhängen. Jedenfalls wird die Stoffabgabe bzw. der Flüssigkeitsentzug zu einer Eindickung des Blutes, Verringerung der Blutmenge und damit zu Störungsveränderungen desselben führen, die sekundär nicht ohne Einfluß auf die Herzgröße sein können.

Alle bisher angeführten Momente tendieren beim gesunden Sportler zu einer Verkleinerung des Herzens von der Peripherie her, die durch verschiedene Maßnahmen wettgemacht werden müssen.

Die wesentlichste Schutzvorrichtung gegen eine Überbelastung des Organismus ist die Ermüdung, die weitere Muskelanstrengung verhindert (*Jacoby*).

Nun erfordern Wettkämpfe mit Höchstleistungen meist Anstrengungen, die weit jenseits der Ermüdung, also des Signals zur Einstellung weiterer Muskelarbeit, liegen. Die Folgen dieses Übermaßes an zuträglicher Arbeit sind es nun, die eine Erklärung für das Andauern einer Herzverkleinerung noch jenseits der Arbeitsleistung abgeben.

Wie schon erwähnt, ist das Resultat der Muskelarbeit eine Anreicherung von Milchsäure, die aus dem Muskelglykogen entsteht. Diese Milchsäure wird nun zum Teil wieder zu Glykogen überführt, zum Teil wird sie zu Wasser und Kohlensäure verbrannt. *Hill* hat nun nachweisen können, daß, wenn bei exzessiver Arbeit die aus der Milchsäure sich bildende Kohlensäure infolge Mangels an Sauerstoff nicht abgeatmet werden kann, der Zerfall der Milchsäure zu Wasser und Kohlensäure während der weiteren Arbeit sistiert und erst nach Ende derselben wegoxydiert wird. Geht die Arbeit nun noch immer weiter, dann muß die Milchsäureumsetzung immer mehr hinausgeschoben werden, bis wieder Sauerstoff genügend zur Verfügung steht. *Hill* nannte das „Sauerstoffschulden". Je länger die Arbeit dauert, desto schwieriger wird die Abzahlung der Schulden in der Erholung vor sich gehen. Bei gut trainierten Sportsleuten kann der Blut-Milchsäuregehalt bis auf 400%

in die Höhe gehen. Bei Erreichung eines Maximums von Milchsäure wird aber die weitere Bildung durch Pufferlösungen gehemmt, soweit sie noch vorhanden sind. Die Milchsäureaufspeicherung bewirkt also eine Steigerung der CO_2-Verarmungssymptome, die da sind: Sinken des Blutdruckes, Verkleinerung der Zirkulation, Abnahme des Druckes im venösen System, Stase des Blutes in den Geweben und Capillaren und durch all das wieder *Neigung zu Abnahme des Herzvolumens.*

Henderson hat bei Hunden experimentell solche Zustände von Hypokapnie erzeugt und den Tod der Tiere unter Absinken des arteriellen und venösen Druckes mit zunehmender Verschlechterung der Herztätigkeit und schließlich allgemeiner Kreislaufinsuffizienz beobachten können. Bei der Sektion erschien das Herz *auffallend klein* und hart (Tetanus cordis).

Je besser daher die Pufferfähigkeit des Organismus, desto besser die körperliche Leistungsfähigkeit (*Durig*). Denn der Bestand des Gleichgewichtes zwischen den bei der Arbeit gebildeten Säuren und der Abpufferung derselben bedingt die Aktionsfähigkeit der arbeitenden Muskulatur.

Kehren wir nun zur Frage zurück, wie lange nach der Sportleistung beim Gesunden das Herz klein bleiben wird, so können wir sagen: so lange das Erholungsstadium dauert, d. h. bis die Milchsäure wegoxydiert, die CO_2-Bestände wieder aufgefüllt, die Sauerstoffschulden bezahlt, die zurückgehaltenen Blutmengen wieder dem Kreislauf zugeführt sind. Es ist nicht verwunderlich, daß das kurzdauernde Hinausschwingen des Herzvolumens über die Ruhegröße im Gefolge der Erholungsvorgänge zu den physiologischen Bedingungen gehören wird. Schließt sich oder verengert sich doch mindestens das vorher weit geöffnete Capillargebiet nach der Arbeit, und die auf ein kleineres Gefäßgebiet verteilte Blutmenge kommt dadurch einem erhöhten Angebot gleich, dem sich das Herz durch eine größere diastolische Aufnahmestellung anzupassen sucht. Dieser Vorgang stellt noch keineswegs an sich eine Ermüdungserscheinung des Herzens vor. Vielmehr stellt diese Form der Erweiterung eine zweckmäßige Einrichtung vor, durch die das Herz nachträglich wieder zu größerer Arbeitsleistung fähig ist. *Die vergrößerte Volumstellung des Herzens kann gewissermaßen als das Negativ des Erholungsprozesses bezeichnet werden.* Je schwieriger sich dieser gestaltet hat, desto länger werden die Spätfolgen am Herzen sichtbar sein.

Das heißt mit anderen Worten: *die dauernde Erweiterung oder die zu lange dauernde des Herzens ist ein Zeichen dafür, daß es sich vorher zu oft mit Mühe verengert hat.*

Fragen wir uns nun, ob die Herzverkleinerung nach Sportleistungen als diagnostischer Faktor zu verwerten ist, so ist die Frage insoweit zu bejahen, als das Eintreten derselben einem normalen Vorgang entspricht, das Ausbleiben derselben aber keineswegs schon einem krankhaften. Die Herzmessung gibt aber jedenfalls nicht nur Auskunft über die Vorgänge am Herzmuskel, sondern am ganzen Herzgefäßsystem.

Literatur.

Ackermann, Z. klin. Med. **103**, 800 (1926). — *Barcroft, J. A. E., Bogrott, J. S, Dunn* und *R. O. Peters*, Quart. J. Med. **13** (1919). — *Barcroft, J. A. E., C. A. Zinger. A. V. Bock, J. H. Doggart, H. G. Forbes, C. Harrop, J. C. Meakins* und *A. C. Redfield*, Philosoph. transact. of the roy. Soc. of London Ser. B. **211** (1923). — *Barcroft, J. A. E.*, of Physiol. **58** (1924); **60** (1925) — Erg. Physiol. **25**, 818 (1926) — The respiratory function of the blood, Camb. Univ. Press. **1914** — Amer. J. Physiol. **58**, 148 (1923). — *Boigey*, Presse méd. **17** (1921). — *Bordet*, Arch. Mal. Coeur. **16**, 118 (1923). — *Brocklehurst, R. J., H. W. Haggard* und *J. Henderson*, Amer. J. Physiol. **82** (1927). — *Bruns*, Münch. med. Wschr. **18**, 907 (1921). — *Camp, de la*, Z. klin. Med. **1903/04**. — *Crea, Mc. J. D., J. A. E. Eyster* und *W. J. Meek*, Amer. J. Physiol. **83** (1928). — *Crea, Mc. J. D.*, and *Meek*, Amer. J. Physiol. **83** (1928). — *David*, Bericht der Frankfurter Arbeiterolympiade **1927**. — *Deutsch, Felix*, Das Sportherz. Wien. med. Wschr. **1928**, Nr 20 u. 21 — Die Sportherzverkleinerung. Med. Klin. **1929**. — *Deutsch, Felix*, und *Kauf*, Herz und Sport. Urban und Schwarzenberg 1927 (daselbst Literatur). — *Dietlen* und *Moritz*, Münch. med. Wschr. **15**, 489 (1908). — *Durig*, Handbuch der Arbeitsphysiologie **1927**. — *Durig* und *Luntz*, Nachwirkung von Arbeit. Skand. Arch. Physiol. (Berl. u. Lpz.) **29** (1913). — *Eppinger* und *Schiller*, Wien. Arch. inn. Med. **2** (1921). — *Eppinger, Pap, Schwarz*, Asthma cardiale. Berlin 1924. — *Eppinger, Kisch* und *Schwarz*, Klin. Wschr. **5**, 781 (1926). — *Feigl*, zit. bei *Schenk*. — *Henderson*, Acapnia and shock. Amer. J. Physiol. **21** (1909) — Gleichgewicht zwischen Basen und Säuren. Erg. Physiol. 8 (1909) — The relation of venous pressure to cardiae effeciency. Amer. J. Physiol. **31** (1913) — The CO_2 tension of the venous blood and the circulations rate. J. of biol. Chem. **32** (1917) — The venodepressor mechanismus. Amer. J. Physiol. **46** (1918) — Amer. J. Physiol. **69**, 965 (1917) — J. amer. med. Assoc. **424** (1921) — Volumen Changes of the heart. Physiologic. Rev. **3** (1923). — *Henderson* und *Haggard*, Arch. néerl. Physiol. **7**, 378 (1922); Amer. J. Physiol. **1925**. — *Henderson* und *H. W. Haggard*, Amer. J. Physiol. **73** (1925) — The circulation and its measurement. Amer. J. Physiol. **73** (1925). — *Herxheimer, H.*, Nochmals Muskelarbeit und Herzgröße. Sportärztl. Mitt. **1927**. — *Hill*, The recovery process. Lancet. **1924**. — Muscular activity. London 1926. — Long and Lupton; Muscular exercise, lactic acid and the supply and Utilisation of Oxygen. Proc. jour. Soc. **96** (1924); **97** (1924). — *Hoffmann*, Verh. d. Kongr. f. inn. Med. **20**, 307 (1902). — *Jacoby*, Ermüdung und Erschöpfung. Münch. med. Wschr. **1915**. — *Jundell* cit. bei *Schenk*. — *Kienböck, Selig* and *Beck*, Münch. med. Wschr. **1907**. — *Krogh, A.*, und *J. Lindhard*, Skand. Arch. Physiol. (Berl. u. Lpz.) **27** (1912) — Measurements of the blood-flow through the lungs of Man. Skand. Arch. Physiol. (Berl. u. Lpz.) **27** (1912); J. of Physiol. **47** (1913); **51**, 182 (1917); **52** (1919); **53** (1920) — Anatomie und Physiologie der Capillaren, S. 131 (1924). — *Lennhoff* and *Levy-Dorn*, Dtsch. med. Wschr. **1905**. — *Liljestrand* und *J. Lindhard*, J. of Physiol. **40** (1916). — *Liljestrand* und *N. Stenström*, Acta med. scand. (Stockh.) **63** (1925). — *Liljestrand* und *Wilson* cf. *Durig*. — *Liljestrand, Jarisch, Straub, Mangold, Eppinger*, Verh. dtsch. pharmak. Ges. Hamburg 1928. — *Liljestrand* in Bethe-Embden, Handbuch d. Physiol. **6**. Berlin 1928. — *Liljestrand* und *E. Zander*, Z. exper. Med. **59**, (1928). — *Lindhard*, Minutenvolumen des Herzens bei Ruhe und Muskelarbeit. Pflügers Arch. **161**, 233 (1915). — *Lindhard* und *Stenström*, Pflügers Arch. **161**. — *Meek* and *Eyster*, Amer. J. Physiol. **1923**; **1924**. — *Mendel* und *Selig*, Wien. med. Wschr. **1907**. — *Moritz*, Münch. med. Wschr. **1902** u. **1908**. — *Nicolai* and *Zuntz*, Berl. klin. Wschr. **1914**. — *Raab*, Münch. med. Wschr. **1909**. — *Rautmann*, Erg. Med., herausgegeb. v. Brugsch, **10** (1927). — *Schenk, P.*, Ärztliche Beobachtungen bei den Gepäcksmärschen der Heeresmeisterschaften 1927. — Bibliographie des gesamten seit 1911 erschienenen Schrifttums über Sportmedizin. Verlag Reher 1927.

(Aus der II. med. Klinik der Charité Berlin [Dir.: Prof. *G. v. Bergmann*] und dem Stadionlaboratorium in Amsterdam.)

Untersuchungen über die Änderung der Herzgröße unter dem Einfluß bestimmter Sportarten.

Von

Priv.-Doz. Dr. med. **Herbert Herxheimer.**

Mit 8 Textabbildungen.

Die zunehmende Ausbreitung des Sportes rückt die Beurteilung des Herzens bei Sportsleuten immer mehr in den Vordergrund des Interesses. Während z. B. noch *Fräntzel* und *Leyden* in gewissen Herzkrankheiten die Folgen körperlicher Überanstrengung zu sehen glaubten, haben die Erfahrungen der neueren Zeit gezeigt, daß große körperliche Anstrengungen durchaus nicht von krankhaften Erscheinungen von seiten des Herzens gefolgt sein müssen.

Die Größe des Herzens hat von jeher als Kriterium für die Beurteilung seiner Leistungsfähigkeit gedient. *Bergmann*, *Parrot* und *Grober* erkannten, daß die Herzgröße, entsprechend der Inanspruchnahme des Herzens, verschieden ist. Aus diesem Grunde ist z. B. der Anteil des Herzgewichtes am Körpergewicht bei wild lebenden Tieren größer als bei domestizierten, bei Vögeln mit großen Flugleistungen größer als bei solchen mit kleinen. Am Menschen fanden *Hirsch*, *Dietlen* und *Dibbelt*, daß das Herzgewicht im allgemeinen dem Körpergewicht entspricht.

Über den Einfluß sportlicher Leistungen hat zuerst *Schieffer* Untersuchungen veröffentlicht. Er fand bei Radfahrern orthodiagraphisch Herzvergrößerungen. Erst in jüngster Zeit sind hier Ergebnisse bekanntgeworden, die einen Überblick über den Einfluß einer großen Anzahl von Sportarten erlauben.

Grundsätzlich ist bei solchen Untersuchungen eine Reihe von Umständen zu beachten. Zunächst muß sich jede Untersuchungsreihe auf die Normalwerte stützen. Diese Normalwerte schwanken aber beträchtlich. Die bekanntesten stammen von *Dietlen*, *Otten*, *Hammer*, *v. Teubern*, *Rautmann* und sind je nach der Art des Untersuchungsmaterials verschieden. Die größten Werte hat *Rautmann* gefunden, dessen Material von Fliegeruntersuchungen herstammt. Ferner ist das größte Gewicht auf einwandfreie Röntgenmethodik zu legen. Als solche können nur das Orthodiagramm und die Fernaufnahme gelten. Aber schon diese sind mit Fehlerquellen behaftet, so daß andere noch ungenauere Methoden nicht zur Grundlage von Untersuchungen dieser Art gemacht werden sollten. Auch bei Orthodiagrammen und Fernaufnahme müssen gewisse methodische Gesichtspunkte genau berücksichtigt werden, damit nicht weitere Fehlerquellen entstehen (Atemstellung, Belichtungsdauer). Drittens aber, und das ist das Wichtigste, müssen die untersuchten Sportsleute nach einwandfreien Gesichtspunkten ausgewählt sein. *Die Untersuchungspersonen müssen einen einzigen Sportzweig als Hauptsache betreiben, und es muß die Gewähr bestehen, daß sie schon jahrelang auf dem gleichen Gebiet trainiert haben,* so daß der überragende Einfluß dieses einen Sportzweiges sichergestellt ist. Am besten ist es, nur Leute mit Spitzenleistungen auszuwählen. Zuerst sind solche Untersuchungen anläßlich der Deutschen Kampfspiele 1922 von *Herxheimer* angestellt worden. Bei im ganzen 171 Teilnehmern ergaben sich Werte, die bestimmte Verschiedenheiten für die einzelnen Sportarten erkennen ließen. Vorausgeschickt sei, daß im Gesamtdurchschnitt die relative Herzgröße sich nicht wesentlich über die Norm erhob. Im einzelnen ergab sich jedoch, daß die Skiläufer, Marathonläufer, Langstreckenläufer und Radfahrer weitaus die größten Herzen hatten (s. Tabelle), während die Mittelstreckler, Mehrkämpfer, Schwimmer und Schwerathleten sich kaum von der Norm entfernten. Auffallend kleine, an der unteren Grenze der Norm liegende Werte hatten die Boxer.

Bald darauf haben *Deutsch* und *Kauf* Untersuchungen an einem außerordentlich großen Material veröffentlicht, das sich auf fast 4000 Personen erstreckt. Diese große Zahl birgt vielleicht den Nachteil, daß sich unter ihnen eine verhältnismäßig große Menge nicht genügend trainierter und dadurch atypischer Fälle befindet. Trotzdem haben sich auch hier Unterschiede ergeben. Die stärksten Vergrößerungen fanden *Deutsch* und *Kauf*, ebenso wie *Herxheimer*, bei Skiläufern und Radfahrern, aber auch bei Ruderern, die sie zum erstenmal systematisch untersuchten. Geringe Vergrößerungen ergaben sich beim Schwimmen, bei Leicht- und Schwerathletik und bei der Touristik, während Fußballer, Boxer und Fechter gar keine Veränderungen aufwiesen. Hierbei klingt es allerdings nicht sehr wahrscheinlich, daß auch die Langstreckenläufer unter den Leichtathleten nur wenig vergrößerte Herzen besitzen sollen. Dies Resultat ist vielleicht dadurch zu erklären, daß dieser Typ unter den 301 Leichtathleten des Untersuchungsmaterials zu wenig vertreten war, um den Durchschnittswert zu beeinflussen.

Letzthin hat auch *W. Müller* die Herzen von Ruderern untersucht und ebenfalls erhebliche Herzvergrößerungen festgestellt, welche die Ruderer in die gleiche Kategorie mit den Skiläufern und Radfahrern bringen.

Bei allen diesen Ergebnissen muß in Erwägung gezogen werden, daß es sich um das Verhältnis der Herzmaße zur Skelettmuskulatur handelt (bzw. zu einem anderen Körpermaß), die durch das Körpergewicht vertreten wird. Wenn nun auch zwischen Körpergewicht und Herzgröße unter normalen Verhältnissen eine bestimmte Relation besteht, so braucht doch diese bei starker körperlicher Beanspruchung keineswegs die gleiche zu sein. Dies geht aus Überlegungen hervor, die *v. Weizsäcker* und kürzlich *Bruns* geäußert haben. Das Wachstum jedes Muskels ist danach von der Art der Arbeit abhängig, die von ihm verlangt wird. Er beginnt dann zu wachsen, wenn er den an ihn gestellten Forderungen nicht mehr gerecht zu werden vermag. Dieser Zeitpunkt ist bei der Skelettmuskulatur an anderer Stelle gelegen als beim Herzen. So sehen wir ein Wachstum der Skelettmuskeln hauptsächlich bei solchen Sportarten, die eine besonders große Leistung, d. h. Arbeit in der Zeiteinheit verlangen, aber gerade deshalb keine Dauerleistungen, sondern Schnelligkeitsleistungen sind, z. B. Kurzstreckenlauf, Mehrkampf und Schwerathletik. Aus diesem Grunde werden auch schwerathletische Übungen, wie Gewichtheben und Ringen, im Sport dazu verwandt, um die Muskeln dicker zu machen. Aber auch die Kurzstreckenläufer zeigen kräftige und voluminöse Ausbildung der Muskelgruppen, die sie hauptsächlich benutzen.

Hingegen findet man bei typischen Dauerleistungen, wie z. B. dem Langstreckenlauf, nicht die mindeste Zunahme der Skelettmuskulatur. Hier ist die Arbeit in der Zeiteinheit eine geringe. Die Marathonläufer sind schlanke Gestalten mit wenig umfangreicher Muskulatur.

Beim Herzen dagegen scheint das Wachstum nach *v. Weizsäcker* dann einzusetzen, wenn es seine Arbeit nicht mehr mittels einer Frequenzerhöhung, sondern nur noch mit Hilfe einer Vergrößerung des Schlagvolumens bewältigen kann. Auf jeden Fall sehen wir Herzvergrößerungen gerade bei solchen Leistungen, die die Skelettmuskulatur verhältnismäßig unbeeinflußt lassen, nämlich den Dauerleistungen. Rudern, Radfahren, Skilaufen, Langstreckenlaufen ruft die größten Herzen hervor. Dies sind alles ausgesprochene Dauerleistungen, während der Kurzstreckenlauf, die Schwerathletik, das Kurzstreckenschwimmen, Fußball, Fechten, Boxen als Übungen anzusehen sind, die entweder reine Schnelligkeitsleistungen oder doch Schnelligkeitsleistungen mit größeren Pausen darstellen. Sie beeinflussen die Skelettmuskulatur ebenso stark wie das Herz, so daß sein Größenverhältnis im Körper das gleiche bleibt. Hieraus ergibt sich, daß eine bestimmte

Art körperlicher Arbeit die Skelettmuskulatur zum Wachstum reizen und doch das Herz relativ unbeeinflußt lassen kann und umgekehrt.

Aus diesen Darlegungen geht hervor, daß das Körpergewicht, wenn auch nicht den besten, so doch einen gewissen Maßstab für die Beurteilung der Herzgröße abgibt. Der wahre Maßstab ist die Beanspruchung (*Bruns*); denn der Herzmuskel reagiert auf jede körperliche Inanspruchnahme auf die ihm eigentümliche Art und Weise, die er mit keinem anderen Organ des Körpers gemein hat. Zur Zeit vermögen wir zwei Arten der Beanspruchung des Herzens zu unterscheiden, die durch Dauerarbeit und die durch Schnelligkeitsarbeit. Von diesen vermag nur die erstere eine relative Herzvergrößerung hervorzubringen, während bei der zweiten die Vergrößerung mit der der Skelettmuskulatur gleichen Schritt hält.

Meine Untersuchungen aus dem Jahre 1922 hatten den methodischen Nachteil, daß aus jeder Sportart nur verhältnismäßig wenige hochtrainierte Vertreter zur Verfügung standen. Es schien deshalb notwendig, die Prüfung der damaligen Resultate an einem größeren Material vorzunehmen.

Willkommene Gelegenheit hierzu gab das freundliche Anerbieten des Herrn Prof. *Buytendijk* in Groningen, des verdienstvollen Organisators des Stadionlaboratoriums in Amsterdam, diese Untersuchungen an den Teilnehmern der 9. Olympiade 1928 auszuführen.

Es ist mir ein Bedürfnis, auch an dieser Stelle ihm sowohl wie den Herren Kollegen Dr. *Valken* (Haarlem), Dr. *Stoel* (Amsterdam) und Dr. *Kost* (Berlin) für ihre liebenswürdige Unterstützung zu danken, ebenso der Röntgenfirma N. V. Almara in Amsterdam, die uns eine sehr gut funktionierenden Siemens-Apparatur zur Verfügung stellte.

Verwertet wurden 246 Fernaufnahmen aus 2 m Abstand, die im Stehen mit 1,2 Sekunden Expositionszeit *unmittelbar* nach Atemstillstand bei mittlerer Atmung aufgenommen wurden. Die Belichtung wurde sofort nach dem Kommando „nicht atmen“ vorgenommen. Die Ergebnisse sind in der Tabelle enthalten. Gegenüber der früheren Einteilung ist zu bemerken, daß die Kurzstreckenläufer diesmal von den Mehrkämpfern getrennt aufgeführt sind. Ein wesentlicher Unterschied zwischen beiden besteht jedoch nicht. Bei den Schwimmern sind die ausgesprochenen Kurzstreckenschwimmer ausgeschaltet worden, weil diese Gruppe zu klein war, um selbständig beurteilt werden zu können, andererseits aber das Resultat der Betrachtung der Langstreckenschwimmer verwischt hätte. Die Radfahrer wurden in Kurzstreckler (Bahnfahrer) und Langstreckler (Straßenfahrer) getrennt. Zum Vergleich mit meinen früheren orthodiagraphisch gewonnenen Werten mußte der Transversaldurchmesser der Fernaufnahme reduziert werden. Dies geschah auf Grund der Annahme, daß die randbildenden

Teile des Herzens etwa 10 cm von dem Film entfernt und entsprechend vergrößert seien. Es wurde dementsprechend ein Abzug von 5—8 mm (=5%) vorgenommen. Dann wurden 2 mm hinzuaddiert, die nach *Otten* den Unterschied zwischen der Größe des Transversaldurchmessers im Stehen und im Sitzen ausmachen.

Der so gewonnene Transversaldurchmesser wurde wie früher nach dem Vorgang von *Nicolai* und *Zuntz* zahlenmäßig in eine Größe der dritten Potenz verwandelt, um ihn in Beziehung zum Körpergewicht, das ja ebenfalls eine Größe der dritten Potenz ist, setzen zu können. Dies geschieht durch die lediglich aus rechnerischen Gründen gemachte Annahme, das Herzvolumen sei gleich dem Inhalt einer Kugel mit dem Radius des halben Transversaldurchmessers. Das so errechnete Herzvolumen kommt in den Zähler, das Körpergewicht in den Nenner unseres „Herzquotienten".

Ordnet man hiernach die Sportarten nach dem Verhältnis Herzvolum : Körpergewicht, so ergibt sich bis auf geringfügige Abweichungen die gleiche Reihenfolge wie bei den Untersuchungen von 1922. Die einzige krasse Ausnahme machen die Boxer, die damals die kleinsten Herzen hatten und jetzt eine deutliche Vergrößerung zeigen. Dies ist wohl, da *Deutsch* und *Kauf* 1923 ebenfalls bei den Boxern kleine Werte fanden, darauf zurückzuführen, daß der Boxsport nach dem Kriege in Deutschland erst anfing, zur Blüte zu kommen. Seine Vertreter 1922 waren noch sehr jung oder standen zum mindesten erst wenige Jahre unter dem Einfluß des Boxtrainings. Dies hat sich jetzt gründlich geändert. Eine geringe Vergrößerung gegen früher zeigen auch die Herzen der Schwerathleten, jedoch ist der Unterschied relativ nicht sehr bedeutend. Der Marathonlauf ist jetzt an die Spitze der Tabelle gerückt, während er früher, wenn man von den hier nicht vertretenen Skiläufern absieht, an vorletzter Stelle stand. Dies hat seinen Grund sicherlich darin, daß wir in dieser Disziplin am weitesten von der internationalen Klasse entfernt sind. Die in Amsterdam untersuchten Marathonläufer wiesen ein auch relativ viel größeres Können auf, als unsere Landsleute, während in anderen Sportarten der Unterschied nicht so groß war.

Ganz allgemein scheinen nach unserer Tabelle die Herzen aller Olympiateilnehmer ein wenig größer zu sein als die der Kampfspielteilnehmer von 1922. Die Erklärung hierfür wird zwanglos darin gefunden werden können, daß die ersten noch weit mehr ausgesuchte Leute sind und als „internationale" Vertreter ihres Landes im Durchschnitt noch mehr unter dem Einfluß ihrer Sportart stehen. Immerhin hat auch hier der Mehrkämpfer, Kurzstreckler und Schwimmer relativ kein größeres Herz als der Untrainierte.

Schwimmer (Kurzstrecken).

		M. r.	M. l.	T.	L. D.	red. T.
359	S.	3,9	9,0	12,9	30,8	12,5
368	B.	3,8	7,4	12,2	28,8	10,9
810	Sch.	5,2	9,4	14,6	27,4	14,1
479	M.	5,6	9,2	14,8	27,3	14,3
990	A.	5,1	8,9	14,0	29,7	13,5
261	V.	3,9	8,2	12,1	28,6	11,7
275	B.	5,2	8,8	14,0	30,3	13,5
879	v. E.	4,5	9,6	14,1	30,0	13,6
726	B.	4,2	7,7	11,9	26,0	11,6

Schwimmer (Langstrecken).

		M. r.	M. l.	T.	L. D.	red. T.
357	A.	4,9	10,1	15,0	28,0	14,5
483	T.	5,0	9,4	14,4	29,7	13,9
861	K.	4,4	10,8	15,2	30,4	14,7
	K.	3,5	9,5	13,0	28,8	12,4
	K.	4,7	8,5	13,2	29,0	12,5
260	de M.	4,3	8,7	13,0	25,8	12,4
885	van W.	4,8	7,5	13,3	29,0	12,9
829	K.	4,3	11,4	15,7	30,5	15,2
881	L.	4,8	9,4	14,2	29,4	13,5
258	Sch.	4,6	9,9	14,5	29,3	13,8
683	van S.	4,6	10,1	14,7	32,4	14,2
907	van S. (Brüder)	4,4	11,1	14,7	32,4	15,1
277	R.	5,8	9,3	15,1	29,4	14,6
906	N.	4,7	9,7	14,4	28,7	13,9
840	R.	4,3	8,7	13,0	28,6	12,6
911	M.	4,9	5,9	10,8	26,8	10,5
253	B.	5,1	8,5	13,6	27,7	13,2
262	D.	4,5	9,3	13,8	30,0	13,4

Boxer.

		M. r.	M. l.	T.	L. D.	red. T.
504	T., R.	5,0	7,9	12,9	24,3	12,5
503	O.	3,9	9,6	13,5	25,9	13,1
501	G.	3,9	9,0	12,9	26,2	12,5
502	O.	4,2	8,2	12,4	26,8	12,0
499	O.	4,2	9,0	13,2	22,8	12,8
487	A.	4,1	8,5	12,6	24,8	12,2
469	C.	4,6	8,1	12,7	30,9	12,3
958	B.	5,4	7,0	12,4	26,7	12,0
462	P.	3,2	10,2	13,4	26,9	13,0
727	W.	4,6	9,0	13,6	27,2	13,2
476	K.	4,1	7,0	12,0	25,0	11,6
742	P.	4,4	11,0	15,4	28,4	14,9
378	A.	4,4	7,9	12,3	24,6	11,9
456	Sch.	5,1	10,8	15,9	33,2	15,4
743	L.	5,5	8,7	14,2	28,3	13,7
874	D.	4,8	10,0	14,8	26,5	14,3
	D.	4,1	9,1	13,2	26,0	12,8
	S. O.	5,3	9,7	15,0	28,0	14,5

Mittelstreckenläufer.

	M. r.	M. l.	T.	L. D.	red. T.
335 D.	3,8	9,4	13,2	26,6	12,8
331 C.	5,7	7,7	13,4	27,8	13,0
332 I.	3,9	9,7	13,6	27,5	13,2
477 Z.	4,9	10,8	15,7	28,3	15,2
355 P.	4,2	10,6	14,8	28,3	14,3
336 G.	4,7	8,8	13,5	28,3	13,1
989 H.	4,0	10,7	14,7	28,4	14,2
998 E.	3,6	7,8	11,4	27,6	11,1
488 Z.	4,0	9,8	13,8	28,7	13,2
602 P.	4,9	7,8	12,7	29,6	12,3
508 C.	4,8	8,7	13,5	25,9	13,1
986 A.	5,1	8,6	13,7	27,2	13,3
981 W.	3,9	7,5	11,4	27,5	11,1
976 K.	4,5	7,1	11,6	29,5	11,3
549 F.	4,9	9,3	14,2	27,0	13,7
689 C.	6,6	8,5	15,1	28,0	14,6
442 M.	4,2	10,6	14,8	26,5	14,3
828 P.	5,3	8,2	13,5	28,3	13,1
506 M.	5,2	8,4	13,6	25,6	13,2
825 G.	5,0	6,0	11,0	27,2	10,7
791 A. H.	4,4	8,8	13,2	26,3	12,8
Dr. P.	4,1	9,5	13,6	26,5	13,2
856 D.	4,9	9,7	14,6	26,2	14,1
723 L.	4,1	10,4	14,5	28,7	14,0

Marathon- und Langstreckenläufer.

	M. r.	M. l.	T.	L. D.	red. T.
363 M.	4,7	9,6	14,3	26,0	13,8
364 B.	3,8	8,0	11,8	28,0	11,5
361 W.	5,7	10,1	15,8	30,8	15,3
366 McL.	6,2	9,4	15,6	29,0	15,1
354 H.	5,2	8,5	13,7	28,5	13,1
356 W.	4,7	9,0	13,7	23,5	13,3
702 R.	5,7	9,4	15,1	23,5	14,6
339 T.	5,9	9,2	15,1	28,7	14,4
365 T.	4,3	10,1	14,4	28,8	13,7
994 P.	6,2	11,5	17,7	29,0	17,1
341 K.	5,0	8,0	13,0	28,1	12,6
478 Y.	3,1	10,3	13,4	27,8	12,8
482 G.	4,7	9,0	13,7	26,1	13,3
500 N.	3,6	9,5	13,1	26,5	14,7
974 S.	5,7	8,1	13,8	26,1	13,4
B.	5,8	8,9	14,7	28,5	14,2
M.	4,3	9,3	13,6	27,4	13,2
862 O.	3,8	8,2	12,0	26,6	11,6
871 L.	4,3	9,0	13,3	28,7	12,9
718 Z.	4,0	10,2	14,2	29,0	13,7
717 M.	5,1	7,9	13,0	27,2	12,6
443 C.	5,3	8,1	13,4	26,3	13,0

Marathon- und Langstreckenläufer.

		M. r.	M. l.	T.	L. D.	red. T.
457	G.	5,8	8,9	14,7	28,6	14,2
446	K.	5,1	10,0	15,1	26,8	14,6
447	S.	5,4	9,5	14,9	29,5	14,4
444	K.	4,7	9,9	14,6	28,0	14,1
720	M.	4,5	10,2	14,7	30,3	14,3
722	L.	5,0	10,7	15,7	28,1	15,2
445	R.	6,4	10,2	16,6	28,8	16,0
650	St.	4,1	7,9	12,0	24,7	11,6
448	v. d. St.	4,9	7,9	12,8	22,9	12,5
	El.	4,5	8,5	13,0	26,4	12,6
	D.	5,4	8,7	14,1	26,3	13,6
	G.	4,9	7,8	12,7	26,2	12,4
827	G.	6,1	9,3	15,4	28,5	14,9
646	Z.	4,9	8,4	13,3	25,6	12,9
822	K.	4,6	8,9	13,5	27,4	13,1
824	R. v. L.	5,4	7,9	13,3	27,8	12,9
607	Vp.	4,2	10,2	14,4	29,2	13,9
692	V.	5,3	8,7	14,0	26,5	13,3
838	Ch.	4,3	6,5	10,8	24,2	10,5
655	8t.	4,2	8,3	12,5	26,4	12,1
635	L.	4,6	8,7	13,3	30,3	12,9
658	B.	5,7	7,0	12,7	28,5	12,4
736	M.	4,0	8,7	12,7	26,9	12,4

Mehrkämpfer.

		M. r.	M. l.	T.	L. D.	red. T.
328	P.	5,3	7,5	12,8	26,8	12,4
333	Aq. D.	6,0	9,8	15,8	26,8	15,3
1000	v. W.	6,7	7,0	13,1	28,2	12,7
818	M.	4,7	8,2	12,9	26,7	12,5
997	E. Y.	4,9	8,8	13,7	29,6	13,3
992	P.	4,6	6,8	11,4	25,8	11,1
988	M.	4,1	8,9	13,0	27,2	12,6
975	K.	3,7	9,1	12,8	25,0	12,4
480	O.	3,8	13,9	17,7	?	17,1
550	A.	4,2	9,6	13,8	31,3	13,4
672	R.	5,1	7,6	12,7	27,0	12,3
798	J.	4,7	8,9	13,6	28,8	13,2
860	D.	4,5	9,5	14,0	29,4	13,5
868	M.	3,2	10,1	13,3	29,3	12,9
869	K.	6,2	9,7	15,9	32,5	15,4
520	B.	4,1	10,5	14,6	32,0	14,1
—	N.	5,1	10,5	15,6	32,0	15,1
831	L.	3,9	8,3	12,2	27,3	11,8
715	C.	5,4	8,1	13,5	27,4	13,1
458	A.	5,8	8,0	13,8	?	13,4
728	K.	3,6	9,1	12,7	26,6	12,3
823	K.	4,3	11,4	15,7	30,4	15,2

Kurzstreckenläufer.

		M. r.	M. l.	T.	L. D.	red. T.
326	W.	4,5	8,4	12,9	29,1	12,5
349	F.	3,8	8,6	12,4	25,7	12,0
712	A.	4,3	8,7	13,0	29,4	12,6
329	V.	5,9	7,2	13,1	27,7	12,7
343	C.	4,4	9,1	13,5	27,3	13,1
334	G.	4,5	8,9	13,4	27,4	13,0
346	M.	5,6	7,2	12,8	28,8	12,4
701	G. D.	4,0	8,9	12,8	26,7	12,3
507	B.	4,3	8,2	12,5	27,3	11,9
327	H.	4,2	9,8	14,0	26,4	13,3
999	S.	4,4	11,0	15,4	30,4	14,7
493	R.	4,2	7,9	12,1	26,0	11,7
491	P.	4,1	7,9	12,0	27,7	11,6
995	B.	4,7	8,0	12,7	27,2	12,3
982	M.	4,7	7,6	12,3	28,2	11,9
980	H. B.	4,6	8,5	13,1	26,4	12,7
978	W.	3,6	6,7	10,3	27,7	10,0
486	A.	3,6	9,0	12,6	24,1	12,0
338	O.	4,2	8,2	12,4	24,5	12,0
489	Y.	5,1	7,9	13,0	27,2	12,6
497	S.	3,7	9,0	12,7	26,1	12,3
691	Z.	4,4	9,1	13,5	27,1	13,1
857	K.	4,9	8,7	13,6	27,0	13,2
—	G.	4,1	10,3	14,4	29,0	13,9
713	M.	4,2	9,5	13,7	25,7	13,3
653	H.	4,9	9,6	14,5	27,8	14,0
820	B.	3,9	10,1	14,0	27,2	13,9
—	C.	5,2	8,9	14,1	27,7	13,6
—	D.	4,2	9,6	13,8	27,0	13,4
708	P.	3,6	8,8	12,4	26,8	12,0
878	B.	4,3	8,5	12,8	28,0	12,4
739	D.	3,7	7,4	11,1	27,1	10,8
887	K.	4,8	9,0	13,8	28,2	13,4

Ruderer.

		M. r.	M. l.	T.	L. D.	red. T.
961	Z.	4,3	10,1	14,4	27,1	13,9
463	M.	6,3	9,0	15,3	29,5	14,8
965	H.	4,8	10,0	14,8	28,0	14,3
964	R.	5,6	11,2	16,8	30,1	16,2
963	R.	4,8	9,5	14,3	30,5	13,8
962	G.	6,4	10,2	16,6	28,5	16,0
687	G.	4,3	10,4	14,7	29,1	14,2
678	A.	4,4	10,3	14,7	28,8	14,2
972	F.	4,4	7,6	12,0	28,5	11,6
682	H.	8,6	9,3	13,9	27,4	13,5
675	C.	4,9	10,0	14,9	28,0	14,4
640	B. M.	6,5	9,0	15,5	27,7	15,0
492	H. M.	5,3	9,3	14,6	30,0	14,1

Ruderer.

		M. r.	M. l.	T.	L. D.	red. T.
490	C. H.	6,2	9,6	15,8	28,7	15.3
494	K.	4,6	8,6	13,2	27,2	12,8
968	D.	4,6	10,2	14,8	28,4	14,3
973	M.	4,3	11,0	15,3	29,3	14,8
866	K.	4,9	7,6	12,5	27,8	12,1
865	C.	4,1	10,0	14,1	28,7	13,6
381	H.	3,5	10,0	13,8	?	13,4
863	B.	5,6	9,8	15,4	28,3	14,9
551	M.	3,9	9,6	13,5	29,5	13,1
455	van B.	5,0	9,6	14,6	29,8	14,1
872	D.	5,3	9,3	14,6	30,2	14,1
796	W.	6,1	7,2	13,3	30,2	12,9
901	De K.	5,7	7,2	13,9	25,6	13,5

Radfahrer, Kurzstrecken.

		M. r.	M. l.	T.	L. D.	red. T.
360	J. G. D.	6,3	9,2	15,5	26,5	15,0
604	A. M.	3,8	9,4	12,2	25,3	11,8
367	F. J.	4,3	8,2	12,5	28,0	12,1
348	W.	5,4	9,7	15,1	27,8	14,6
362	R.	4,0	10,8	14,8	26,5	14,3
979	D.	4,7	11,2	15,9	26,0	15,4
813	A. H.	4,3	8,4	12,7	28,0	12,3
875	J. P.	4,2	9,2	13,4	30,2	13,0
450	L.	4,2	9,0	13,2	26,4	12,8
539	Z.	6,2	9,8	16,0	29,4	15,4
596	S.	5,0	9,5	14,5	26,6	14,0
505	G.	4,5	7,7	12,2	25,8	11,8
453	K.	4,6	9,1	13,7	26,5	13,3
—	B.	5,1	9,1	14,2	27,9	13,7
—	D.	4,0	8,8	12,8	24,9	12,5
—	S.	4,7	8,3	13,0	27,5	12,6

Radfahrer, Langstrecken.

		M. r.	M. l.	T.	L. D.	red. T.
876	L.	5,3	8,3	13,6	27,4	13,2
484	E. L.	5,4	9,4	14,8	27,8	14,3
485	J.	4,0	8,6	12,6	26,6	12,2
814	R.	4,9	9,1	14,0	28,6	13,5
475	J.	4,6	8,8	13,4	28,0	13,0
543	A.	5,2	9,0	14,2	30,0	13,7
669	M.	5,4	9,7	15,1	27,4	14,6
—	M.	5,7	10,2	15,9	30,4	15,4
449	J.	5,1	8,3	13,4	27,1	13,0
547	N.	4,3	8,7	13,0	27,2	12,6
374	K.	5,1	10,4	15,5	29,4	15,0
698	E.	6,2	10,1	16,3	29,7	15,7
696	K.	6,8	8,7	15,5	29,1	15,0
700	S.	4,9	9,1	14,0	28,6	13,5

Schwerathleten.

		M. r.	M. l.	T.	L. D.	red. T.
358	McC.	4,8	10,4	15,2	29,3	14,7
359	L.	5,2	8,9	14,1	28,0	13,4
351	F.	5,1	7,6	12,7	30,5	12,1
993	T.	4,3	9,7	14,0	30,3	13,4
345	B.	3,4	9,4	12,8	23,7	12,4
991	D.	5,3	8,4	13,7	24 5	13,3
342	H.	5,9	8,2	14,1	27,8	13,6
987	W.	5,7	10,2	15,9	?	15,4
474	Z.	4,7	9,5	14,1	27,8	13,6
481	V.	4,2	9,7	13,9	28,4	13,5
680	B.	4,6	9,4	14,0	25,9	13,5
467	V.	5,3	12,1	17,4	?	16,8
466	H.	3,6	10,0	13,6	26,0	13,2
379	K.	4,8	11,1	15,9	28,1	15,4
969	L.	4,2	9,4	13,6	29,0	13,2
674	K.	5,2	8,8	14,0	31,6	13,5
472	V.	3,3	9,2	12,5	27,4	12,1
498	P.	6,2	10,4	16,6	30,0	16,0
465	K.	4,6	9,2	13,8	28,0	13,4
867	L.	4,6	10,4	15,0	29,0	14,5
540	M.	5,2	8,2	13,4	27,7	13,0
577	G.	4,4	9,6	14,0	30,7	13,5
971	G.	4,7	8,1	12,8	24,6	12,4
864	P.	4,6	9,6	14,2	27,6	13,7
541	L.	5,1	12,1	17,2	31,3	16,6
—	D.	4,9	10,1	15,0	29,2	14,5
—	LeF.	4,6	8,8	13,4	27,6	13,0
542	V.	5,0	9,6	14,6	30,8	14,1

Will man die Herzgröße nach dem korrelativen Meßverfahren beurteilen (s. unterer Teil der Tabelle), so muß auf einen Teil der Fälle verzichtet werden, da nicht von allen die erforderlichen Maße genommen wurden. Es bleiben 196 Fälle übrig. Stellt man ihrem Transversaldurchmesser, der für die einzelnen Sportarten getrennt errechnet wurde, den nach *Rautmann* ermittelten Sollwert gegenüber, so ergeben sich auch hier Differenzen, die für die betreffende Sportart charakteristisch sind. Die Reihenfolge der Sportarten ändert sich etwas, aber nicht grundsätzlich. Teilt man die nebeneinanderstehenden Sportzweige in Gruppen zu dreien ein, wobei die Schwerathletik ausgelassen wird, so sieht man, daß diese 3 Gruppen ihre Stellung völlig behalten haben. Nur innerhalb der Gruppen sind Verschiebungen eingetreten.

Die Abweichung gegenüber den Sollwerten schwankt von — 1,47 cm bis + 0,22 mm, liegt also weit außerhalb der Fehlergrenze. Auffällig ist nur, daß alle Abweichungen mit Ausnahme des Marathonlaufes negativ sind. Sollten die Olympiakämpfer kleinere Herzen haben als

Berechnung nach dem Herzquotienten.

	Mehrkampf	Kurz-streckenlauf	Lang-strecken-schwimmen	Schwer-athletik	Mittel-streckenlauf	Kurz-strecken-radfahren	Boxen	Rudern	Lang-strecken-radfahren	Marathon-lauf
Anzahl	23	33	19	28	24	16	18	25	14	46
Gewicht	79,06	66,05	79,51	79,43	65,28	69,52	61,18	75,20	68,62	59,39
Transversaldurchmesser	13,36	12,65	13,57	13,85	13,13	13,41	13,04	14,06	13,91	13,47
Herzquotient	$\frac{1}{63,3}$	$\frac{1}{62,3}$	$\frac{1}{60,8}$	$\frac{1}{56,8}$	$\frac{1}{55,1}$	$\frac{1}{55,1}$	$\frac{1}{52,7}$	$\frac{1}{51,7}$	$\frac{1}{48,7}$	$\frac{1}{46,4}$
Herzquot. der Kampfspielteilnehmer 1922	—	—	—	—	—	—	—	—	—	—
	Berechnung nach dem korrelativen Meßverfahren.									
Anzahl	19	22	15	23	19	13	16	25	13	31
Größe	181	174	176	172	175	171	170	180	171	167
Gewicht	78,0	66,7	80,5	78,0	65,6	69,5	60,1	74,8	68,4	60,1
Brustumfang	95,5	89,0	101,8	101,1	90,1	91,0	93,4	96,0	92,4	88,4
Transversaldurchmesser	13,28	12,52	13,63	14,37	13,16	13,52	12,96	14,13	13,79	13,42
Soll nach *Rautmann*	14,4	13,4	15,1	15,1	13,4	13,9	13,5	14,2	13,9	13,2
Differenz	−1,12	−0,88	−1,47	−0,73	−0,24	−,38	−0,54	−0,07	−0,11	+0,22

nichttrainierte Gesunde? Man wird wenig geneigt sein, dies zu glauben. Da das gleiche Verhalten auch beim Vergleich der Herzen der Kampfspielteilnehmer vorliegt, bleibt nur die schon früher von mir angedeutete Vermutung übrig, daß die Werte von *Rautmann* zu hoch sind. Die Gründe hierfür vermag ich allerdings nicht zu übersehen.

Bei dieser Annahme würde sich übrigens auch die Beobachtung von *Hug* erklären, der bei den Olympiaskiläufern Herzgrößen fand, die dem Soll von *Rautmann* entsprachen, dagegen bei den Eishockeyspielern, deren Anstrengung eine kleinere ist als die der Langläufer, kleinere Herzen feststellte. Verglichen mit unseren Werten, würden die Skilangläufe zu den Sportarten mit erheblicher Herzvergrößerung gehören, wie ich es immer behauptet habe. Nach den *Hug*schen Angaben berechnet, haben seine Skiläufer einen Herzquotienten von $\frac{1}{48,6}$, seine Eishockeyspieler einen solchen von $\frac{1}{55,6}$. Berücksichtigt man, daß er anscheinend die Masse der Fernaufnahmen nicht reduziert hat, so verkleinern sich die Werte für die Herzen etwa um 7 Punkte. Aber auch dann noch sind die Skiläuferherzen als vergrößert zu betrachten. Es ist jedoch ein Vergleich mit den *Hug*schen Werten nicht ohne weiteres möglich, da er auch Sprungläufer und Patrouillenläufer verwertet hat und zwei Drittel seines Materials auf Fernzeichnungen beruht. Auch sind gewisse technische Einzelheiten der Methodik aus seiner Darstellung nicht ersichtlich.

Mit den vorliegenden Untersuchungen glaube ich den endgültigen Beweis für die Richtigkeit meiner früheren Behauptung geliefert zu haben, daß die Dauersportarten wie Radfahren, Rennrudern, Langstreckenlauf, Skilanglauf in Beziehung zum Körpergewicht erhebliche Herzvergrößerungen hervorrufen. Diese Behauptung, die von *Rautmann* mehrfach bekämpft wurde, war von vornherein schon theoretisch durch die Überlegung gerechtfertigt, daß jede wettkampfmäßig ausgeführte Dauerleistung das Herz durch die entstehende Dauerbelastung (Arbeit an der Grenze der Leistungsfähigkeit, die durch das Anwachsen des O_2-Debts bestimmt wird) weit mehr anstrengt als die Skelettmuskulatur, die in der Zeiteinheit oft kaum mehr zu leisten hat, als bei einem Spaziergang, ein Unterschied, der bei Schnelligkeitsleistungen wegfällt. Daß aber ein solcher Unterschied in der Belastung sich auch in der Größenentwicklung des Organs ausdrücken muß, ist nur selbstverständlich.

Es könnte nach diesen Ausführungen so scheinen, als ob nun in *allen* Fällen in den betreffenden Sportarten eine entsprechende Herzvergrößerung vorhanden sein *müsse*. Dies ist keineswegs der Fall. Die Variationsbreite ist vielmehr sehr erheblich, und unsere Feststellungen betreffen nur das *durchschnittliche* Verhalten. Besser als alle Tabellen wird dies durch die Röntgenbilder einiger Herzen bewiesen. In den Abb. 1—6 sieht man typische Beispiele von Herzvergrößerung aus verschiedenen Sportarten, die zum Teil noch weit über den Durchschnitt hinausgehen. Angesichts solcher Bilder wird niemand an dem Vorhandensein der von mir behaupteten auch relativen Herzvergrößerung zweifeln können. Abb. 7 zeigt demgegenüber das Herz des besten Sprinters in Amsterdam ohne die geringste Neigung zu Vergrößerung, entsprechend unseren Durchschnittsbefunden.

Dagegen zeigt uns die Abb. 8 das Herz eines Ruderers (Skullers), das wir eigentlich als vergrößert erwartet haben, ohne diese Veränderung. Es bleibt sogar erheblich unter der Norm, obwohl es sich gerade hier um einen ausgezeichnet trainierten Mann handelt. Dies Beispiel zeigt deutlich, daß auch in bezug auf die Veränderungen am Herzen das konstitutionelle Moment berücksichtigt werden muß. Ebenso wie die Menschen mit graziler Skelettmuskulatur sehr oft trotz ausgiebigster Betätigung keinen Muskelzuwachs zeigen, gibt es offenbar auch Herzen, die nicht in der gewöhnlichen Weise reagieren. Diese Fälle, von denen übrigens *Deutsch* und *Kauf* schon einige beschrieben haben, bilden aber die Ausnahme.

Anhangsweise sei erwähnt, daß wir in 2 Fällen röntgenologisch Tuberkulose feststellen konnten. Einmal handelte es sich um einen sicher aktiven Prozeß mit bronchogener rechtsseitiger Aussaat bei einem spanischen Mittelstreckler, der freilich aus der Konkurrenz zurückgezogen war, das andere Mal um einen deutschen Boxer mit einer anscheinend inaktiven, das eine Spitzenfeld ausfüllenden Gruppe von Herden.

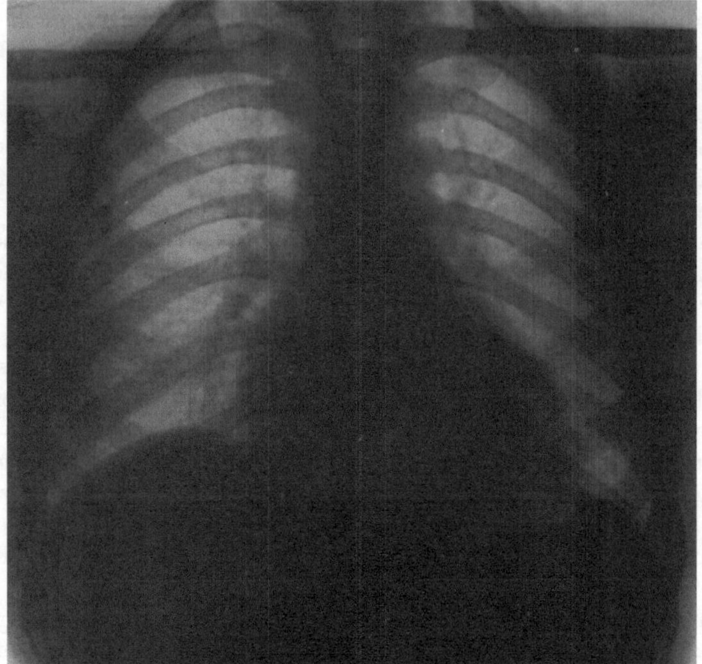

Abb. 1. 463. Ruderer. Sieger im Riemenzweier. 81,2 kg.

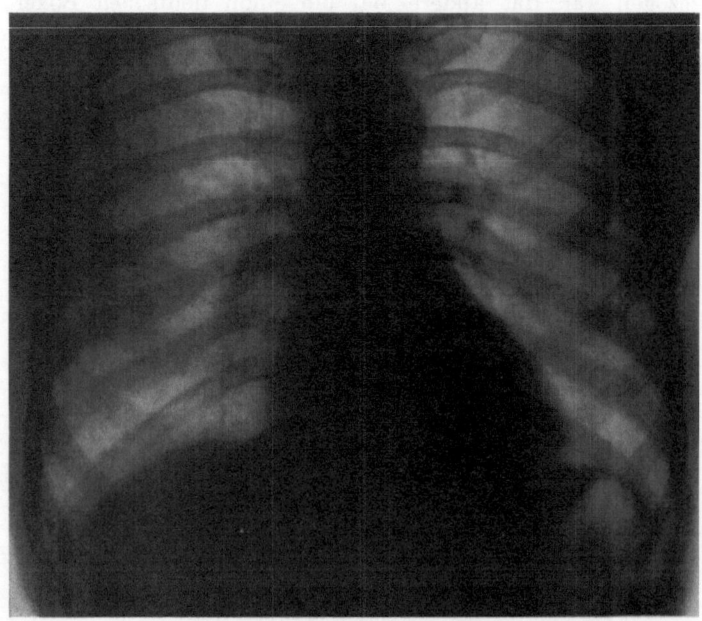

Abb. 2. 720. Finnischer Marathonläufer. 65,4 kg.

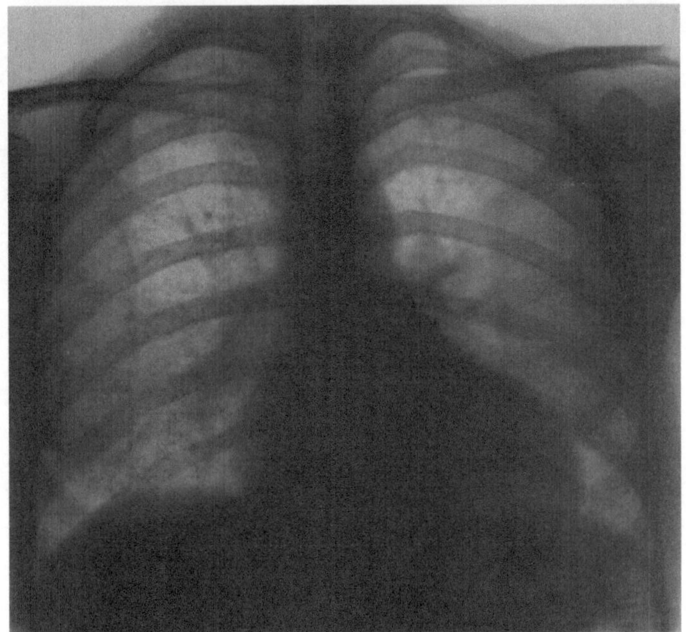

Abb. 3. 722. Finnischer Marathonläufer. 60,9 kg.

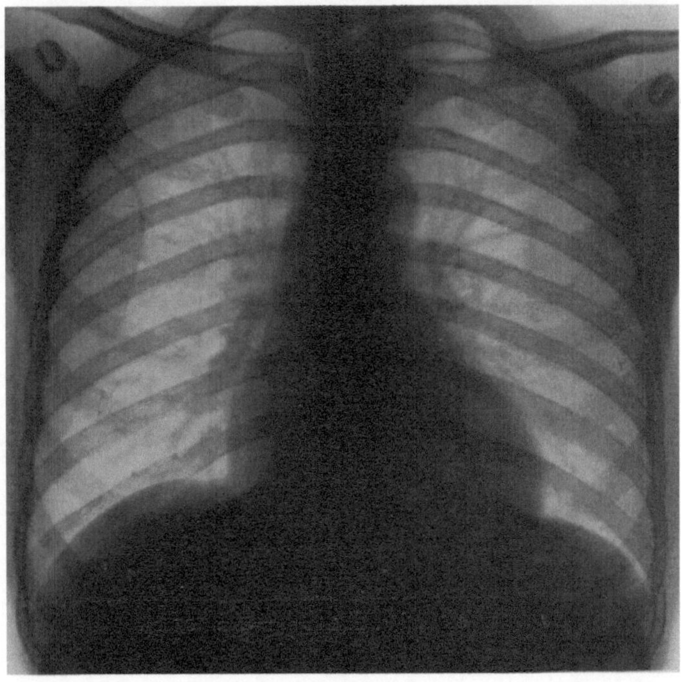

Abb. 4. El. ohne Lab.-Nr. Sieger im Marathonlauf. 53,0 kg.

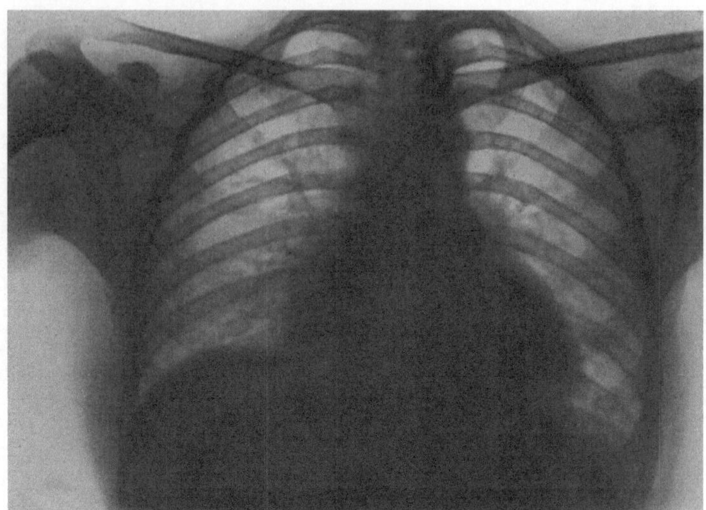

Abb. 5. 994. Zweiter im Marathonlauf. 71 kg.

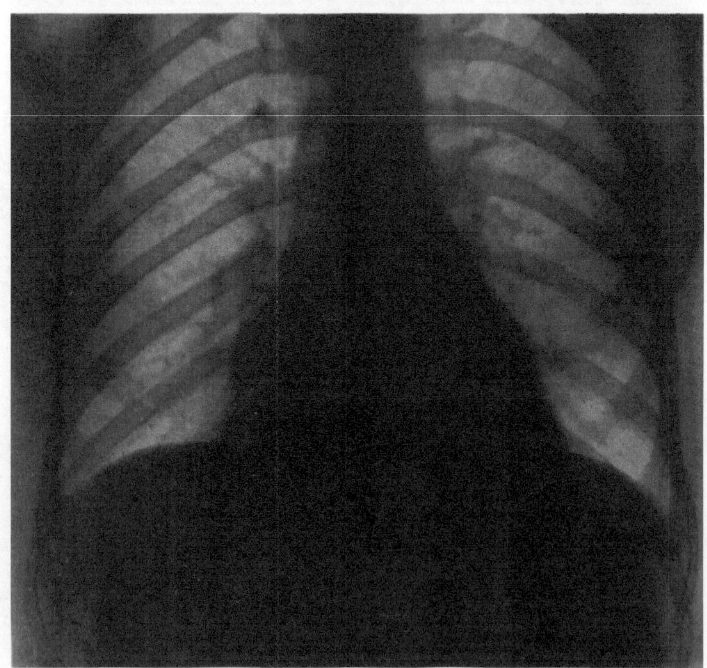

Abb. 6. 640. Sieger im Riemenzweier. 79,5 kg.

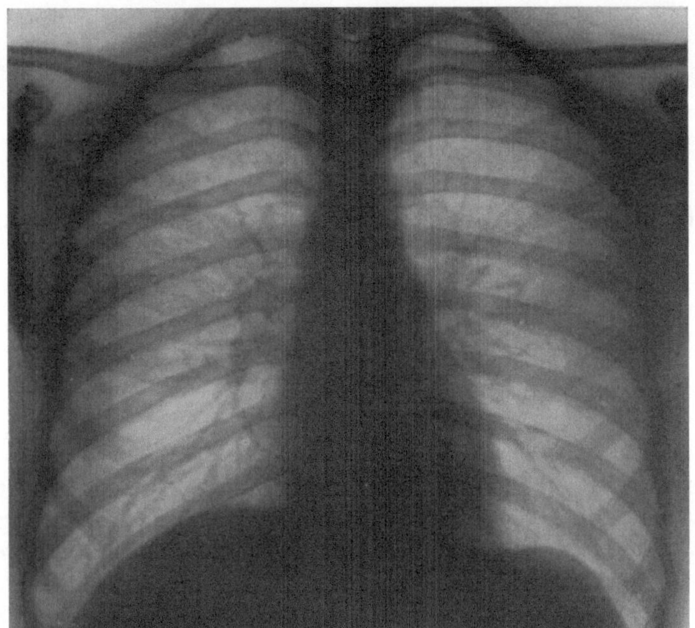

Abb. 7. 978. **Meister im 100-m- und 200-m-Lauf. 60,0 kg.**

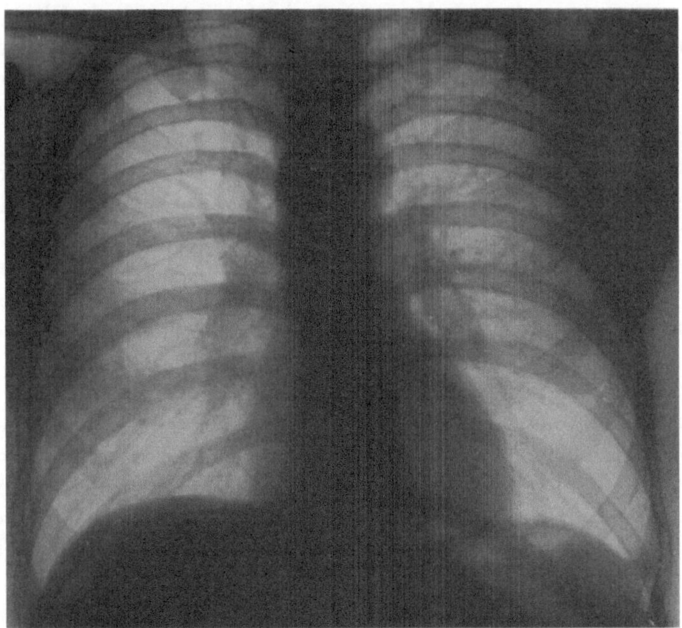

Abb. 8. 972. **Deutscher Meisterskuller. Ausgesprochen kleines Herz. 74,5 kg.**

Elektrokardiographische Untersuchungen der Amsterdamer Olympiadekämpfer.

Von

S. Hoogerwerf, Leiden.

Mit 20 Textabbildungen.

I. Einleitung.

Wie aus der auf S. 120 aufgenommenen Tabelle ersichtlich ist, war das Material der Amsterdamer Olympiade zu verschiedenartig, um bei einer statistischen Bearbeitung zuverlässige Resultate zu erzielen.

Auch auf eine tabellarische Übersicht von den Größenveränderungen der verschiedenen Zacken der Elektrokardiogramme (Ekg) vor und nach den Anstrengungen habe ich verzichtet. Denn die Größenveränderung in einer der 3 Ableitungen hat im allgemeinen wenig, oder wenn man das Überwiegen der einen Kammer ausschaltet, gar keinen Wert. Nur wenn die 3 Ableitungen gleichzeitig registriert worden wären, würde diese Tabelle wertvoll sein; dann würden vielleicht die zu berechnenden Größen- und Richtungsveränderungen des „Manifesten Potentialunterschiedes" vor und nach dem Kampf uns überrascht haben. Die Technik ist leider zu kompliziert, um die gleichzeitige Registrierung der drei Ableitungen bei so einer Massenuntersuchung durchzuführen. Dieser Teil der elektrokardiographischen Athletenuntersuchungen kann vorläufig nur in einem speziell dazu eingerichteten Laboratorium stattfinden, wo man ganz ruhig drei verschiedene Saitengalvanometer bedienen kann. Es wäre wünschenswert, diese Untersuchung anzustellen, um mit Sicherheit festzustellen, ob die Veränderungen im Ventrikelkomplex Folge einer Drehung des Herzens oder anderer Natur sind.

Doch haben auch die Amsterdamer und andere Untersuchungen ihren Wert. Solch merkwürdige Formen zeigen verschiedene dieser Ekg, daß sie allein schon die Mühe reichlich lohnen. Außerdem bilden alle diese Ekg die Grundlage für eine Statistik, welche bearbeitet werden kann, sobald eine größere Anzahl von Ekg, evtl. vervollständigt mit denen anderer Untersucher, zur Verfügung steht.

Wir können dem Vorstand des „Stadionlaboratoriums", Herrn Prof. Dr. *F. J. J. Buytendijk* nicht genug dankbar sein, das wunderschöne Menschenmaterial für uns gesammelt zu haben. Mögen die Ergebnisse dieser Untersuchungen ihm die Befriedigung geben, die nach der mühevollen Organisation so sehr verdient und ihm herzlich gegönnt ist! Herrn *M. J. Cproot* danke ich bestens für seine treue Hilfe.

II. Methodisches.

Für die Registrierung der Athleten-Ekg habe ich das neue Einthoven-Saitengalvanometer benutzt. Zu beziehen von „Eiga. C. V.“ Kloksteeg, Leiden, Holland. Dieses Galvanometer hat bei einem Energieverbrauch von nur 9 Watt (6 Volt und 1,5 Are) eine Feldstärke von 23000 Gauß.

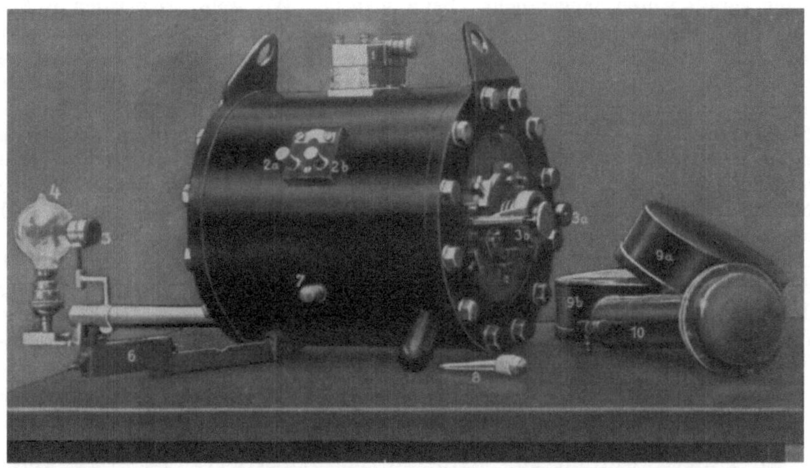

Abb. 1. Das benutzte neue Einthoven-Saitengalvanometer.
1 = Spannvorrichtung; 2a u. b = Anschlußklemmen des Feldstroms; 3a u. b = grobe und feine Mikroskopeinstellvorrichtung; 4 = Wolframbogenlampe; 5 = Kollektor; 6 = Saitenhalter; 7 = Druckschraube für den im Saitengalvanometer gesetzten Saitenhalter; 8 = Handgriff des Saitenhalters; 9a u. b = Galvanometerdeckel, die auf Grund- und obere Fläche montiert werden können; 10 = Staubfreie, mit Wasserstoff gefüllte Schutzdose für den Saitenhalter.

Bei der üblichen 2000fachen Vergrößerung erreicht die Saite, bei der gewünschten Empfindlichkeit ihren Ausschlag in wenigen tausendstel Sekunden. Die Eichungen zeigen, daß die Empfindlichkeit immer auf 1 cm Ausschlag für einen Spannungsunterschied von 1 Millivolt eingestellt war, indem der Athlet einen Teil des Stromkreises bildete, so daß unverzerrte Kurven erhalten worden sind.

Alle Ekg wurden in 3 Ableitungen registriert, und in jeder dieser Ableitungen wurde immer eine Spannungsdifferenz von 1 Millivolt eingeschaltet, um später die Empfindlichkeit genau im absoluten Maß kennenzulernen. Die Größenänderungen, welche mehrere Ekg nach dem Kampf zeigen, können also nicht die Folge einer Änderung der Saitenempfindlichkeit sein. Für die Reproduktion ist soviel wie möglich ein eichungsfreier Teil der Kurven gewählt worden. Nur in einem Fall habe ich dieses nicht durchführen können. Die Ekg sind direkt auf Papier registriert worden, das sich immer mit einer Geschwindigkeit von

25 mm pro Sekunde fortbewegte. Ein kleines Speichenrad markierte im allgemeinen die Zeit in 25stel Sekunden. Für die Beleuchtung gebrauchte ich eine Punktlichtlampe, wofür der Strom von einem Motorgenerator geliefert wurde[1].

Das Galvanometer, die photographische Kamera und der zu untersuchende Athlet fanden nebeneinander einen Platz in dem großen Saal des Stadionlaboratoriums. Das Sonnenlicht, das durch 4 Fenster in den Saal hineinschien, hat die Qualität der Photogramme nicht beeinträchtigt. Um das Galvanometer so viel wie möglich vor den längs der Oberfläche der Betonmasse fortgeleiteten Schwingungen zu schützen, war auf dem Fundament ein steinerner Tisch gemauert, auf dem das Galvanometer aufgestellt wurde. In der Tat waren die Störungen dieser Art so klein, daß man sie außer Betracht lassen kann.

Große Schwierigkeiten gab die elektrische Isolation. Die zu untersuchenden Athleten setzten sich auf einen von der Erde isolierten Stuhl. Die beiden Hände und der linke Fuß wurden in Gefäße, welche mit einer heißen 20proz. Kochsalzlösung gefüllt waren, eingetaucht. Beim schnellen Wechseln, es wurden 10 Personen pro Stunde untersucht, war der Fußboden bald von Salzlösung durchtränkt, so daß die Isolation vollkommen verloren war. Hierdurch läßt sich der Einfluß der Elektrizitätsleitung (220 Volt und 50 Perioden) erklären; es ist klar, daß die Amplituden der Schwingungen mit dem Feuchtigkeitsgrad des Bodens wechselten. Die Mehrzahl der Kurven zeigt kaum sichtbare Wechselstromzacken, indem in ungünstigeren Fällen die Zacken noch nicht 1 mm hoch sind. Daß diese Störungen nicht Folge einer Induktion auf das Galvanometer sind, geht u. a. hervor aus dem völligen Fehlen eines Einflusses der Röntgenapparate und der Jupiter-Wechselstrombogenlampe, obgleich diese in der unmittelbaren Nähe des Elektrokardiographen aufgestellt waren. Schließlich sei darauf hingewiesen, daß gar nicht alle feinen Zacken im Ekg Folge einer Wechselstrominduktion sind. Die oszillierenden Aktionsströme der Hautmuskeln u. a., obgleich sie unregelmäßig sind, können Wechselströme vortäuschen. Besonders bei nervösen Menschen können sie die Kurve bedeutend verunstalten.

III. Ergebnisse.

Im ganzen wurden 260 Athleten-Ekg registriert. Die Sammlung umfaßt die Kurven von:

31 Marathonläufern und 14 anderen Langstreckenläufern,
11 Mittelstreckenläufern;
12 Sprintstreckenläufern;
16 Gewichthebern:
17 Boxern;
9 Ringern;
26 Ruderern;
27 Radrennern;
16 Turnern;
5 Fechtern;
7 Schwimmern;
7 Wasserballspielern;
14 Damenathleten.

---

[1] Herrn *Terpstra*, Ingenieur der „Gemeentelijke Electriciteits-bedrijven“, sage ich herzlichen Dank für den Gebrauch des Motorgenerators.

Mehrere dieser Athleten wurden außerdem gleich nach dem Kampf elektrokardiographiert.

Zur Besprechung der erzielten Ergebnisse würde ich auf verschiedene Weise eine Einteilung machen können, z. B.:

a) nach der Sportabteilung;
b) nach der Nationalität oder Rasse;
c) nach den sportlichen Erfolgen;
d) nach der Übereinstimmung der Form der Ekg;
e) nach typischen Besonderheiten.

Jedoch die Sammlung ist aus so vielen ungleichartigen Elementen zusammengestellt, daß in jeder Hinsicht nur kleine Zahlen zur Verfügung stehen; darum werde ich einen Teil der Ekg besprechen, die einerseits an sich interessant sind, andererseits als Typus einer größeren Gruppe gelten können. Die wiederholt vorkommenden merkwürdigen Formabweichungen werden sich später vielleicht als charakteristisch für das Athletenherz herausstellen.

Damit in diesem scheinbaren Chaos ein bestimmter Weg befolgt wird, werde ich nacheinander die Zacken und Pausen des Ekg einer Besprechung unterwerfen.

A. Die P-Zacke.

Wenn man die P-Zacken einer Anzahl Athleten-Ekg beobachtet, dann fällt die geringe Höhe dieser Zacke in den 3 Ableitungen auf. Die mittlere Höhe stimmt kaum mit einem Potentialunterschied von

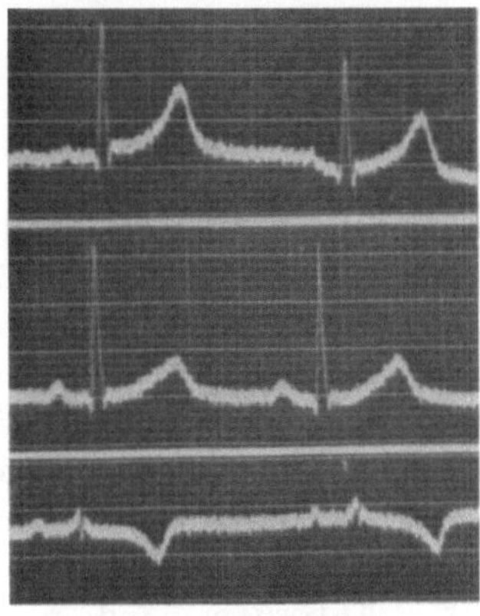

Abb. 2. Ekg eines Marathonläufers vor dem Kampf.

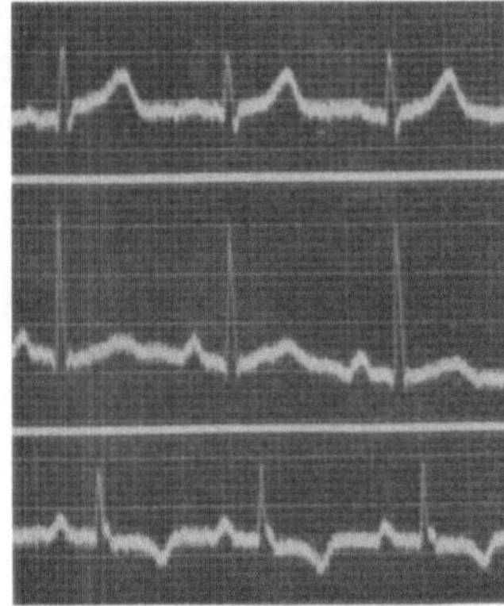

Abb. 3. Dasselbe Ekg nach dem Kampf.

10^{-4} Volt überein. Großenteils wird dieses die Folge eines starken Vaguseinfluß sein, der sich auch äußert in der geringen Pulsfrequenz dieser gut trainierten Athleten. Wenn nach einer schweren Anstrengung der Vagustonus schwächer geworden ist, zeigt sich denn auch eine nicht unbeträchtliche Höhevermehrung (Abb. 2 und 3).

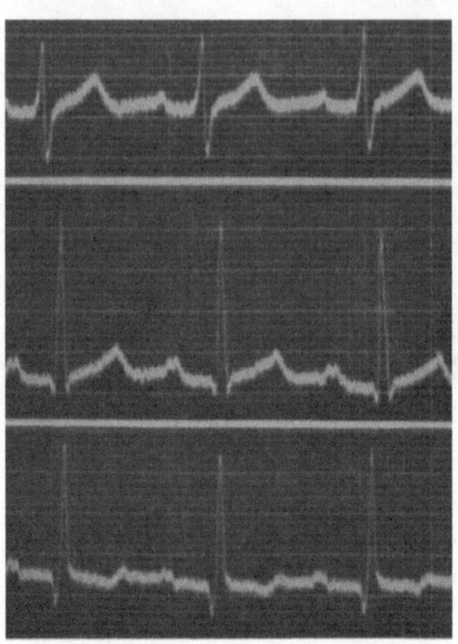

Abb. 4. Verdoppelte P-Zacken. Jeder Teilstrich der Abszisse korrespondiert mit 0,02 Sek.

Meistens sieht man diese niedrige P-Zacke im Zusammenhang mit einer enggezogenen Form, ebenfalls eine Folge des Vagustonus, der öfters auch Ursache ist der gespalteten oder doppelten Zacken. In Abb. 4 sieht man eine recht deutliche Spaltung der P-Zacke in die Ableitungen II und III, während P_{III} die Verlängerung demonstriert.

Es ist bekannt, daß in diesen Fällen eine Verkürzung der refraktären Periode diesen Zustand in Vorhofflimmern umändern kann. In der Klinik wird eine solche Entwicklung des Vorhofflimmern wiederholt beobachtet. Aus diesem Grunde wird es der Mühe wert sein, dieses Symptom auch im späteren Leben der Athleten zu verfolgen. Merkwürdig ist in dieser Hinsicht das Ekg

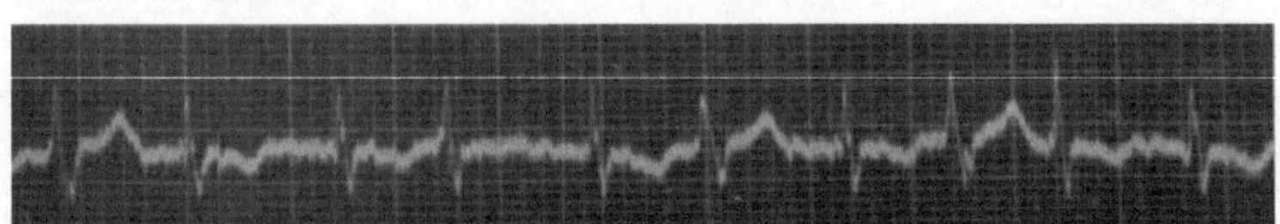

Abb. 5. Ableitung II eines Marathonläufers gleich nach seinem Rückgang in das Stadion.

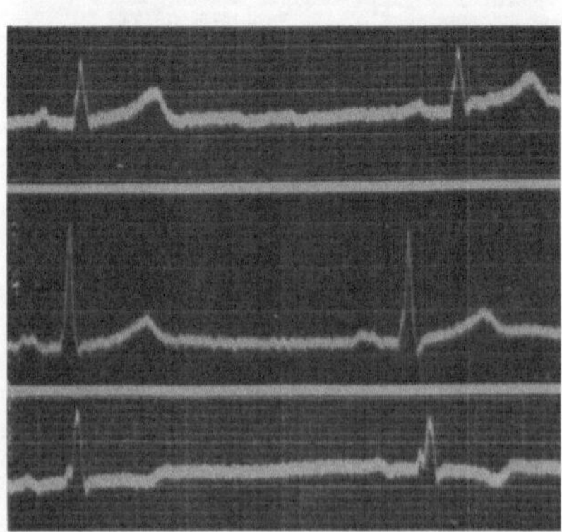

Abb. 6. Bradykardie; 30 Herzkontraktionen pro Minute.

eines Marathonläufers, das diese Meinung verstärkt. In Abb. 5 ist das gleich nach dem Marathonlauf registrierte Ekg wiedergegeben. P-Zacken sind darin nicht zu sehen, indem die vollkommene Unregelmäßigkeit der Kammern Vorhofflimmern wahrscheinlich macht. Außerdem sind in der Kurve ventrikuläre Extrasystolen in Form der Lävogramme anwesend.

Richten wir jetzt die Aufmerksamkeit auf die Frequenz der Herzkontraktionen. Die mittlere Frequenz beträgt in Ruhe 50. Eine Menge der Kurven zeigt Frequenzen von 40, während ich sogar in einigen Fällen nur 30 Herzkontraktionen pro Minute feststellen konnte (Abb. 6).

Merkwürdigerweise fühlen sich die Athleten trotz dieser starken Bradykardie vollkommen wohl. Sogar Extrasystolen sind außerordent-

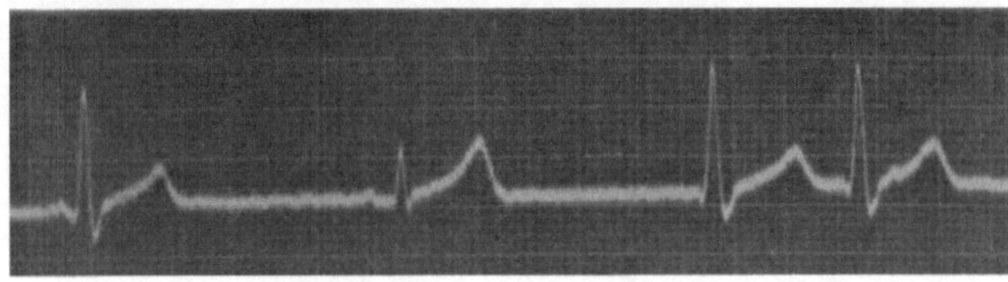

Abb. 7. Extrasystolie.

lich selten, trotz der langen Herzpausen. Ein Beispiel der seltenen Extrasystolen ist in Abb. 7 gegeben. Der kleine Komplex stellt die normale Kammerkontraktion dar, während die drei anderen Komplexe ventrikuläre Extrasystolen sind. In dem anakroten Teil der zweiten Phase des letzten Komplexes ist die P-Zacke sichtbar, ebenso wie unmittelbar vor dem Anfang der ersten Extrasystole. Aus dem weiteren Teil der Kurve geht hervor, daß die Frequenz 50 betrug.

B. Das P-Q-Intervall.

Wenn man den Zeitverlauf zwischen der P- und Q-Zacke einer kritischen Betrachtung unterwirft, dann zeigen die Athleten-Ekg auch in dieser Hinsicht Abweichungen von der Norm. *Lewis* nimmt als äußerste Grenze der normalen Dauer 0,21 Sekunden an. Damit gibt er, wie er ausführlich darlegt, diese Zeit viel länger an als andere Untersucher. Sehr viele der Amsterdamer Olympiadekämpfer zeigen ein langes P-Q-Intervall. Wiederholt findet man 0,20 Sekunden, während eine Zeitdifferenz von 0,24 Sekunden gar nicht selten ist (s. Abb. 8). Meiner Meinung nach ist diese Erscheinung ebenso Folge des starken Vaguseinflusses, der nicht nur die Fortpflanzungsgeschwindigkeit der Kontraktionswelle verringert, sondern auch die Reizleitung verzögert. In einem Falle ist die Verzögerung so groß, daß sie die Ursache einer Leitungsstörung wurde. In Abb. 9 ist

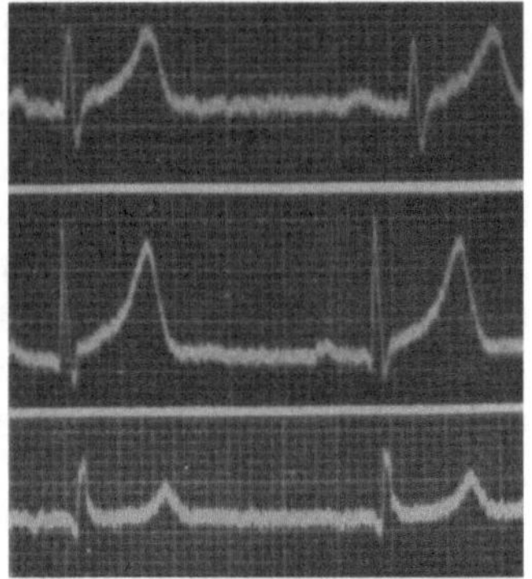

Abb. 8. P-Q-Intervall von 0,24 Sek.

das Ekg eines Boxers dargestellt, das leider reichlich mit Eichungen versehen ist. Nach je drei normalen Kontraktionen, deren P-Q-Intervall jedoch jedesmal größer ist, fällt eine Kammerkontraktion aus. Die

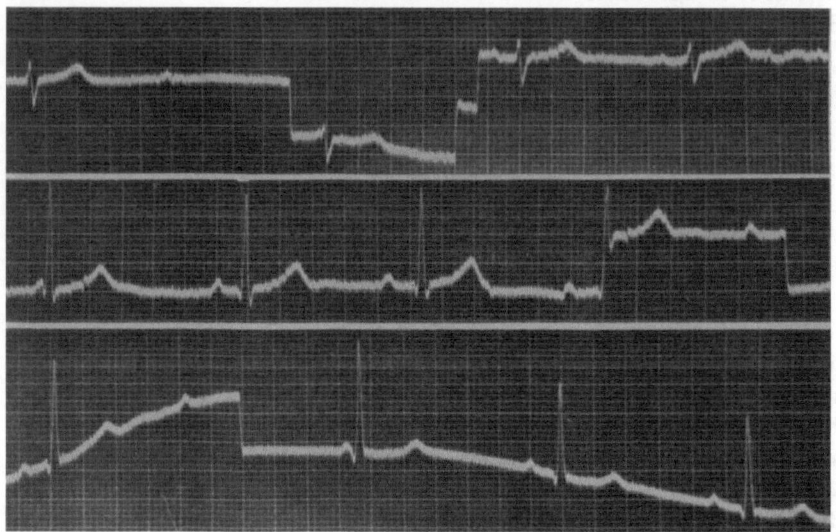

Abb. 9. Die 3 Ableitungen eines Ekg mit Atrio-Ventrikularblock und „Ventricular escape". Frequenz der Vorhöfe 50, der Kammer 40.

nachfolgende Pause ist zu lange und es folgt ein „Ventricular escape", sobald die Vorhofkontraktion angefangen hat. Die P-Q-Intervalle sind bzw. 0,18; 0,20; 0,21 Sekunden. Die Vorhoffrequenz beträgt ungefähr 50, die Kammerfrequenz 40.

C. Der QRS-Komplex.

Ein Teil des Kammerkomplexes, den man als QRS-Gruppe deutet, zeigt bei den verschiedenen Athleten große Differenzen. Sowohl in Form als in Größe treten erhebliche Unterschiede hervor. Trotz der großen Menge Kurven sind wirklich normale Formen äußerst selten. Eines der besten Ekg ist in Abb. 10 dargestellt, aber einwandfrei ist auch diese Kurve nicht. Die P-Zacken und die Höheverhältnisse sind nicht vollkommen normal. Eine große Anzahl der QRS-Komplexe ist in der Ableitung I klein, während sie in den Ableitungen II und III groß sind. Diese Neigung zum Überwiegen der rechten Herzhälfte, in welchem Fall man eine kleine QRS_{I} und eine hohe QRS_{III} findet, wie auch in Abb. 10 dargestellt wird, geht in mehreren Ekg in eine unbedingte Hypertrophie des rechten Herzens über, wie aus der Abb. 11 hervorgeht.

Diesem mehr oder weniger deutlichen Überwiegen der rechten Kammer gegenüber stehen die Fälle, wo man eine negative QRS_{III} findet, und von einer Hypertrophie der linken Kammer die Rede ist (s. Abb. 12). Obgleich die Hypertrophie der rechten Kammer häufiger ist als die der linken, lassen sich diese Gegensätze nicht leicht in entgegengesetzte Sportgruppen einreihen. Alle Gruppen sind gemischt, wiewohl bei den Marathonläufern größtenteils ein linksseitiges, bei den Ruderern ein rechtsseitiges Überwiegen gefunden wird.

Eine Formveränderung der Kammerkomplexe infolge der Kämpfe, in der Beziehung, daß nach der körperlichen Anstrengung ein rechter oder linker Kammertypus auftritt, wurde nicht beobachtet. In einem Fall änderte sich während der Registrierung das Ekg. Die in Abb. 13

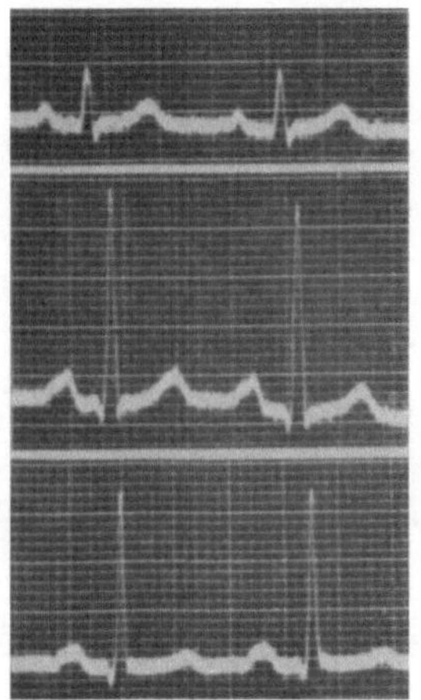

Abb. 10. Normales Athleten-Ekg.

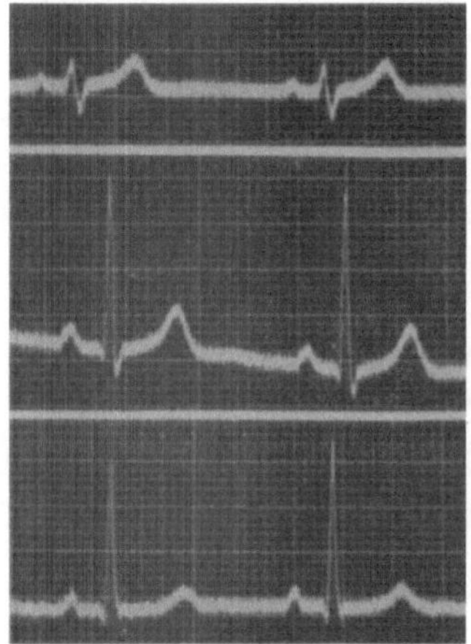

Abb. 11. Überwiegen der rechten Kammer.

dargestellte Kurve ist das vor dem Kampf registrierte Ekg eines Marathonläufers. Die Ableitung II zeigt zwei verschiedene S-Zacken, obgleich ein Grund für diese Änderung fehlt. Die Abb. 14 stellt das Ekg desselben Mannes dar nach dem Marathonlauf, dessen Ableitung II die tiefe S-Zacke besitzt. Wenn nicht zufälligerweise diese Formveränderung während der Registrierung des Ruhe-Ekg hervorgetreten wäre, würde man sie wahrscheinlich als Folge der Anstrengung betrachtet haben. Und wäre die Zacke etwas tiefer gewesen, so hätte man vielleicht von einem linksseitigen Überwiegen gesprochen. Wie schon längst von *Einthoven* gezeigt worden ist, sind solche Erscheinungen Folge einer Lageveränderung des Herzens. Bei einigen Personen gehen ähnliche Änderungen des Ekg hervor während der Atembewegungen. Welcher Einfluß in diesem Fall die Variation verursachte, ist nicht klar, jedenfalls ist sie nicht eine Folge der Anstrengung. Nach dem Marathonlauf tritt jedoch eine wichtige Größenänderung der Ekg-Zacken hervor. Nach dem Kampf sind alle Zacken niedriger als vorher, obgleich die Saitenempfindlichkeit dieselbe war. Ungeachtet der fast doppelten Frequenz und einiger kleinen Formänderungen ist das Ekg eine Miniatur. Sich gründend auf *Einthovens* Ausspruch im „Handbuch der normalen und pathologischen Physiologie, 8, 825: „Der Mediziner, der das Ekg seines Kranken aufnimmt, stützt sich auf festen Boden, wenn er in der Form

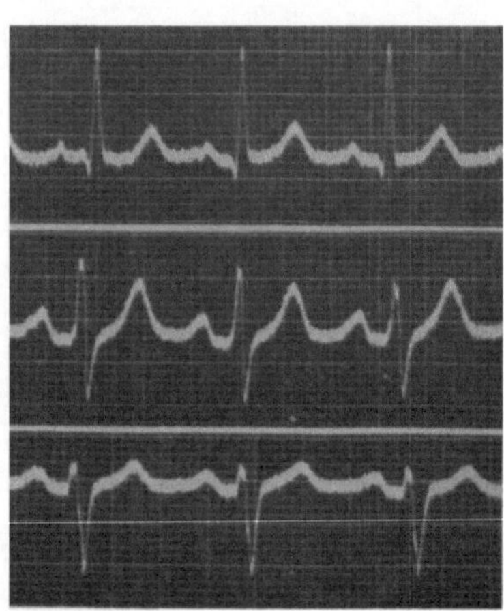

Abb. 12. Überwiegen der linken Kammer.

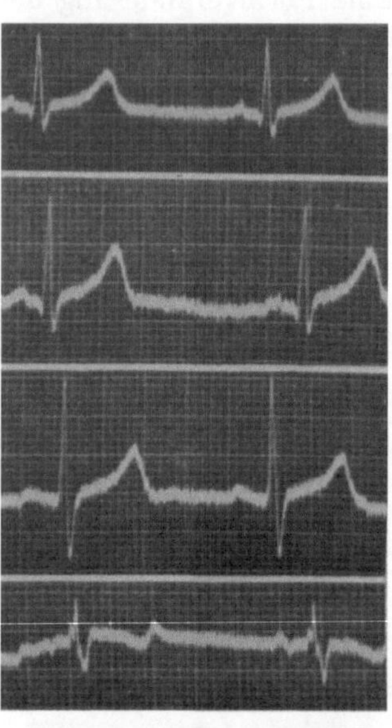

Abb. 13. Ruhe-Ekg mit variierender S-Zacke in der zweiten Ableitung.

seiner Kurve nicht nur etwa den Weg erkennt, der durch die Erregungswelle im Herzen zurückgelegt wird, sondern auch weiß, daß er mit Hilfe der Aktionsströme des Herzens über seine wirkliche Leistung, d. h. über die Art und Weise, wie es sich kontrahiert, unterrichtet werden kann,“ wird man in dieser Verkleinerung der Zacken ein Zeichen haben der Kraftverminderung der Muskelkontraktion. Und diese Auffassung findet eine Stütze in der Erscheinung, daß das Herz nach der Anstrengung Extrasystolen zeigt, während sogar die Atrien allem Anschein nach flimmern (s. Abb. 5). Wenn man außerdem weiß, daß auch der subjektive Zustand zu wünschen übrig ließ, dann ist meiner Ansicht nach klar, daß die Formveränderung des Ekg ein Erschöpfungszeichen ist und die Verkleinerung der Zacken wirklich zusammenhängt mit der verminderten Muskelkraft. Obwohl nicht in so hohem Maße, so ist doch eine solche Verkleinerung öfters beobachtet. Aber nur wenn in allen 3 Ableitungen die Zacken niedriger geworden sind, darf man zu einer Kraftverminderung sich entschließen, denn nur in diesem Fall ist die manifeste Größe des Potentialunterschiedes kleiner geworden. Wenn hingegen nur in einer Ableitung die Zacken sich verkleinern, dann wird man eine Lageänderung des Herzens als Ursache anzusehen haben. Und es ist leicht zu verstehen, daß die schwere körperliche Anstrengung imstande ist, das Herz zu drehen. Leider ist die Größe des Drehungswinkels nur zu messen, wenn die 3 Ableitungen gleichzeitig registriert worden sind.

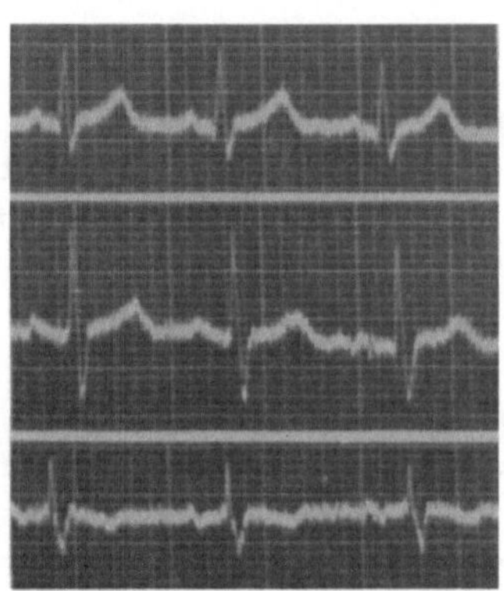

Abb. 14. Ekg derselben Person nach dem Marathonlauf. Abszissenwert 0,08 Sek.

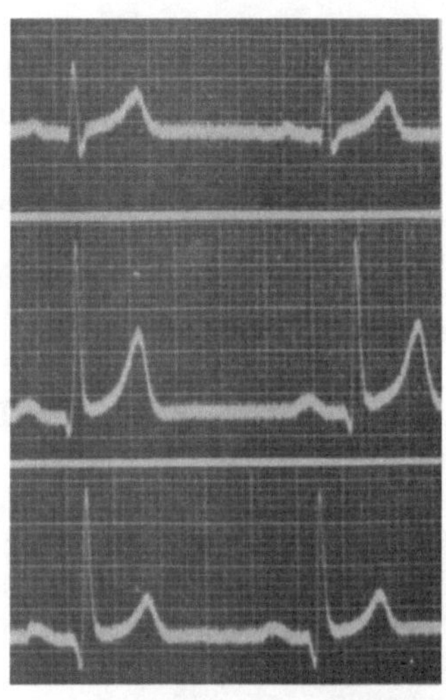

Abb. 15. Bogenförmige Verbindung zwischen QRS-Gruppe und T-Zacke.

Obgleich der Kammerkomplex als QRS-Gruppe zusammengefaßt worden ist, damit man nicht jeder Zacke zu großen Wert beimißt, so muß ich doch die Aufmerksamkeit lenken auf die S-Zacke. Wir wissen, daß in mehreren normalen Ekg die S-Zacke fehlt; bei dem Athleten-Ekg erreicht der katakrote Teil der R-Zacke öfters nicht einmal die Nullinie, was die Bildung von ganz merkwürdigen Formen zur Folge hat, wie aus der Abb. 15 ersichtlich ist.

D. Das QRS-T-Intervall.

Wie gesagt tritt bei dem Athleten-Ekg oft eine bogenförmige Verbindung zwischen der S- und T-Zacke auf. Der Anfang des Bogens liegt dann hoch im katakroten Teil der R-Zacke, so daß die Verbindung immer über dem Diastoleniveau der Kurve bleibt. In der Mehrzahl der Fälle erscheint diese Form in 2 oder 3 Ableitungen, seltener in nur einer.

Besonders interessant wird dieses Phänomen, wenn die Verbindungslinie zur halben Höhe der R-Zacke senkrecht auf den absteigenden Schenkel austritt (s. Abb. 16).

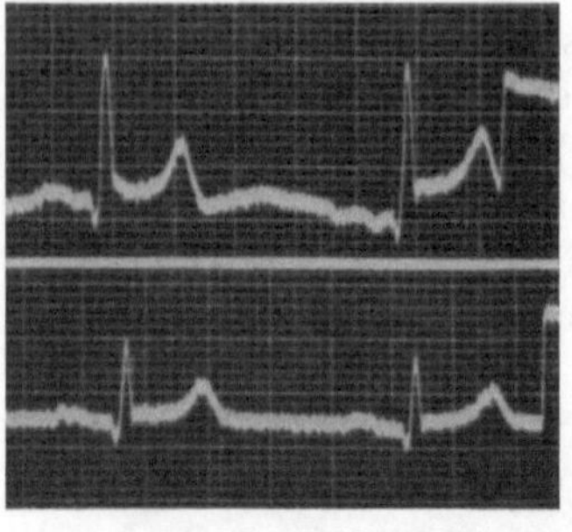

Abb. 16. Senkrecht aus dem katakroten Teil der R-Zacke austretende Verbindung mit der T-Zacke. Ableitungen I und II.

In der Klinik ist man geneigt, diese Form auf Coronararterienverschluß zurückzuführen. Ohne jede Kritik an den von *Smith* und *Pardee* beobachteten und durch Obduktion richtig erwiesenen Fällen ausüben zu wollen, so mahnen die Athleten-Ekg mit erhöhtem R-T-Intervall doch zu großer Vorsicht. Es müssen hier andere Ursachen sein, denn es ist ausgeschlossen, daß mehrere Olympiadekämpfer einen Coronararterienverschluß haben!

E. Die T-Zacke.

Unmittelbar mit dem soeben besprochenen S-T-Intervall hängt die Form der T-Zacke zusammen. Wie aus der Abb. 18 hervorgeht, ist im Gegensatz zu der P-Zacke die T-Zacke sehr hoch!

Einthoven konnte schon vor vielen Jahren eine Vergrößerung der T-Zacke nach starker körperlicher Anstrengung konstatieren. Der Grund für diese Erscheinung ist schwer zu durchschauen, weil mehrere Einflüsse wirksam sind. Der nach der Anstrengung herabgesetzte Vagustonus läßt sowohl die P- wie die T-Zacke an Größe zunehmen. Doch ist dieser Vagustonus nicht allein wirksam, denn oft kann man an der Zunahme der Frequenz und der Erhöhung der P-Zacke die Tonusverminderung konstatieren, während die T-Zacke unverändert bleibt. Faßt man die T-Zacke auf als ein Teil des Kammerkomplexes, dann wird, die Einthovensche Theorie konsequent durchführend, die Größe der T-Zacke ebensogut ein Ausdruck der Kraft der Muskelkontraktion sein wie die der QRS-Gruppe. Die T-Zacke wird sich nur vergrößern, wenn sich das Herz stärker kontrahiert, was nach schweren Anstrengungen nur möglich ist, wenn das Herz sich schnell und leicht der schwereren Arbeit anzupassen imstande war. Daher die kleinen T-Zacken bzw. ein vollkommenes Fehlen, in Fällen, wo die Anpassung zu wünschen übrig ließ. In der Klinik zeigt

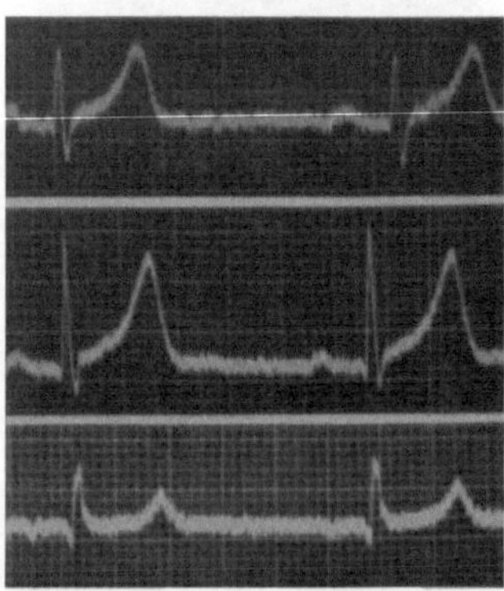

Abb. 17. Sehr hohe T-Zacken.

sich das vollständige Fehlen der T-Zacken in den 3 Ableitungen als eine ernste Sache.

Die Athleten-Ekg weisen nicht nur die großen T-Zacken auf nach den Anstrengungen, sondern auch im Ruhe-Ekg sind sie sehr hoch, obgleich die niedrigen P-Zacken und die geringe Frequenz einen starken Vagustonus verraten. Darf man nun schließen, daß die hohen T-Zacken den Beweis liefern für eine besonders kräftige Herzwirkung? Es ist verlockend, aber der Beweis ist noch nicht geliefert worden. Eine tiefgehende Untersuchung scheint wünschenswert, namentlich weil bei den Olympiadeathleten nach dem Kampf die T-Zacken oft kleiner geworden sind. Soll man diese Verkleinerung als ein Zeichen von Überanstrengung auf-

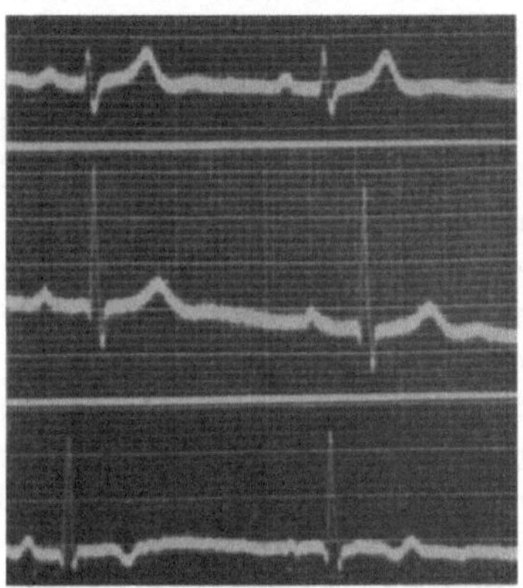

Abb. 18. Ekg eines Marathonläufers vor dem Kampf.

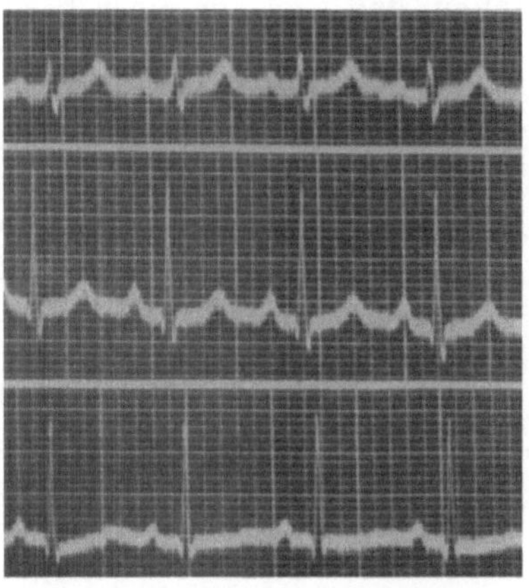

Abb. 19. Dasselbe gleich nach dem Marathonlauf. Abszissenwert 0,02 Sek.

fassen? Ich glaube in den Ekgen der Abb. 14 und 15 den Beweis dafür zu haben. Das Ruhe-Ekg hat schön ausgebildete Zacken und weist eine vollkommen regelmäßige Herzwirkung auf. Aber das Herz ist der schweren Anstrengung des Marathonlaufes[1] nicht gewachsen, alle Zacken sind niedriger, die Frequenz ist verdoppelt, und wie aus der Abb. 5 hervorgeht, treten Extrasystolen und Vorhofflimmern auf. Wäre es möglich gewesen, auch die Ruderer nach ihren Kämpfen zu untersuchen, so würden wahrscheinlich mehrere solcher Fälle gefunden sein, die man doch nur nach den schwersten Anstrengungen erwarten kann.

Einen indirekten Beweis für diese Deutung der T-Zacke liefern die Ekg, welche nach dem Kampf dieselbe Form behalten haben, während auch die anderen Untersuchungen keine Störungen aufweisen und der Athlet sich vollkommen gut fühlt. Laut Mitteilungen des Herrn Dr. *Best*

[1] Der Mann hat auch teilgenommen am 5- und 10 km-Lauf.

kam der Athlet, dessen Ruhe-Ekg in Abb. 19 wiedergegeben ist, in ausgezeichneter Kondition an, während auch Dr. *Crighton Bramwell* den Zustand nach dem Marathonlauf vorzüglich fand. Das Ekg (Abb. 19) hat, außer einer Frequenzzunahme von 50 bis 94 und einer geringen Erhöhung der P-Zacke, keine Veränderung erlitten.

Negative T-Zacken sind nur in Ableitung III gefunden, und sogar sehr oft. Ein Beispiel von den vielen Fällen gibt die Abb. 2.

F. Die U-Zacke.

Einthoven hat kurze Zeit nach seiner ersten Publikation über das Ekg schon auf das Vorkommen einer Zacke nach der T-Zacke hingewiesen. Obgleich diese U-Zacke nicht so oft vorkommt, ist sie doch nicht so selten, daß man von einer Besonderheit sprechen darf. Sie beweist die Unrichtigkeit, zu versuchen die Einthovensche Nomenklatur zu verändern, denn die F-Zacke (*Einthovens* T-Zacke) würde dann von einer zweiten Finalschwankung gefolgt werden.

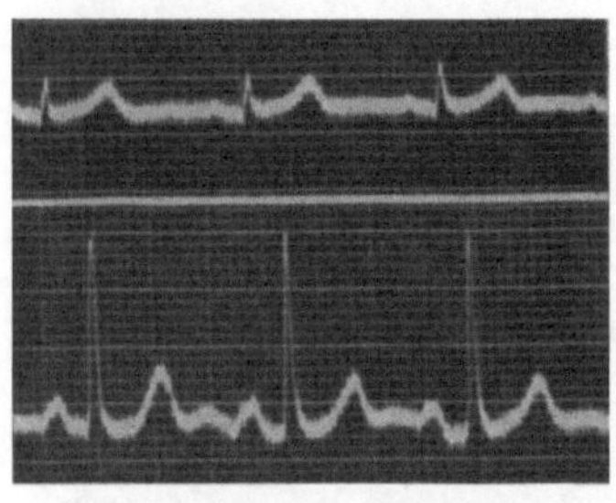

Abb. 20. U-Zacke im Ekg eines olympischen Champions.

Die Deutung dieser U-Zacke ist außerordentlich schwer, nur weiß man, daß das Vorkommen nicht pathologisch ist. Merkwürdigerweise ist die Zacke bei den untersuchten Athleten eine Seltenheit, aber wo sie vorkommt, da hat der Athlet ein recht schönes Endergebnis erreicht. In Abb. 20 ist das Ekg eines olympischen Champions dargestellt, von dem Ableitung II eine deutliche U-Zacke enthält. Ein anderer Champion, der sogar den Titel zweimal erwarb, hat in seinem Ekg ebenfalls eine deutliche U-Zacke, während in den übrigen Ekg jede Spur davon fehlt. Und ist es nur ein Zufall, daß die erste von *Einthoven* beobachtete U-Zacke in dem Ekg eines weltberühmten Alpinisten vorkommt? Gibt es einen Zusammenhang zwischen der U-Zacke und der sportlichen Superiorität?

IV. Allgemeine Betrachtung.

Fassen wir die Ergebnisse zusammen, dann zeigt sich die Wichtigkeit der elektrokardiographischen Untersuchungen der Athleten. Zugleich geht daraus hervor, wie unbedingt notwendig die experimentellen Untersuchungen sind, um die bei den Athleten vorkommenden Formveränderungen der Ekg richtig deuten zu können.

Die Untersuchungen in Amsterdam haben gelehrt, daß starke Bradykardien mit träger Reizleitung in den Vorhöfen ohne Beschwerden vertragen wurden. Sogar traten Extrasystolen äußerst selten auf, wahrscheinlich weil gleichzeitig die Reizbarkeit in den übrigen Herzteilen ebenfalls herabgesetzt war.

Normale Verhältnisse zwischen der linken und rechten Kammer sind selten. Die Ekg weisen entweder eine Hypertrophie der linken oder der rechten Kammer nach. Diese Hypertrophien sind notwendig für die höhere Arbeitsleistung und daher als physiologisch anzusehen. Es zeigt sich dabei, daß die Daueranstrengungen besonders das linke Herz beanspruchen, obgleich einige der Marathonläufer ein rechtsseitiges Überwiegen haben. Aus der so oft vorhandenen Hypertrophie des rechten Herzens geht hervor, daß die sportlichen Körperanstrengungen die Funktion des Atmungsapparates außerordentlich beanspruchen. Ich glaube, daß auch starke Preßbewegungen zur rechtsseitigen Herzhypertrophie führen.

Nur die röntgenologischen Untersuchungen können entscheiden, inwiefern es sich hier um eine Vergrößerung des ganzen Herzens handelt, wobei bald die linke, bald die rechte Kammer überwiegt.

Die T-Zacke ist öfters sehr hoch; ich möchte dieses Phänomen als ein Zeichen idealer Herzwirkung betrachten. Daraus würde hervorgehen, daß gute Trainierung das Herz zu höherer Arbeitsleistung befähigt. Dabei ist jedoch zu beachten, daß auch den richtig trainierten Herzen die Gefahr der akuten Dilatation droht!

Während die Dauer der QRS-Gruppe und des QRS-T-Intervalls unverändert bleibt, treten ganz merkwürdige Formveränderungen dieses Intervalls hervor, welche dem sog. „Coronary T" ähneln.

Schließlich ist es sehr merkwürdig, daß die U-Zacke nur bei den Siegern gefunden ist, und scheint es interessant zu kontrollieren, ob diese Zacke wirklich nur bei den besten Sportsleuten vorkommt.

V. Zusammenfassung.

1. Es wurden im ganzen 260 Athleten-Ekg in den 3 Ableitungen registriert.

2. Fast alle Athleten erfahren den Einfluß eines starken Vagustonus. Die mittlere Herzfrequenz ist 50, die minimale 30 und die maximale nach den Anstrengungen 96.

3. Dem Vaguseinfluß zufolge ist die P-Zacke klein, oft verdoppelt und gedehnt.

4. Nach den Kämpfen nimmt die P-Zacke in allen Ableitungen beträchtlich an Größe zu.

5. Das P-Q-Intervall ist sehr lang; öfters war die Dauer 0,24 Sekunde. In einem Falle war ein Atrioventrikularblock vorhanden.

6. In gleicher Anzahl kommen Hypertrophien des rechten und des linken Herzens vor. Obgleich keine Formveränderungen der QRS-Gruppe beobachtet wurden, stellte sich nach den Anstrengungen oft

in allen Ableitungen eine Höhenverminderung dieses Komplexes heraus. Die Dauer der Gruppe blieb unverändert und war immer binnen den normalen Grenzen.

7. Während der Ruhe hatten nur 2 Athleten Extrasystolien, während ein Marathonläufer nach dem Kampf als Erschöpfungserscheinung ventrikuläre Extrasystolen vorzeigte.

8. Das QRS-T-Intervall ist in 10% der Ekg mehr oder weniger erhöht, wie es auch bei Thrombose der Coronararterie vorkommt.

9. Die T-Zacke ist während der Ruhe sehr hoch, ein Zeichen vorzüglicher Herzwirkung.

10. Nur Sieger haben in diesen Ekg eine deutliche U-Zacke.

Literatur.

Einthoven, W., Onderzoekingen Physiologisch Laboratorium Leiden. 2. Reeks — Handbuch der normalen und pathologischen Physiologie. 8, T. II, 785. — *Einthoven, W.*, und *F. W. N. Hugenholtz*, Arch. néerl. Physiol. **1921**. — *Einthoven, W.*, und *C. L. de Jongh*, Pflügers Arch. **213**. — *Lewis, Th.*, The Mechanism and Graphic Registration of the Heart beat. 3. Aufl. — *Wenckebach, K. F.*, und *H. Winterberg*, Unregelmäßige Herztätigkeit. — *Messerle, N.*, Die sportärztlichen Ergebnisse der II. Olympischen Winterspiele in St. Moritz 1928. S. 74. — *Smith, F. M.*, Arch. int. Med. **22** (1918); **25** (1920) — Heart **10** (1923). — *Pardee, H. E. B.*, Arch. int. Med. **26** (1920) — Clinical Aspects of the Electrocardiogram.

IV. Spezialuntersuchungen.

(Aus dem Institut für animalische Physiologie Frankfurt a. M.)

Kraftmessungen an Teilnehmern der Olympiade in Amsterdam (August 1928).

Von
A. Bethe und **E. Fischer.**

Seit einer Reihe von Jahren beschäftigen wir uns im Frankfurter Institut für animalische Physiologie mit der Messung menschlicher Muskelkräfte. Wir verfolgen dabei verschiedene Ziele: Einmal suchen wir die Variationsbreite festzustellen, in welcher sich die leicht meßbaren Kraftkomponenten bewegen. Weiterhin wollen wir festzustellen versuchen, wie sich das Verhältnis der Kraft verschiedener Personen zu Körpergewicht, Körpergröße und konstitutionellen Eigenschaften verhält. Drittens soll untersucht werden, inwieweit das Training der Muskeln die rohe Kraft im allgemeinen erhöht und ob sie im besonderen unter bestimmten Arbeitsleistungen (sportlichen Übungen) in spezifischer Weise verändert wird. Schließlich soll durch Untersuchung des Verlaufs einer Anzahl komplexer Bewegungsformen versucht werden, ihr Zustandekommen dem Verständnis näher zu bringen. (Für einige einfache turnerische Übungen, so z. B. für den Klimmzug[1] ist dies bereits durchgeführt.)

Unsere Amsterdamer Untersuchungen konnten begreiflicherweise nur Material für die ersten der genannten Ziele einbringen. Es kam uns hier darauf an, Sportsleute zu untersuchen, die als die besten Könner auf ihrem Gebiete angesehen werden. Bei der starken Durchtrainierung ihres Körpers in einer ganz bestimmten Richtung war zu erwarten, daß eine Spezialisierung ihrer Kräfte, wenn eine solche überhaupt zustande kommt, bei ihnen deutlicher zum Vorschein kommen würde als bei Sportsleuten, die sich in verschiedener Weise betätigen. Es war ferner zu erwarten, daß im Verhältnis zu ihrem Körpergewicht (resp. ihrer Körpergröße) gewisse Muskelkräfte zu besonders hoher Ausbildung gelangt sein würden, wenn ihre überlegenen Leistungen auf besonderer Kraft und nicht etwa auf anderen Qualitäten (Geschicklichkeit, Ausdauer, Mut usw.) beruhten.

Ihren wirklichen Wert, wenn solche Messungen überhaupt einen solchen besitzen, werden unsere Amsterdamer Resultate erst erhalten,

---

[1] *Dora Hanf*, Physiologisches über den Klimmzug. Pflügers Arch. **212** (1926).

wenn sie in unserem gesamten statistischen Material verarbeitet werden. Dieses Material ist aber noch nicht genügend vollständig, denn es fehlen uns noch bei manchen Sportarten genügende Zahlen von untersuchten Personen, vor allem aber auch als Vergleichsobjekt das Resultat an einer größeren Anzahl von Menschen verschiedener Konstitution und Körpergröße, welche sich in keiner Weise körperlich ausgebildet haben. Unser Bericht kann also nur einen vorläufigen Charakter besitzen, und es ist sehr wohl möglich, daß sich sowohl die weiter unten gegebenen Vergleichszahlen der Durchschnittswerte aller bisher von uns Untersuchten, als auch die für jetzt charakteristisch angesehenen Kräfteverhältnisse bestimmter Sportsgebiete noch verschieben werden. Immerhin führen die in Amsterdam an einer nicht sehr großen Zahl von Sportlern gewonnenen Messungen zu Resultaten, die den von uns auch sonst an Sportsleuten gleicher Art erhobenen so ähnlich sind, daß es sich hier doch wohl um wirkliche Gesetzmäßigkeiten handelt.

Zur Bestimmung kommen bei allen unseren Versuchen nur solche Kraftäußerungen, welche ohne jede Vorübung ausgeführt werden können und bei denen die Anwendung von Tricks nahezu ausgeschlossen ist. Die Übung spielt also in allen Fällen gar keine oder jedenfalls keine nennenswerte Rolle. Zum Teil handelt es sich um Kraftäußerungen, die schon sehr häufig zu statistischen Vergleichszwecken benutzt worden sind, nämlich Messung der Handkraft, mit dem üblichen kleinen Federdynamometer, das allerdings noch einmal durchgeeicht war, und die Messung des Rückenzuges mit Hilfe eines besonders guten alten französischen Instruments, dessen Eichung jetzt, ungefähr 100 Jahre nach seiner Herstellung, noch immer richtig ist. Mit dem gleichen Instrument wurde auch der Druck beider Hände bestimmt. In der Regel ist dieser annähernd gleich der Summe der einzeln gemessenen Kräfte der linken und rechten Hand. Wenn weiter unten von dem Händedruck die Rede ist, so ist stes der gemeinsam gemessene Wert gemeint.

Ferner wurde gemessen die aktive und passive Kraft des rechtwinklig gebeugten Armes und zwar getrennt des rechten und linken Armes. Es handelt sich bei der Bestimmung der aktiven Kraft um die Messung der Kraft, mit welcher der Oberarm vermittels der Schultermuskulatur bei horizontaler Stellung und senkrechter Einstellung der Körperachse und des Unterarms nach unten gezogen werden kann.

Bei der passiven Kraft wird der Widerstand bestimmt, welcher dieselbe Muskulatur bei maximaler Anspannung gegenüber einem Gegenzug auszuüben imstande ist. Die Versuchsanordnung sowie weitere Details sind aus einer Publikation des einen von uns zu ersehen[1]. — Mit einem besonderen Instrument wurde der Druck zwischen Daumen einerseits und Zeige- und Mittelfinger andererseits bei verschiedenen

[1] *A. Bethe*, Ergebnisse der Physiologie. **24**, 71 (1925).

Greifweiten festgestellt. Schließlich wurde mit einem großen, neukonstruierten Dynamometer der Stemmdruck jedes Armes für sich gemessen. Es handelt sich hierbei um die umgekehrte Bewegung wie bei der Bestimmung des Armzuges. Die Ausgangsstellung war dieselbe wie dort, nur wurde an dem Apparat nicht nach unten gezogen, sondern nach oben gedrückt. Da dieser Apparat erst vor kurzem von uns eingeführt wurde, so liegt mit demselben noch kein sehr großes vergleichbares Versuchsmaterial vor.

Wenn man die verschiedenen Sportarten nach der Größe ihrer Kraftleistungen untereinander vergleichen will, so bietet sich hier die Schwierigkeit, daß die Körpergewichte und Körperlängen der zugehörigen Personen recht große Unterschiede aufweisen. In jeder Sportart gibt es zwar größere und kleinere, leichtere und schwerere Vertreter, aber ihr mittleres Gewicht (und ihre mittlere Länge) ist meist von anderer Größe als bei anderen Sportarten. Nun ändern sich, wenn man ein größeres statistisches Material bearbeitet, die rohen Körperkräfte annähernd proportional mit der Länge, aber nicht proportional mit dem Körpergewicht[1]. Mit zunehmendem Körpergewicht werden die Kräfte, bezogen auf das Kilogramm Körpergewicht, geringer. Um den Vergleich exakt zu machen, müßte man also in den verschiedenen Sportarten Vertreter von gleichem Gewicht einander gegenüberstellen. Dies ist aber deshalb nicht möglich, weil bei manchen Sportarten Vertreter des gleichen Gewichts kaum oder nur in sehr geringer Zahl vorhanden sind. Man kann daher den Vergleich nur so anstellen, daß man für jede Gewichtsklasse ohne Unterschied der Betätigung aus einem größeren statistischen Material die mittleren Kräfte feststellt und gegen diese vergleicht, und andererseits in den einzelnen Sportarten, in denen manchmal zwar die Einzelgewichte recht verschieden sind, die Körpergewichte mittelt. Hierbei werden diejenigen Sportarten, bei denen schwere Personen überwiegen, etwas schlechter fortkommen als diejenigen, bei denen es sich umgekehrt verhält.

In der Tabelle 1 sind diese mittleren Kraftwerte der Gesamtstatistik für das Mittelgewicht jeder Sportklasse in Klammern beigefügt. Am Ende der Tabelle finden sich dann noch Angaben über die gemittelten Kräfte unseres ganzen bisherigen Materials, daß jetzt nahezu 1000 Personen umfaßt. Da dieses Gesamtmaterial sich aber vorwiegend auf sportgeübte Personen bezieht, so werden die angegebenen Werte diejenigen Werte übertreffen, die man bei der Aufnahme beliebiger erwachsener Menschen — etwa der männlichen Bevölkerung einer Stadt —

[1] Siehe u. a.: *A. Bethe*, Kraftmessungen an Sportsleuten. Erste Ergebnisse der sportbiologischen Untersuchungen bei der 1. Internationalen Arbeiterolympiade in Frankfurt a. M. 1925. Veröffentlichung der Zentralkommission für Sport- und Körperpflege. 1927.

finden würde. Über ein größeres ungesiebtes Material verfügen wir aber leider zur Zeit nicht.

Tabelle 1. *Die gemessenen Einzelkräfte der untersuchten Olympiakämpfer bezogen auf 1 kg Körpergewicht.*

	Personenzahl	Mittl. Gewicht in kg	Händedruck in kg	Rückenzug in kg	Armzug in kg		Stemmen in kg	Summe der Kräfte
					aktiv	passiv		
Frauen verschiedener Sportarten	6	55	0,85 (1,08)	1,90 (2,12)	0,59 (0,75)	0,74 (0,90)	0,48	4,56
Läufer, schwache . .	11	66	0,97 (1,11)	1,80 (2,24)	0,66 (0,77)	0,75 (0,90)	0,53	4,71
Diskuswerfer u. Kugelstoßer	7	88,4	1,12 (1,05)	2,37 (2,18)	0,67 (0,70)	0,82 (0,86)	0,47	5,45
Ruderer	28	78,8	1,09 (1,11)	2,24 (2,24)	0,76 (0,77)	0,90 (0,90)	0,514	5,50
Läufer, starke	12	63	1,12 (1,10)	2,47 (2,40)	0,70 (0,82)	0,91 (0,96)	0,49	5,69
Boxer	9	64,5	1,10 (1,14)	2,41 (2,36)	0,75 (0,81)	0,94 (0,95)	0,56	5,76
Radfahrer	14	69,4	1,21 (1,09)	2,40 (2,24)	0,74 (0,79)	0,93 (0,92)	0,573	5,85
Ringer	9	70	1,15 (1,09)	2,48 (2,24)	0,76 (0,79)	0,95 (0,92)	0,60	5,94
Heber	8	76	1,33 (1,06)	2,80 (2,06)	0,81 (0,71)	0,99 (0,83)	0,66	6,59
Mittel aus allen bisherigen Messungen . .		68,5	1,03	2,22	0,75	0,90		

Werfen wir jetzt einen Blick auf die Tabelle selbst. In der ersten Rubrik sind die Befunde an einigen Sportlerinnen angegeben, welche sich im *Amsterdamer* Laboratorium eingefunden hatten. Ihre Zahl ist so gering, daß hier eine Unterteilung nach Sportarten zwecklos war. Man sieht, daß alle gemessenen Kräfte hinter *den* Kräften zurückblieben, welche für das mittlere Gewicht von 55 kg sonst gefunden wird, obwohl es sich hier um besonders trainierte Mädchen handelte. Es entspricht das der allgemeinen Erfahrung, daß die Kräfte weiblicher Wesen hinter denen von Männern gleichen Gewichts zurückstehen. In der Reihenfolge, die mit dem niedrigsten Kraftindex (Summe der gemessenen Kräfte; letzter Stab) beginnt, stehen sie daher an erster Stelle.

Es folgen dann *Läufer*, und zwar diejenigen, die bereits äußerlich einen asthenischen Typus aufweisen und die wohl nur dadurch konkurrenzfähig sind, daß sie sich durch besondere Zähigkeit und Ausdauer auszeichnen. Die meisten dieser Läufer waren Langstrecken-(Marathon-)Läufer. Die *gemessenen Kräfte* dieser Männer, die sich ja im wesentlichen auf Kräfte des Rückens und der oberen Extremität beziehen, *bleiben weit unter dem allgemeinen Durchschnitt* ihrer Gewichtsklasse. Es ist dabei noch zu bemerken, daß die Einzelgewichte dieser Personen wenig von dem Mittelgewicht der ganzen Gruppe abweichen, so daß hier der Vergleich ohne Einschränkung gültig ist, soweit das Gewicht als einziges Vergleichsmaß zugelassen wird. Von diesen Läufern unterscheiden sich andere, die in der Tabelle als *starke* bezeichnet sind, die in ihrem ganzen Körperbau von vornherein einen normaleren und durchgebildeteren Eindruck machten. Obwohl diese fast ausschließlich angaben, daß sie keinerlei Sport betrieben, der ihre oberen Extremitäten in Anspruch nimmt, so waren doch hier die gemessenen Kräfte recht bedeutend und ungefähr ihrem mittleren Gewicht entsprechend.

Diese zweite Gruppe der Läufer steht dem Kräfteindex nach über der Gruppe der untersuchten *Diskuswerfer* und *Kugelstoßer* und der *Ruderer*. Dies ist um so mehr verwunderlich, als ja bei den Tätigkeiten der Werfer und Ruderer die Arme eine besondere Rolle spielen. Es beruht dies wohl zum Teil darauf, daß Ruderer und Werfer im allgemeinen große und schon deshalb schwerere Menschen sind. Vergleicht man die *Ruderer* mit dem allgemeinen Durchschnitt von Männern desselben Gewichts, so findet man, daß sie fast *genau dem Durchschnitt entsprechen*, also in keiner Weise eine Hypertrophie aufweisen. Dasselbe trifft annähernd auch für die Diskuswerfer und Kugelstoßer zu. Auch bei unseren früheren Messungen an Sportsleuten verschiedener Art hatte sich schon gezeigt, daß die Ruderer keine irgendwie außergewöhnlichen Kräfte aufweisen. Die Arbeit des Ruderers wird wohl doch im wesentlichen nicht von den Armen und dem Körper, sondern von den Beinen und indirekt von Herz und Lunge geleistet, und die Geschicklichkeit (bei genügender Körperlänge) spielt hier eine größere Rolle als die rohe Kraft.

Erstaunlich hoch in der Reihenfolge stehen die *Radfahrer*. Sie erwiesen sich im Kraftindex als noch besser als die *Boxer*, was man wohl sicher nicht erwarten konnte. Die Überlegenheit, besonders in der passiven Kraft der Arme und im Rückenzug würde noch deutlicher hervortreten, wenn nicht in die Statistik alle Radler, welche sich uns zur Untersuchung stellten, hätten aufgenommen werden müssen. Es befinden sich unter den 14 einige wenige, die das Gesamtresultat stark herabdrückten. Bei den Boxern waren hingegen die Abweichungen vom Mittel wesentlich geringer.

Daß die Schwergewichtler, nämlich die *Ringer* und *Heber*, die höchsten Plätze einnehmen würden, war wohl zu erwarten. Bei den *Hebern* noch mehr als bei den Ringern, *lagen alle Kräfte weit über dem Durchschnitt* der gleichen Gewichtsklasse. — Dieses Resultat darf aber nicht ohne weiteres verallgemeinert werden, deswegen nicht, weil die Ringer und Heber, welche sich in *Amsterdam* zur Untersuchung einstellten, den leichteren Gewichtsklassen angehörten. Unsere an anderem Material angestellten Untersuchungen, in welchem sich besonders Schwergewichtler finden, führten zu einem viel weniger überragenden Kräfteergebnis.

Wenn wir unser gesamtes, an Sportlern verschiedener Art gewonnenes Material überblicken und mit *dem* vergleichen, was wir an Elitemannschaften der Olympiade an Resultaten gewonnen haben, so bestätigt sich, daß bestimmte Sportarten auch ein bestimmtes Verhältnis, sowohl in der Gesamtkraft als auch in der Kräfteverteilung zukommt. Die Unterschiede treten nur hier, wo es sich meistenteils um Menschen handelt, die in ganz einseitiger Weise zum Zweck der Rekordleistungen ihre Kräfte ausgebildet haben, deutlicher hervor als bei solchen Sportbeflissenen, die nach verschiedenen Richtungen hin sich betätigen, und nur eine Sportart besonders bevorzugen. In den typischen Fällen ist die Kräfteverteilung derart charakteristisch, daß man bereits aus derselben manchmal mit ziemlicher Sicherheit sagen kann, daß dieser oder jener Sport betrieben wird. Das ist besonders der Fall bei Radfahrern und Gewichtshebern und manchmal auch bei Ruderern. Große Handkraft in Verbindung mit starkem Rückenzug, großem passivem und verhältnismäßig kleinem aktivem Armzug läßt z. B. auf einen Radfahrer schließen. Ihre starke aktive Rückenkraft und die große passive Kraft der Arme ist wohl darauf zurückzuführen, daß die Radfahrer sich bei ihren Parforceleistungen vermittels der gekrümmten Arme und der angespannten Rückenmuskulatur an das Rad anklammern und so gewissermaßen ihr eigenes Gewicht, das durch die starke Muskulatur der Beine hochgehoben würde, vergrößern. Die Rückenmuskulatur ist hierbei aktiv tätig deswegen, weil ihre Kraft wesentlich größer ist als die der Arme, die „passiv“ ihrem Zug standhalten muß.

Alles, was hier gesagt ist, kann natürlich nicht den Anspruch erheben, endgültig zutreffend zu sein. Dazu ist die Zahl der Versuche noch zu gering. Ferner ist selbst bei gut trainierten Personen gleicher Sportart und annähernd gleichen Gewichts die Streuung manchmal recht bedeutend. Aber das kann man wohl mit ziemlicher Sicherheit behaupten, daß für Spitzenleistungen, die sich ja von den guten Durchschnittsleistungen oft nur erstaunlich wenig unterscheiden, nicht eine im Verhältnis besonders große, rohe Kraft entscheidend ist, sondern daß die erzielten Erfolge von anderen Qualitäten der Person abhängig gemacht werden müssen.

Selbst dort, wo die rohe Kraft am ehesten eine hervorragende Rolle spielen sollte — beim Gewichtsheben und -reißen — findet man Personen von guten Durchschnittsleistungen, bei denen die unter Ausschaltung aller Tricks gemessenen Kräfte größer oder wenigstens gleich groß sind, als bei den ersten Spitzenmännern des gleichen Körpergewichts.

Die Preßdruckprobe als Herzleistungsprüfung.

Nach Untersuchungen an olympischen Wettkämpfern, Amsterdam 1928.

Von

M. und **H. Bürger** und **P. F. Petersen.**

Mit 4 Textabbildungen.

In früheren Untersuchungen bei turnerischen Wettkämpfen und in der sportärztlichen Beratungsstelle der Universität Kiel hat sich uns die später zu beschreibende Preßdruckprobe als Herzleistungsprüfung bewährt. Wir hatten Gelegenheit, in dem vom Komitee der Olympischen Wettspiele in Amsterdam eingerichteten sportärztlichen Laboratorium an besonders gut durchgebildeten Sportleuten den Wert der Preßdruckprobe einer erneuten Prüfung zu unterziehen, über die wir im folgenden berichten werden.

1. Ziel der Untersuchungen.

Das Herz der Sportleute soll einer meßbaren Anstrengung ausgesetzt und die danach eintretenden Blutdrucksschwankungen gemessen werden. Die gewonnenen Resultate geben ein Bild von der Anpassungsfähigkeit der Kreislauforgane an akute Anstrengungen.

2. Prinzip des Verfahrens.

Es wird in den Pulmonalkreislauf durch Steigerung des Exspirationsdruckes für das rechte Herz ein Widerstand eingeschaltet. Dieser Widerstand wird vom rechten Herzen je nach seiner Kraft und Anpassungsfähigkeit mehr oder weniger rasch überwunden. Je schneller das geschieht, um so geringer ist der Ausfall an Blut für das linke Herz und um so kleiner werden auch die meßbaren Blutdruckschwankungen in der Brachialis während der Steigerung des intrapulmonalen Druckes („Pressung") sein. Das Minutenvolumen des linken Ventrikels kann, wenn die Frequenz während der Anstrengung entsprechend ansteigt, trotz der Pressung unverändert bleiben. Wird aber die durch die Pressung gesetzte, relative Kreislaufsperrung im Pulmonalisgebiet schlecht oder gar nicht vom rechten Ventrikel überwunden, so resultiert daraus zwangsläufig eine Minderfüllung des linken Ventrikels mit sekundärem Absinken der Schlagvolumina und des peripheren Blutdruckes. Außer der Phase der Pressung wird auch die postpressorische Phase untersucht, die im allgemeinen die umgekehrten Bedingungen aufweist: das während der Pressung vor der Pulmonalis bis in die Halsvenen hinein zurückgestaute Blut strömt, nachdem der Widerstand aufgehoben ist, in vermehrter Menge dem linken Ventrikel zu, und steigert dessen Füllung und Schlagvolumen unter Hinauftreiben des peripheren Druckes.

3. *Methodisches Vorgehen.*

Es werden im ganzen 6 Blutdruckmessungen durchgeführt („Preßdruckprobe").

1. Bei ruhiger Atmung.
2. Nach 10 tiefen Atemzügen in 20 Sekunden.
3. Sofort nach Beginn der Pressung (bei 40—50 mm Hg intrapulmonalen Drucks).
4. Am Ende der 20 Sekunden dauernden Pressung.
5. Unmittelbar nach Wiedereinsetzen der Atmung.
6. Nach weiteren 20 Sekunden.

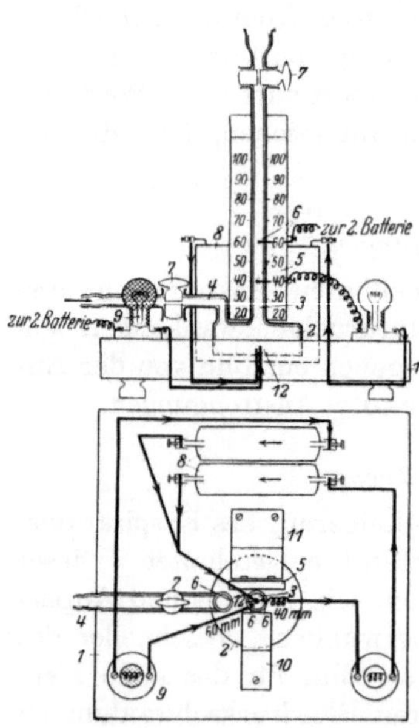

Abb. 1. Signalmanometer.

Um den schnell schwankenden Druckwerten besser folgen zu können, wird ein leicht zu bedienendes Ventil in Form eines Quetschhahnes mit einem T-Stück in die Schlauchleitung des Blutdruckmanometers eingefügt, welches so ein rasches Ablassen des Armmanschettendrucks gestattet. Zur besseren Übersicht für den Untersucher, und damit der Proband die Möglichkeit hat, die erreichte Höhe des Preßdruckes zu kontrollieren, verwenden wir ein von *Bürger* angegebenes Signalmanometer (Abb. 1). Es besteht aus einem Quecksilbermanometer, in welchem 2 Kontakte bei 40 und 60 mm angebracht sind. Eine dritte Zuleitung ist in das Quecksilberreservoir eingelassen. Die Zuleitungen verbinden je ein weißes und ein rotes Glühlämpchen mit einer kleinen Batterie aus Elementen, wie sie für Taschenlampen Verwendung finden. Bei Erreichung eines Preßdrucks von 40 mm Hg leuchtet die weiße Lampe auf; bei intrapulmonalen Druckwerten über 60 mm Hg neben der weißen Lampe die rote. Der Prüfling weiß dann sofort, daß er den gewünschten Druck erreicht hat.

Bei früheren systematischen Untersuchungen gesunder junger Menschen[1, 2, 3] unter den oben geschilderten Bedingungen, zeigt der Blutdruck

[1] *Bürger*, Klin. Wschr. **1926**, Nr 18/19.

[2] *Bürger*, Sportphysiologische Untersuchungsmethode. Brugsch-Schittenhelms Klin. Laboratoriumstechnik **3** (1928).

[3] *Petersen*, Z. exper. Med. **61**, H. 3/4 (1928).

während und nach dem Pressen bei den verschiedenen Typen des Herzens ein ganz charakteristisches Verhalten. Auf Grund mehrerer hundert Untersuchungsergebnisse unterschieden wir Typus A: normale Herzen, Typus B: asthenische Herzen und Typus C: hypertrophe Herzen. Wie der Ablauf der Blutdruckwerte sich bei den einzelnen Typen verhält, zeigt die nebenstehende Kurve, welche aus Mittelwerten früherer Untersuchungen gewonnen ist (Abb. 2). Sie zeigt für die Kurve A ein leichtes Absinken des Blutdrucks während der Tiefatmung, im Beginn der Pressung ein weiteres Heruntergehen des Blutdrucks, am Ende der Pressung ein leichtes Ansteigen auf einen Wert, der nur wenig unter dem Ausgangswert liegt und in der postpressorischen Phase ein deutliches Ansteigen auf Werte, die den Ausgangspunkt wesentlich überschreiten. Bei Typus B findet man nach dem Absinken während der Tiefatmung ein weiteres schnelles Absinken auf geringe Werte von 40 mm Hg und weniger; und in der postpressorischen Phase ein verhältnismäßig langsames Wiederansteigen bis zur Erreichung des Ausgangswertes. Typus C hingegen zeigt schon während der Pressung ein deutliches Ansteigen des Blutdrucks um 20—30 mm Hg mit weiterem Anstieg nach Wiederfreigabe der Atmung.

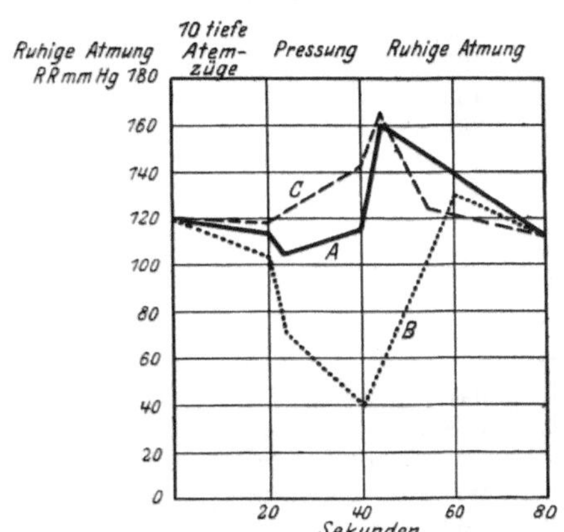

Abb. 2. Preßdruckkurven aus Mittelwerten früherer Untersuchungen.
A ——— normales Herz, B ········ asthenisches Herz, C – – – – hypertrophes Sportherz.

4. *Untersuchungsmaterial.*

Es wurden im ganzen 81 Athleten untersucht und zwar:

Ruderer	5
Radfahrer (200 km)	6
Schwimmer	8
Schwerathleten	4
Boxer	8
Leichtathleten	30
Marathonläufer	20

Von den Marathonläufern wurden vor dem Lauf untersucht 8, unmittelbar nach dem Marathonlauf 12. Die gefundenen Blutdruckwerte sind für die einzelnen Athletenkategorien tabellarisch geordnet.

Blutdruckwerte bei der Preßdruckprobe in den einzelnen Sportarten.

Lfd. Nr.	Lab.-Nr.	Sportart	RR mm Hg					
			In Ruhe	Nach 10 tiefen Atemzügen	Pressung 40 bis 60 mm intrapolmonaler Druck		Nach Wiedereinsetzen der Atmung	Nach 20 Sek.
					Beginn	Ende		
		I. Ruderer.						
1	863	Ruderer	135	130	125	145	175	130
2	796	„	115	110	85	85	165	120
3	455	„	125	120	85	140	175	130
4	381	„	120	125	125	140	145	120
5	551	„	120	120	125	145	130	120
6	901	„	155	155	135	195	170	155
		II. Radfahrer 200 km.						
7	374	Radfahrer 200 km	145	145	100	175	220	150
8	475	„	130	125	125	145	150	130
9	669	„	120	105	130	155	130	120
10	449	„	125	125	100	145	130	120
11	543	„	120	115	175	145	145	120
12	698	„	135	130	70	145	170	130
		III. Schwimmer.						
13	907	Schwimmer	150	150	130	140	195	155
14	892	„	115	120	125	185	130	115
15	893	„	140	135	145	110	210	145
16	879	„	125	120	75	145	150	125
17	885	„	120	115	135	70	185	140
18	258	„	120	120	120	155	150	120
19	881	„	130	130	120	155	160	130
20	861	„	120	120	70	140	180	125
		IV. Schwerathletik.						
21	542	Gewichtheber	145	140	140	200	195	155
22	823	Hammerwerfer	150	150	105	140	210	155
23	577	Ringer	125	—	145	145	135	125
24	—	Gewichtheber	130	130	—	130	165	130
		V. Leichtathletik.						
25	838	Langstrecken 3—10000 m	130	125	100	145	165	135
26	828	„	130	115	135	175	165	125
27	689	„	130	130	100	125	150	140
28	835	Mittelstrecken 800—1500 m	125	120	115	135	170	130
29	856	„	115	125	120	145	140	120
30	723	„	120	115	100	145	130	105
31	—	„	140	145	125	175	150	140
32	442	„	115	115	120	130	150	125
33	252	„	105	105	115	110	90	105
34	549	„	120		130	165	145	120
35	—	Kurzstrecken 100—400 m	110	110	120	170	130	120
36	831	„	110	105	75	100	170	115
37	820	„	110	110	125	180	140	120
38	791	„	100	95	110	135		98

Blutdruckwerte bei der Preßdruckprobe in den einzelnen Sportarten.

Lfd. Nr.	Lab.-Nr.	Sportart	RR mm Hg					
			In Ruhe	Nach 10 tiefen Atemzügen	Pressung 40 bis 60 mm intrapulmonaler Druck: Beginn	Pressung 40 bis 60 mm intrapulmonaler Druck: Ende	Nach Wiedereinsetzen der Atmung	Nach 20 Sek.
39	739	Kurzstrecken 100—400 m	105	110	125	145	120	110
40	878	,,	125	130	75	120	125	120
41	708	,,	105	105	125	145	130	105
42	908	,,	125	115	135	115	165	130
43	287	,,	105	105	125	165	135	105
44	857	Kurzstrecken	105	105	115	135	145	105
45	710	,,	125	135	150	145	150	130
46	887	,,	140	140	125	180	195	140
47	653	,,	135	135	105	130	160	
48	691	,,	115	115	110	135	150	120
49	288	Springer	110	110	125	145	150	105
50	728	,,	140	135	115	135	175	135
51	715	,,	115	120	140	165	170	120
52	960	Mehrkämpfer	125	125	165	150	120	120
53	520	Kugelstoßer	120		145	140	150	125
		VI. Boxer.						
54	476	Boxer	125	125	115	160	170	125
55	456	,,	125	120	145	150	175	125
56	743	,,	135	135	120	165	180	130
57	378	,,	130	125	105	155	170	135
58	377	,,	150	155	100	165	200	160
59	874	,,	135	125	140	170	160	135
60	727	,,	145	135	120	165	170	145
61	742	,,	130	125	135	155	185	130
		VIIa. Marathon vor dem Lauf						
62	655	,,	155	140	195	175	180	170
63		,,	145	145	135	175	170	140
64	658	,,	140	145	95	165	140	135
65	718	,,	145	145	125	160	180	140
66	717	,,	125	125	145	130	165	120
67	457	,,	155	140	100	145	195	140
68	736	,,	145	140	120	150	120	135
69		,,	130	125	120	155	145	135
		VIIb. Marathon nach dem Lauf						
70		,,	115	115	120	120	130	120
71	482	,,	120	120	125	115	160	140
72		,,	110	110	125	110	120	110
73	448	,,	105	105	95	130	125	105
74		,,	110	110	130	120	130	110
75	974	,,	110	105	125	100	115	110
76	339	,,	90	90	85	125	120	95
77	365	,,	90	90	75	135	115	90
78		,,	110	120	100	130	120	105
79	824	,,	125	125	115	140	150	135
80	650	,,	95	100	>40			95
81	478	,,	115	115	85	145	140	120

5. Ergebnisse.

I.

Wir haben, wie oben mitgeteilt, auf Grund früherer methodischer Studien 3 Typen der Blutdruckkurven unter den geschilderten Bedingungen der Pressung unterschieden. Typus B (Astheniker) zeigte während der Pressung ein Absinken des Blutdrucks auf die Hälfte des Ausgangswertes und darunter. Diesen Typus haben wir unter den Olympiakämpfern begreiflicherweise in keinem Falle gefunden.

Typus A zeigt während der Pressung ein geringes — nie über 50% — Absinken des Blutdrucks unter den Ausgangswert zu Beginn der Pressung; und am Ende der Pressung eine Wiederannäherung an den Ausgangswert. Zu diesem Typus gehören der Ruderer Nr. 796, der Schwimmer Nr. 885 und der 400 m-Läufer Nr. 831.

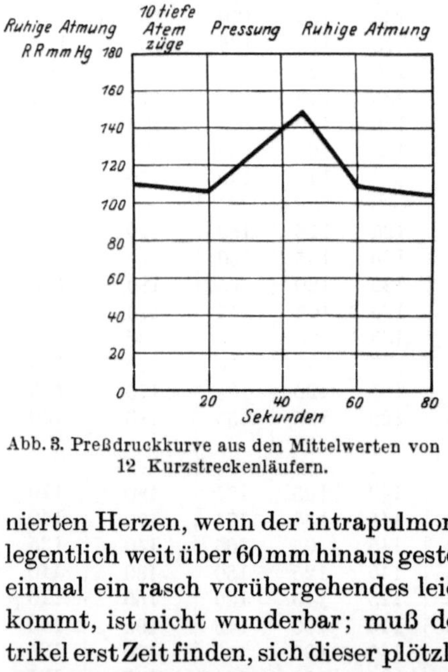

Abb. 3. Preßdruckkurve aus den Mittelwerten von 12 Kurzstreckenläufern.

Typus C zeigt während, besonders aber am Schluß der Pressung Blutdruckwerte, die mehr oder weniger hoch über dem Ausgangswerte liegen. Dieses Verhalten des Blutdrucks bei der Preßdruckprobe haben wir nach unseren früheren Erfahrungen in der Hauptsache bei wohl trainierten Sportsleuten gesehen. Das gleiche Verhalten haben wir mit den drei erwähnten Ausnahmen regelmäßig bei den Athleten in Amsterdam gefunden. Daß auch bei wohltrainierten Herzen, wenn der intrapulmonale Druck gegen unsere Absicht gelegentlich weit über 60 mm hinaus gesteigert wurde, zu Beginn der Pressung einmal ein rasch vorübergehendes leichtes Absinken des Blutdrucks vorkommt, ist nicht wunderbar; muß doch gewissermaßen der rechte Ventrikel erst Zeit finden, sich dieser plötzlichen Umstellung der Druckverhältnisse im Lungenkreislauf anzupassen. Im großen gesehen, erkennt man aus dem Ausfall unserer Untersuchungen in Amsterdam, daß ganz allgemein *das Herz des wohltrainierten Sportsmannes* — gleichgültig, welchen Sport er bevorzugt — *imstande ist, den Kreislauf trotz schnell einsetzender intrapulmonaler Druckschwankungen*, wie sie jede plötzliche Anstrengung mit sich bringt, *ungestört aufrecht zu erhalten.*

Die drei von uns festgestellten Ausnahmen von dieser Regel dürften eigentlich nur als solche gelten, wenn wir Gelegenheit gehabt hätten, den gleichen Befund des Abfallens des Blutdrucks während der Pressung mehrmals zu verschiedenen Zeiten an denselben Probanden zu erheben. Es liegt durchaus im Rahmen unserer

Vorstellungen, daß starke psychische Erregungen, Übertraining usw. geeignet sind, den normalen Ablauf der Preßdruckkurve bei diesen Menschen in Kampfzeiten gelegentlich zu verschleiern.

Wir geben in Abb. 3 die Mittelwerte von 12 Kurzstreckenläufern in Gestalt einer Kurve wieder. Diese Kurve zeigt in ihrem Verlauf eine gute Anpassung an die Kurven des Typus C unserer früheren Besprechungen.

II.

Es war bisher von den Blutdruckwerten die Rede, welche in der Ruhe, nach 10maliger Tiefatmung und während der Steigerung des intrapulmonalen Druckes auf 40—60 mm Hg gemessen *würden*. Die nunmehr folgenden Messungen sind unmittelbar und etwa 20 Sekunden nach Wiedereinsetzen der normalen Atmung durchgeführt worden. Es sei nochmals betont, daß während der durch die Pressung gesetzten Widerstände im Capillargebiet der Pulmonalis auch dann, wenn sie durch eine Mehrarbeit des rechten Ventrikels überwunden werden, doch eine relative Stauung mit dem Effekt einer Stromverlangsamung in dem dem Herzen unmittelbar vorgeschalteten Venengebiet einsetzt. Das ist ja an den prallgefüllten Hals- und Kopfvenen während starker pressorischer Anstrengungen unmittelbar zu erkennen. Der periphere Blutdruck wird aber von dem wohltrainierten Sportsmann durch Beschleunigung der Herztätigkeit und Steigerung des Minutenvolumens bei gleichen oder vielleicht wenig gesteigerten peripheren Widerständen schon während der Pressung in die Höhe getrieben; unmittelbar nach der Pressung schießt das dem Herzen in den prallgefüllten Venen vorgelagerte Blut in das nun vom Druck entlastete Pulmonalisgebiet schnell ein. Das Herz wird stark gefüllt und groß, wie man bei Röntgendurchleuchtungen unter diesen Bedingungen unschwer erkennen kann, und zeigt einige wenige Schläge in langsamer Folge: die *postpressorische Bradykardie*. Während dieser Zeit ist offenbar das Einzelschlagvolumen so gewaltig vermehrt, daß trotz der Bradykardie das Minutenvolumen in der postpressorischen Phase noch weiter gesteigert und damit der periphere Blutdruck in die Höhe getrieben werden kann. Bei 68 unter den geschilderten Bedingungen Untersuchten ist in 7 Fällen während dieser postpressorischen Phase der Blutdruck über *190* mm Hg angestiegen. Der höchst erreichte Wert beträgt *220* mm bei dem Radfahrer Nr. 374, mit einem Ruhewert von 145 mm. Alle diese Fälle zeichnen sich aber durch einen relativ hohen Ausgangswert des Blutdrucks aus (zwischen 140 und 145 mm Hg). Es ist anzunehmen, daß das periphere Gefäßsystem sich bei ihnen im ganzen in einer höheren Spannungslage befindet (relative Hypertonie). Diese Beobachtungen der relativen Hypertonie bei Schwerathleten haben wir auch schon bei sportlichen Wettkämpfen in Deutschland gemacht. Die rascheste Anpassung an die wechselnden Druckverhältnisse im Pulmonalisgebiet und das relativ gleichmäßigste Verhalten bei unserer Kreislaufbelastungsprobe zeigen nach unseren Erfahrungen die Kurzstreckenläufer.

III.

Untersuchungen unmittelbar im Anschluß an den Marathonlauf. Wir hatten Gelegenheit, einen Teil der Marathonläufer nach dem Eintreffen am Ziel zu untersuchen. Leider war es nicht möglich, die gleichen Athleten vor der Anstrengung zur Untersuchung zu bekommen. Wir haben als Vergleichsmaterial 8 andere Marathonläufer, die in der Ruhe untersucht wurden. Diese 8 Athleten, Gruppe VIIa unserer tabellarischen Aufstellung, zeigen bei unserer Herzleistungsprobe den Durchschnittstypus des wohltrainierten Sportsmannes: also Anstieg des Blutdrucks in der pressorischen Phase, weiteres Hinaufschnellen des Blutdrucks in der postpressorischen Phase und relativ große Schwankungen der Einzelwerte. Diese schnelle Anpassung des Kreislaufsystems der *in der Ruhe* untersuchten Marathonläufer an die durch Steigerung des intrapulmonalen Drucks gesetzte Kreislauferschwerung fällt bei den *nach dem Marathonlauf* untersuchten Kämpfern fort. Die *charakteristische Preßdruckkurve* der *Athleten* ist nach der *gewaltigen Anstrengung des 42 km-Laufes nivelliert* (Abb. 4). Das Herzgefäßsystem ist zwar noch leistungstüchtig, reagiert aber nicht mehr auf den Sonderantrieb, der durch die intrapulmonale Drucksteigerung gegeben ist. Es scheint uns bemerkenswert, daß von den 12 nach dem Marathonlauf untersuchten Kämpfern 11 leicht die Energie aufbrachten, den intrapulmonalen Druck für die Dauer von 20 Sekunden zwischen 40 und 60 mm zu halten. Nur 1 Marathonläufer versagte bei einem Preßdruck von 40 mm Hg, der periphere Puls war nicht mehr zu fühlen, der Kämpfer Nr. 650 drohte zu kollabieren. Der Versuch mußte vorzeitig abgebrochen werden.

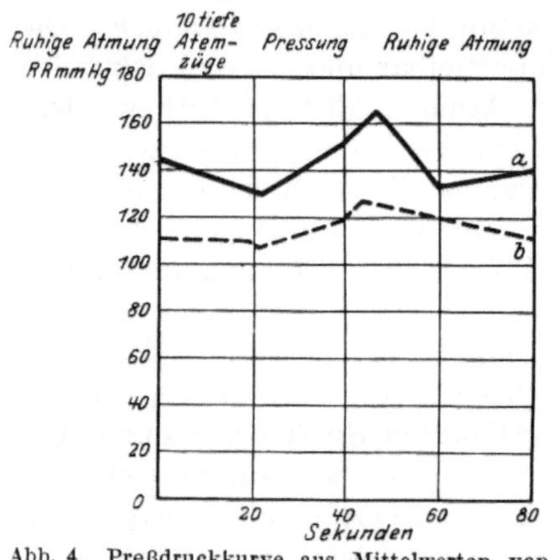

Abb. 4. Preßdruckkurve aus Mittelwerten von Marathonläufern. a ——— vor dem Lauf, b ········ nach dem Lauf.

Das Kreislaufsystem der Kämpfer hat nach diesen Ergebnissen unserer Untersuchungen durch den Marathonlauf *seine Anpassungsfähigkeit zum Teil eingebüßt.* Das lehren auch die Beobachtungen über die Herzfrequenz während und nach der Anstrengung, auf die nunmehr eingegangen werden soll.

Pulsfrequenz und Blutdruckwerte bei der Preßdruckprobe.

Lfd. Nr.	Lab. Nr.	In Ruhe		Nach 10 tiefen Atemzügen		Pressung 40—60 mm Hg intrapulmonaler Druck				Nach Wiedereinsetzen der Atmung		Nach 20 Sek.	
						Beginn		Ende					
		Blutdruck	Puls	Blutdruck	Puls	Blutdruck	Puls	Blutdruck	Puls	Blutdruck	Puls	Blutdruck	Puls
1	907	150	*51*	150	*80*	130	—	140	*84*	195	*48*	155	*60*
2	892	115	*63*	120	*75*	125	—	185	*96*	130	*60*	115	*54*
3	883	140	*84*	135	*100*	145	—	110	*132*	210	*66*	145	*84*
4	879	125	*69*	120	*99*	75	—	145	*114*	150	*60*	125	*66*
5	885	120	*72*	115	*78*	135	—	70	*126*	185	*66*	140	*66*
6	881	130	*72*	130	*84*	120	—	155	*102*	160	*66*	130	*72*
7	374	145	*72*	145	*78*	100	—	175	*132*	220	*57*	150	*66*
8	476	125	*66*	125	*81*	115	—	160	*114*	170	*54*	125	—
9	456	125	*57*	120	*69*	145	—	150	—	175	*54*	125	—
10	831	110	*60*	105	—	75	—	100	*84*	170	*54*	115	—
11	288	110	*96*	110	*105*	125	—	145	*120*	150	*66*	105	*90*
12	820	110	*60*	110	*75*	125	—	180	—	140	*57*	120	—
13	835	125	*66*	120	*84*	110	—	165	—	170	—	130	—
14	791	100	*57*	95	*72*	110	—	135	*84*	—	*66*	95	—
15	838	130	*63*	125	*75*	100	—	145	*120*	165	*57*	135	—
16	542	145	*75*	140	*96*	140	—	200	*45*	195	*42*	155	—
17	475	130	*66*	125	*93*	125	—	145	*120*	156	*54*	130	—
18	739	105	*72*	110	*88*	125	—	145	*96*	120	*72*	110	—
19	669	120	*69*	105	*69*	130	—	155	*78*	130	*63*	120	—
20	743	135	*78*	135	*111*	120	—	165	*102*	180	*72*	125	*75*
21	378	130	*60*	125	*90*	105	—	155	*99*	170	*57*	135	*66*
22	377	150	*78*	155	*96*	106	—	165	*168*	200	*78*	160	—
23	449	125	*54*	125	*78*	100	—	145	*96*	130	*54*	120	—
24	543	120	*60*	115	*66*	175	—	145	*72*	145	*57*	120	—
25	728	140	*60*	135	*96*	115	—	135	*108*	175	*57*	135	*63*
26	901	155	*66*	155	*93*	135	—	195	*108*	170	*66*	155	*78*
27	698	135	*57*	130	*72*	70	—	145	*108*	170	*48*	130	*48*
28	874	135	*69*	125	*112*	140	—	170	*144*	160	*60*	135	—
29	727	120	*69*	115	*75*	100	—	145	*114*	130	*66*	105	*69*
30	723	145	*63*	135	*96*	120	—	165	*102*	170	*60*	145	*93*
31	908	125	*96*	115	*105*	130	—	115	*144*	165	*108*	130	—
32		140	*69*	145	*78*	125	—	175	*84*	150	*60*	140	*69*
33	689	130	*57*	130	*57*	100	—	125	*66*	175	*45*	140	—
34	287	105	*78*	105	*84*	125	—	165	*108*	135	*84*	105	—
35	710	125	*63*	135	*81*	150	—	145	—	150	*66*	130	—
36	887	140	*66*	140	*87*	125	—	180	*96*	195	*57*	140	—
37	653	135	*57*	135	*100*	105	—	130	—	160	*51*	—	—
38	252	105	*60*	105	*60*	115	—	110	—	90	—	105	—
39	960	125	*72*	125	*84*	165	—	150	*72*	120	*75*	120	*81*
40	742	130	*75*	125	*96*	135	—	155	*120*	185	*66*	130	*69*
		Marathonläufer nachher.											
41		115	*96*	115	*100*	120	—	120	*120*	130	*84*	120	*90*
42	482	120	*87*	120	*99*	125	—	115	*120*	100	*96*	140	*96*
43		110	*81*	110	*90*	125	—	110	*84*	120	—	110	—

Pulsfrequenz und Blutdruckwerte bei der Preßdruckprobe.

Lfd. Nr.	Lab. Nr.	In Ruhe		Nach 10 tiefen Atemzügen		Pressung 40—60 mm Hg intrapulmonaler Druck				Nach Wiedereinsetzen der Atmung		Nach 20 Sek.	
						Beginn		Ende					
		Blutdruck	Puls	Blutdruck	Puls	Blutdruck	Puls	Blutdruck	Puls	Blutdruck	Puls	Blutdruck	Puls
44	448	105	*84*	105	*102*	95	—	130	*120*	125	*96*	105	*96*
45		110	*99*	110	*99*	130	—	120	*120*	130	*96*	110	—
46	974	110	*69*	105	*75*	125	—	100	—	115	*72*	110	*72*
47	339	90	*78*	90	*78*	85	—	125	*132*	120	*90*	95	*84*
48	365	90	*66*	90	*78*	75	—	135	*96*	115	*66*	90	—
49		110	*87*	120	*96*	100	—	130	*84*	120	*84*	105	*96*
50	824	125	*90*	125	*93*	115	—	140	*120*	150	*84*	135	*84*
51	650	95	*81*	100	*126*	<40	—	—	—	—	*120*	95	—
52	478	115	*87*	115	*102*	85	—	145	*120*	140	*108*	120	*108*

IV.

In einer ganzen Reihe von Fällen haben die Untersucher gleichzeitig mit dem Blutdruck die Pulsfrequenz gemessen, und zwar in den meisten Fällen je 20 Sekunden lang, und die gefundenen Werte sofort diktiert. Eine genaue Untersuchung der Frequenzverhältnisse unter den geschilderten Bedingungen läßt sich exakt nur bei Kombination der Preßdruckprobe mit gleichzeitiger Registrierung der Herzstromkurve durchführen. Dieses Verfahren ist an einem großen Material in früheren Untersuchungen ausgearbeitet worden. Wir hatten leider nicht die Möglichkeit, das Verfahren des Preßdrucks beim Elektrokardiogramm in dem Sportlaboratorium in Amsterdam zur Durchführung zu bringen, so daß wir uns auf die Pulszählung in kurzen Zeitabständen beschränken mußten. Das wesentliche Ergebnis der gleichzeitigen Registrierung von Pulsfrequenz und Blutdruckwerten unter der Einwirkung intrapulmonaler Drucksteigerung läßt sich kurz folgendermaßen zusammenfassen: Nach 10 tiefen Atemzügen läßt sich regelmäßig eine leichte Steigerung der Pulsfrequenz — im Mittel etwa um 10 Schläge in der Minute — feststellen. *Während* der *intrapulmonalen Drucksteigerung* setzt in der Regel eine weitere *Steigerung der Frequenz* ein, im Maximum der von uns untersuchten Fälle 168 Schläge in der Minute, im Mittel zwischen 100 und 120. In der *postpressorischen Phase* kommt es *regelmäßig* zu einer nicht *unerheblichen Pulsverlangsamung* gegenüber dem Ausgangswert. Besonders auffallend ist die Gegensätzlichkeit der Tachykardie während der kurzen Pressung und der unmittelbar darauf einsetzenden Bradykardie. Als Ursachen für diesen starken Frequenzwechsel wurde von *Bürger*[1] folgendes diskutiert: Während der Pressung kommt es nach kurzer Zeit zu einer erheblichen Anstrengungstachy-

[1] *Bürger*, Z. exper. Med. **52**, H. 3/4 (1926).

kardie, wie sie bei jeder stärkeren muskulären Anstrengung zu beobachten ist. Es zeigt sich daher, daß unter den Bedingungen der Pressung gleichzeitig eine Vagusreizung besteht (Hirndrucksteigerung), die sich während der Steigerung des intrapulmonalen Drucks infolge Dominierens der Acceleransimpulse nicht durchsetzen kann. Die sekundäre Bradykardie ist als ein Überdauern dieses Vaguseffektes über die während der Pressung sich geltend machenden Acceleransimpulse zu deuten. Daneben spielen wohl noch die Reizung intrakardialer Vagusendigungen in den durch hohen venösen Druck stark gefüllten Vorhöfen eine Rolle; wie auch die Erhöhung des Blutdrucks im Sinne einer Tonuserhöhung auf den Vagus einwirkt. All diese Momente können zusammenwirken, um die vagischen Impulse während der postpressorischen Phase über die Acceleransimpulse Herr werden zu lassen.

Dieser von uns früher regelmäßig beobachtete Verlauf der Pulsfrequenz läßt sich, wie die Tabelle zeigt, auch in unseren Untersuchungsergebnissen in Amsterdam nachweisen. Interessanterweise *fehlt die postpressorische Bradykardie* bei *allen* im *Anschluß* an den *Marathonlauf* untersuchten *Athleten.* Bei ihnen ist zwar wohl eine Frequenzsteigerung während des intrapulmonalen Drucks festzustellen; aber in der postpressorischen Phase gehen die Pulszahlen sofort auf die Ausgangswerte zurück. Da diese infolge Nachwirkens der großen und langdauernden Anstrengung allgemein schon erhöht sind, so findet sich bei den Marathonläufern weder eine absolute noch eine relative Pulsverlangsamung im Anschluß an die intrapulmonale Drucksteigerung. Hier gilt also für die Pulskurve das gleiche wie für die Blutdruckwerte: das Herz hat seine Anpassungsfähigkeit an plötzliche kurz dauernde Anstrengungen verloren. In weiteren 20 Sekunden ist die postpressorische Bradykardie fast in allen Fällen wieder ausgeglichen.

Zusammenfassung.

Herzleistungsprüfungen mit Hilfe der Preßdruckproben zeigen, daß das Herz der Sportsleute auf Steigerungen des intrapulmonalen Drucks in charakteristischer Weise reagiert. Die durch laufende Messungen des Blutdrucks und der Steigerung des intrapulmonalen Drucks gewonnene typische Kurve wird als der Ausdruck charakteristischer Anpassung des Kreislaufsystems der Sportsleute an akute Anstrengungen gedeutet. Auch die wechselnde Frequenz des Herzens nach Steigerung des intrapulmonalen Drucks ist für diese Anpassungsfähigkeit des Herzens an akute Anstrengungen charakteristisch. Nach großen Anstrengungen (Marathonlauf) verliert das Herz diese Fähigkeit der schnellen Anpassung an wechselnde Druckverhältnisse im Brustinnenraum.

Indice de Réparation Neuromusculaire chez les Athlètes.

Par

A. Fessard et H. Laugier.

Les recherches ergographiques que nous avons poursuivies, au laboratoire du Stade Olympique d'Amsterdam, sont la suite de travaux dont nous avons déjà publié les résultats, et qu'il y a lieu de rappeler ici sommairement[1].

Nous avons montré qu'il est possible de caractériser par des déterminations ergographiques la plus ou moins grande facilité avec laquelle se répare un système neuromusculaire au cours du travail. Il suffit pour cela de mesurer le rapport des quantités de travail effectuées jusqu'à l'épuisement, suivant que le sujet produit des contractions soulevant le même poids, mais avec deux rythmes différents. Si l'on expérimente sur des contractions de l'index, soulevant un poids de quatre kilogs suivant des rythmes de 30 et de 60 par minute, le rapport des quantités de travail produit au rythme 30 et au rythme 60, fournit un indice qui est d'autant plus élevé que la réparation du système se fait mieux pendant le travail, et dans l'intervalle des contractions. Des essais effectués sur 65 sujets pris au hasard, comprenant des sujets d'âge et de sexe différents, normaux ou atteints de diverses affections neuropsychiatriques, ont montré que l'indice varie de la valeur 1 pour les individus dont la réparation est nulle (ils effectuent sensiblement la même quantité de travail avant épuisement quel que soit le rythme des contractions) jusqu'à la valeur 2,5 et même 3 pour les individus dont la réparation est excellente.

Il eût été intéressant de rechercher ce que devient cet indice sur des muscles d'athlètes parfaitement entrainés, et en forme, tels que ceux des concurrents aux Jeux Olympiques, de préciser si cette faculté de réparation était poussée à un degré de perfectionnement particulier chez ces champions, et si la valeur de cet indice pouvait servir dans une certaine mesure de critérium d'entrainement. C'est pour apporter une contribution à la solution de ce problème de physiologie appliquée à l'athlétisme, que les déterminations ont été entreprises.

---

[1] *A. Fessard, H. Laugier* et *S. Nouel,* Indice de réparation du système neuromusculaire au cours du travail. C. r. Acad. Sci. Paris **186**, 168, 16 janvier 1928.

Malheureusement, ces recherches se sont heurtées à des difficultés considérables. Pour obtenir des chiffres en qui l'on puisse avoir confiance il faut en effet que de nombreuses conditions soient remplies:

1° Le sujet doit parfaitement comprendre ce que l'on attend de lui. Il doit effectuer des contractions de l'index, chaque contraction étant poussée à fond, en suivant le rythme donné par un métronome; cette opération, d'apparence assez simple, n'est pourtant que rarement comprise d'emblée par le sujet. Des difficultées supplémentaires proviennent de ce que tous les athlètes ne comprennent pas la langue de l'expérimentateur.

2° Il faut pouvoir faire plusieurs déterminations avec chaque rythme, de façon à prendre la moyenne des différents travaux effectués aux deux fréquences, et obtenir un indice qui soit le quotient de ces moyennes. Ces déterminations doivent être faites à des intervalles suffisants pour que la fatigue du système neuromusculaire expérimenté soit complètement disparue. Or, ces conditions n'ont jamais pu être réalisées à Amsterdam, les athlètes étant surtout préoccupés de leur compétition, et ne se prétant souvent qu'avec difficultés aux déterminations biologiques que les chercheurs se proposaient de faire sur eux. Le plus grand nombre des sujets examinés n'est venu qu'une fois aux déterminations ergographiques et les ergogrammes qu'ils ont fourni n'ont donc pu être utilisés. Un très petit nombre est venu deux fois, et c'est sur les chiffres fournis par ces quelques athlètes que des indices, fort incertains encore, ont pu être calculés.

Aussi bien les constations que nous avons faites doivent être considérées non comme pouvant servir de base à des conclusions définitives, mais comme fournissant une première indication à des recherches qu'il y aurait le plus grand intérêt à voir poursuivre dans des laboratoires annexés aux Stades locaux, où, dans le calme de l'entrainement méthodique, des déterminations en série peuvent être effectuées sur les athlètes, en toute franquillité.

Quoi qu'il en soit, quelques déterminations d'indices de réparation suivant la technique indiquée, ont été effectuées sur divers athlètes, en utilisant l'ergographe habituel, modifié pour enregistrer la contraction de l'index. Le poids soulevé était de 4 kilogs, les rythmes utilisés étaient de 30, et 60 par seconde. D'autre part un collecteur de travail était annexé à l'ergographe, collecteur qui supprimait le travail de soutien pendant la décontraction de l'index. Ce collecteur est décrit dans une autre publication[1].

Les résultats obtenus ont été les suivants (rangés par ordre d'indice décroissant)

[1] *L. Bull, A. Fessard* et *H. Laugier*, Collecteur de travail supprimant le travail de soutien dans les mesures ergographiques. C. r. Soc. Biol. Paris mai 1929.

Sujets	Spécialité	Indice de réparation: c'est à dire quotient de la quantité de travail effectuée avec le rythme 30, par la quantité de travail effectuée avec le rythme 60
A	Escrime.	2,7
B	Aviron	2,7
C	Escrime et disque	2,5
D	Rameur.	2,3
E	Poids	2,3
F	Lutteur	2,2
G	Poids	2,1
H	Coureur	1,6
I	„	1,6
J	„	1,5
K	Lutteur	1,5
L	Cycliste	1,5

Nous ne saurions trop insister encore sur les réserves avec lesquelles il convient d'accueillir les chiffres ci-dessus, en raison des circonstances expérimentales peu favorables où ils ont été recueillis.

Il ne s'agit point ici de simples mesures anthropométriques où le sujet reste passif; il s'agit de déterminations biologiques, où le sujet doit comprendre et collaborer avec bonne volonté. Pour éliminer l'influence de l'entrainement à l'ergographe, il eût été nécessaire de faire au moins trois déterminations au rythme 30, alternant avec trois déterminations au rythme 60, séparées par des intervalles suffisants. Ces conditions n'ayant pas été remplies, répétons ici que nous ne donnons ces chiffres qu'à titre de première indication.

Quoi qu'il en soit il est intéressant de constater:

1° Que les chiffres les meilleurs observés sur les athlètes, atteignent, sans les dépasser les valeurs observées sur les sujets les meilleurs signalés dans nos travaux antérieurs.

2° Qu'aucun chiffre observé sur les athlètes ne descend au dessous de 1,5, alors que dans nos examens portant sur 65 sujets pris au hasard, comprenant des malades d'un service de neuropsychiatrie, environ 84% avaient des indices au-dessous de cette valeur.

3° Que les indices les meilleurs, parmi les athlètes observés, ont été donnés par des escrimeurs et des rameurs, et les chiffres les plus bas par des coureurs et des cyclistes. Ceci est sans nul doute en relation avec la spécialisation de l'entrainement des divers groupes musculaires; et dans la mesure où cette constatation sera confirmée par des travaux ultérieurs, montre d'abord que l'indice en question est un indice assez pénétrant de la qualité du fonctionnement musculaire, et ensuite que la culture d'une spécialité sportive ne perfectionne pas d'une manière notable les muscles étrangers à l'exercice de cette spécialité.

En terminant qu'il nous soit permis de remercier M. Le professeur *Buytendijk* et ses collaborateurs de l'accueil si amical et si dévoué qu'il a réservé aux chercheurs à Amsterdam; de former le vœu que l'effort scientifique considérable entrepris aux dernières Olympiades, soit poursuivi dans les prochaines, et qu'une large propagande soit entreprise auprès des organisations sportives pour leur montrer l'intérêt théorique et pratique d'une étroite et cordiale collaboration entre les hommes de sport et les hommes de science.

Comparaison des Temps de Réaction de quelques Athlètes.

Par
A. Fessard et **H. Laugier.**

Si nous nous décidons à rendre compte ici des quelques mesures de Temps de Réaction que nous avons pu effectuer aux Jeux Olympiques d'Amsterdam c'est que, malgré leur nombre extrêmement réduit, leur intérêt ne nous semble pas négligeable: nous dirons même que l'éloquence inattendue de ces chiffres nous fait regretter qu'ils n'aient pas pu, par suite de circonstances défavorables, être suivis d'un très grand nombre d'autres déterminations.

Nous ne pensons pas qu'on puisse justifier pleinement le discrédit dont souffre à l'heure actuelle, auprès de beaucoup de psychologues, étrangers surtout, ce genre d'investigation. La mesure des temps de réaction, à condition qu'elle s'entoure de certaines précautions, dont on n'acquiert le sens qu'à la suite d'une longue pratique, permet une différenciation significative des individus, au point de vue d'aptitudes impliquant le bon fonctionnement de certains circuits sensitivomoteurs et associatifs. C'est avec succès qu'en France notamment les techniciens de la psychologie appliquée utilisent cette méthode et leurs étalonnages récents (*Béhague & Beyne*, *Lahy*) peuvent servir de base à des comparaisons de divers ordres.

Bien qu'ayant eu primitivement l'intention d'aborder le problème avec une certaine généralité (comparaison entre diverses catégories d'athlètes, avec différentes espèces d'excitations, auditives, visuelles, labyrinthiques) nous avons dû nous limiter à l'emploi de la technique la plus simple, celle des temps de réaction auditifs simples, et à l'examen de quelques individus seulement: du moins avons-nous essayé de le pratiquer avec le plus de soin possible.

L'appareil de mesure du temps était un chronoscope de Hipp préalablement contrôlé. Le stimulus était un choc assez violent, dans le but d'éviter le phénomène de l'allongement des durées par affaiblissement de l'excitant. Ce choc était toujours précédé du signal «Attention», donné de 1 à 4 secondes avant l'excitation, sans régularité. Le sujet réagissait en appuyant sur une clef de Morse. Il était mis autant que possible à l'abri des causes extérieures de distraction, bruits ou spectacles, et une cloison le séparait même de l'opérateur. Dans ces conditions, après quelques essais, nous relevions 20 mesures successives dont nous calculions ensuite la moyenne et l'écart moyen. Une mesure isolée n'a pour ainsi dire pas de valeur, par suite des fluctuations incessantes de l'attention. La moyenne arithmétique, accompagnée de l'écart moyen, fournit au contraire deux caractéristiques individuelles assez stables, dites de *rapidité* et de *variabilité*, si certaines conditions se trouvent remplies. Il faut en effet que la courbe de distribution des fréquences soit assez régulière et présente un maximum, et que la courbe des temps successifs ne révèle pas d'influence systématique comme celles qui se produiraient par suite d'un entraînement initial ou d'un phénomène final de fatigue. En procédant à une dizaine d'essais préalables, on évite la première erreur, et en se limitant à vingt mesures la seconde.

Résultats. 1° Notre petit groupe, comprenant un boxeur, deux gymnastes, six cyclistes, nous a donné les résultats moyens suivants (en millièmes de seconde):

	Observations		Etalonnages	
	Moyennes	Extrêmes	I	II
Rapidité	129	105—151	171	148,8
Variabilité	10	6,7—13,6	15	12,5

Les chiffres indiqués en I sont les moyennes pour un groupe de 1000 candidats wattmen (*Lahy*); en II ce sont les moyennes d'un groupe plus homogène, déjà sélectionné par son recrutement (500 candidats aviateurs: *Béhague & Beyne*).

Sous réserve de l'imprécision inhérente à une moyenne calculée sur 9 résultats seulement, nous voyons que les sportifs sont de beaucoup moyennement plus rapides et moins variables que les individus non sélectionnés. Nous allons examiner plus spécialement les différences individuelles dans le groupe des cyclistes, qui se sont prêtés à des examens répétés, présentant ainsi le maximum de garantie.

2° Parmi ces six coureurs cyclistes, trois concouraient pour le fond, les trois autres pour la vitesse: la distinction est peut-être physiologiquement plus fondamentale que celle qui est faite entre sports différents. Voici les résultats:

		Rapidité	Variabilité
Fond	Tr.	151	11,3
	Me.	126	13,2
	Br.	105	8,2
	Moyenne	127	10,9
Vitesse	Le.	130	8
	Gu..	129	8,2
	Be.	117	6,7
	Moyenne	125	7,6

Il est intéressant de remarquer que, d'accord avec d'autres observations de la psychologie appliquée, l'indice de variabilité semble être mieux en relation avec la qualité de vitesse que l'indice de rapidité lui-même, qui reste moyennement indifférent. Remarquons toutefois que Be., qui s'est classé champion olympique (scratch) est également le plus rapide des trois de sa catégorie; quant à sa variabilité, elle le classerait à peu près comme le meilleur sur 1000, d'après l'étalonnage 1 cité plus haut.

Inversement, Br. le plus rapide et le moins variable des routiers a fait une mauvaise course. D'un tempérament nerveux que l'on devine au premier coup d'œil, toujours prompt à réagir, sur sa machine comme pendant l'expérience, avoue-t-il, il reconnait lui-même que ces dispositions sont plutôt nuisibles à son genre de sport. C'est un sujet qui aurait été peut-être mieux à sa place parmi les sprinters, et on l'y aurait placé sur la seule foi de ses temps de réaction.

Nous avons eu l'occasion de réexaminer Br. quelques heures après sa course (165 kilomètres). Le sujet, qui se dit fatigué, donne les valeurs 110 et 8,6 au lieu de 105 et 8,2; différences négligeables, qui confirment à quel point la fatigue est difficile à révéler par ce genre de test. Notons cependant que nous observions un nombre important de réactions anticipées, le sujet, en état d'attente appuyant souvent spontanément sur sa manette à plusieurs reprises, sans qu'il y ait eu signal.

Ainsi, sans prétendre tirer des conclusions fermes d'un aussi petit nombre de résultats, nous suggérons les propositions suivantes:

1° L'épreuve des temps de réaction se révèle susceptible de fournir des indications utiles pour le diagnostic de l'aptitude à la vitesse, et probablement pour l'orientation préalable des sportifs à ce point de vue. La supériorité dans la vitesse paraît être en effet en rapport avec une faible variabilité, indice d'un grand pouvoir de concentration, de maîtrise de soi intense, mais forcément momentanée. La rapidité des réactions, bien que de moindre importance, n'est pas à négliger tout à fait.

2° Par suite de l'opposition qui existe entre les qualités d'endurance et celles de vitesse, l'effort concentré étant impossible à soutenir longtemps, il semble qu'une très petite variabilité soit plutôt une contre-indication en ce qui concerne les épreuves de fond. La durée des réactions a ici encore peu d'importance, à condition naturellement qu'elle ne soit pas anormalement grande.

3° Emettons le vœu que la méthode des temps de réaction, qui sans doute n'est pas tout à fait nouvelle pour certains milieux sportifs éclairés, donne lieu à des études plus nombreuses, plus systématiques, et surtout moins dispersées; que les détails de l'examen, que les procédés de dépouillement des résultats, sur des bases statistiques, soient unifiés entre eux et avec les méthodes habituelles des psychologues et des psychotechniciens, afin que des comparaisons valables puissent être effectuées, pour le plus grand profit des uns et des autres.

Röntgenologische Gelenkuntersuchungen an Olympiakämpfern.

Von

Dr. **Frohwalt Heiss**, Berlin.

Arzt an der Deutschen Hochschule für Leibesübungen.

Mit 17 Textabbildungen.

Zu den IX. Olympischen Spielen versammelten sich die besten Sportsleute der Welt in Amsterdam. Dies gab eine selten günstige Gelegenheit, die von *Baetzner* beobachteten „*Sportschäden am Bewegungsapparat*" in großen Reihenuntersuchungen nachzuprüfen.

Da Herr Prof. *Baetzner* selbst verhindert war, der freundlichen Einladung von Herrn Prof. *Buytendijk*, diese Untersuchungen in Amsterdam vorzunehmen, Folge zu leisten, habe ich sie an seiner Stelle durchgeführt. Es ist mir daher auch an dieser Stelle ein Bedürfnis, Herrn Prof. *Baetzner* für die Übertragung der Aufgabe, sowie Herrn Prof. *Buytendijk* für das freundliche Entgegenkommen und die große Hilfsbereitschaft während meiner Amsterdamer Tätigkeit meinen verbindlichsten Dank auszusprechen[1].

Bevor über die Ergebnisse der Untersuchungen berichtet wird, seien kurz einige wichtige Punkte der Theorie der Sportschäden erwähnt, so wie sie *Baetzner*[2] aufgestellt hat.

Theoretische Unterlagen für die Untersuchungen. Baetzner ist der Ansicht, daß „der Sport in seiner heutigen Form als Streben nach Höchstleistung ganz ungewöhnliche, außerordentlich große Anforderungen an den aktiven und passiven Bewegungsapparat" stellt.

Um diesen Anforderungen zu genügen, zieht der Körper Reservekräfte heran; es kommt zu einem Stärkerwerden der beanspruchten Organe. Der Körper paßt sich also der geforderten Mehrleistung an. Aber diese Anpassungsfähigkeit ist *begrenzt.*

Wie überall in der Natur, so kommt auch hier die *Arndt-Schulz*sche Regel, deren allgemeine Gültigkeit auch auf dem Gebiete der Leibesübungen *Bier* immer wieder betont hat, in Betracht: Schwache

[1] Ferner möchte ich danken allen denjenigen, die mich bei der Ausführung der Untersuchungen durch Rat und Tat unterstützt haben. Ich erwähne besonders Herrn Privatdozent Dr. *Kohlrausch* sowie die holländischen Herren Kollegen des Physiologischen Laboratoriums.

[2] *Baetzner*, Sportschäden am Bewegungsapparat. Verlag: Urban & Schwarzenberg 1927.

Reize fachen die Tätigkeit an, mittelstarke fördern sie, starke hemmen sie, stärkste heben sie auf.

Gerade in dem Streben nach Höchstleistung kann es daher leicht zu einer „überphysiologischen Inanspruchnahme aller Teile des Bewegungsapparates kommen, und zwar noch über die Grenzen der Reservekraft hinaus". Dies wird um so eher eintreten, wenn das Training einseitig auf einem engbegrenzten Spezialgebiet durchgeführt wird. Der physiologische Abnutzungs- und Erneuerungsprozeß wird hierdurch gestört. Infolgedessen werden „die Gewebe durch die überphysiologische Inanspruchnahme bei übertriebener einseitiger Sportbetätigung funktionell und anatomisch geschwächt und erleiden strukturelle Schäden".

Aus diesen Gedankengängen heraus untersuchte *Baetzner* systematisch die Gelenke von Sportsleuten, die ein anstrengendes Training durchgemacht hatten, und konnte schon 1923 auf bestimmte „Sportschäden" hinweisen.

Hier sei nur auf die zur Deutung der Röntgenbefunde wichtigen Veränderungen eingegangen.

Als Folge des verstärkten Muskel- und Bänderzuges fand er periostale Verdickungen und osteophytenartige Knochenbildungen an den Ansätzen starker Muskelmassen oder stark beanspruchter Bänder.

Neben diesen Veränderungen, die wir als Folge des starken Reizes auf den Knochen auffassen müssen, fanden sich aber auch Veränderungen, die einen *pathologischen* Charakter trugen. Besonders deutlich traten diese am Knorpel der Gelenke in Erscheinung. Der Knorpel, der normalerweise ein Puffer von hoher Elastizität ist, verliert diese bei überphysiologischer Beanspruchung. Er wird unelastisch und brüchig, wie *Baetzner* z. B. an einer großen Zahl von Meniscusverletzungen sehen konnte. Auch an dem Knorpelüberzug der Gelenkflächen kommt es durch die Überanspruchung zu Abschilferungen von kleinen Knorpellamellen, die dann frei in der Synovia herumschwimmen. An der Gelenkfläche selbst ist in diesen Fällen oft deutlich ein Defekt zu erkennen. Diese Beobachtung würde also eine Stütze der von *Pommer* aufgestellten Theorie über die Arthritis deformans sein.

Nach dieser Theorie verliert der Knorpel seine Elastizität, die er gegenüber mechanischen Einflüssen gewährt, und nach Wegfall dieses Abwehrschutzes kommt es zur reaktiven Wucherung des Knorpels und des Knochens. Für diese Anschauung sprechen auch die weiteren Beobachtungen, die *Baetzner* bei Operationen von Gelenken zahlreicher Sportsleute machen konnte. Es ließen sich „neben *proliferierenden* Vorgängen in Form von Aufrauhungen und Auflagerungen, periostalen und myelogenen Wülsten, Osteophytenbildung und von freien ossalen Körpern auch Veränderungen *atrophischer* Art, subchondrale Einbrüche, Defektbildungen und vermehrte Resorption nachweisen".

Außerdem fand er häufig freie Knochenstücke in dem parostalen Gewebe, die wohl als „metaplastische Knochenbildungen in den bindegewebigen Anteilen der Muskeln, Sehnen und Bänder" anzusehen sind.

Die Gelenke dieser jungen Sportsleute boten also ein Bild dar, das dem der *Arthritis deformans* alter Leute oder den *Berufsschäden* sehr ähnlich sah.

Aber nicht nur die Gelenke sind durch die zu starke Inanspruchnahme geschädigt, sondern auch das ganze Gewebe des Bewegungsapparates ist in seiner Anpassungsfähigkeit verändert. *Baetzner* weist auch darauf hin, daß es gerade bei hochtrainierten Sportsleuten besonders häufig zu Muskel- und Sehnenrissen kommt.

Die Olympischen Spiele in Amsterdam mit ihrer Anhäufung von einseitig auf Höchstleistung trainierten Sportsleuten bot nun eine ausgezeichnete Gelegenheit, die bisher gemachten Erfahrungen nachzuprüfen.

Art der Untersuchung. Es wurden während der Olympischen Spiele von 159 Sportsleuten verschiedener Länder 358 Röntgenaufnahmen gemacht[1], die sich folgendermaßen auf die einzelnen Sportarten verteilen:

Tabelle 1. *Verteilung der Gelenkaufnahmen auf die einzelnen Sportarten.*

Gelenke	Anzahl der Aufnahmen					
	Kurzstrecke	Mittelstrecke	Langstrecke	Springer	Werfer	Mehrkampf
Kniegelenk	31	45	54	19	2	6
Sprunggelenk	5	23	10	13	—	1
Hüftgelenk	3	3	—	1	—	—
Schultergelenk	2	—	1	—	4	2
Handgelenk	—	1	—	1	6	1
Ellbogengelenk	—	1	—	—	5	6

Gelenke	Radler	Boxer	Ringer	Heber
Kniegelenk	44	—	1	—
Sprunggelenk	1	—	—	—
Hüftgelenk	—	—	—	1
Schultergelenk	—	10	3	11
Handgelenk	1	11	—	6
Ellbogengelenk	1	12	5	3

[1] Die kostspieligen Röntgenuntersuchungen konnten nur durch die finanzielle Unterstützung der *Notgemeinschaft der deutschen Wissenschaften* und durch das große Entgegenkommen der Gesellschaft f. med. Technik *Siemens-Reiniger-Veifa* bzw. der *„Almara"*, die uns ihren neuesten Röntgenapparat zur Verfügung stellte, sowie durch die Schenkung eines Teils der zu den Aufnahmen nötigen Röntgenfilme durch die *Agfa* in diesem Umfange durchgeführt werden. Es ist mir daher eine angenehme Pflicht, auch an dieser Stelle für diese Unterstützung den Dank auszusprechen.

Wie die Tabelle zeigt, wurden hauptsächlich diejenigen Gelenke aufgenommen, die bei der betreffenden Sportart am meisten beansprucht werden (meist in 2 Ebenen). Soweit es die beschränkte Zeit erlaubte, wurden aber auch mehrere Gelenke an demselben Sportsmann photographiert.

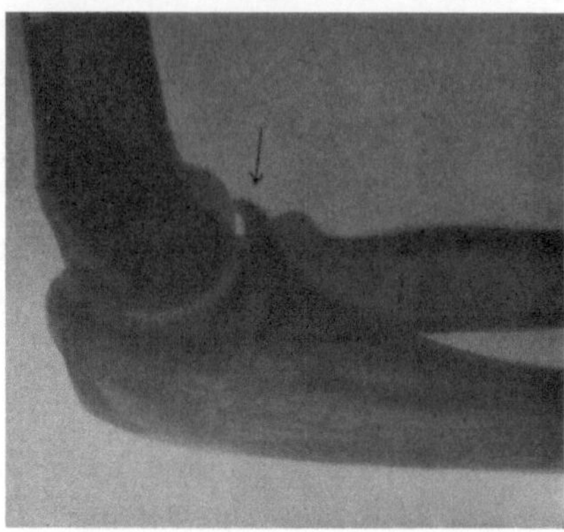

Abb. 1. Ellbogengelenk eines *Werfers*. (Kugel, Diskus, Hammer.) 25 Jahre. Zackige Ausziehung der Gelenkflächen.

Ergebnisse. Von den im theoretischen Teil erwähnten Veränderungen fanden sich *periostale Verdickungen und Auszackungen* am Ansatz von Muskeln und Bändern verhältnismäßig häufig. Sie entsprechen z. B. am Bein den Stellen des Ursprunges des M. gastrocnemius, der Schienbeinmuskulatur oder dem Ansatz der Quadricepssehne oder des M. adductor magnus. Sie sind als Folge des starken Zuges dieser Muskeln aufzufassen

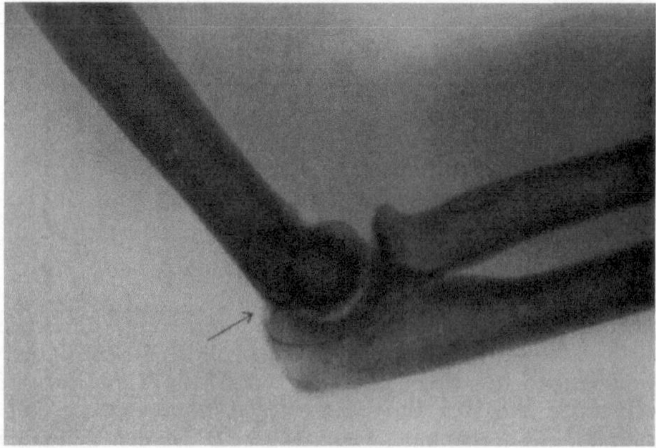

Abb. 2. Ellbogengelenk eines *Gewichthebers*. 28 Jahre. 8 Jahre Training. Zackige Ausziehung des Capit. radii, mehrere kleine freie Körper am Gelenkfortsatz des Olecranon.

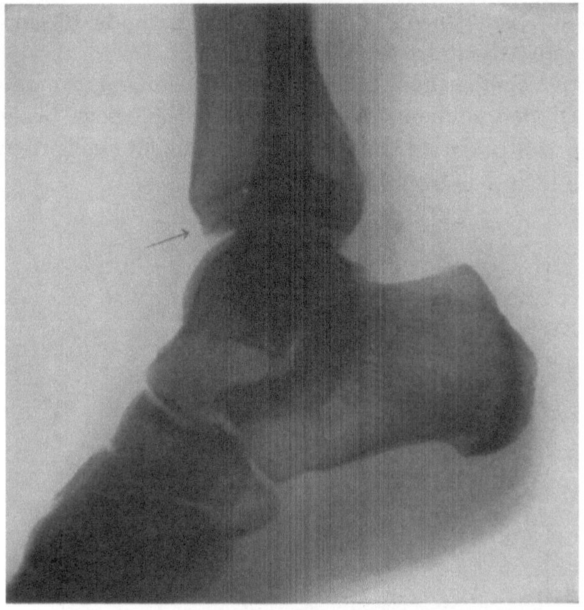

Abb. 3. Sprunggelenk eines *1500 m-Läufers*. 26 Jahre. 6 Jahre Training. Zackige Ausziehung an der Tibia.

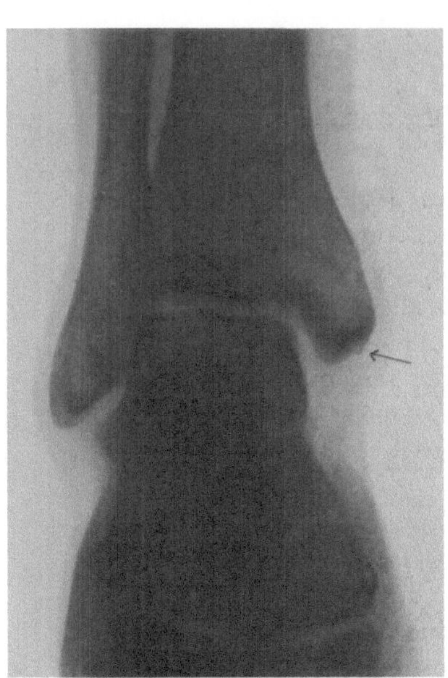

Abb. 4. Dasselbe Gelenk wie Abb. 3 von vorne. Kleiner freier Körper unter dem Malleolus internus.

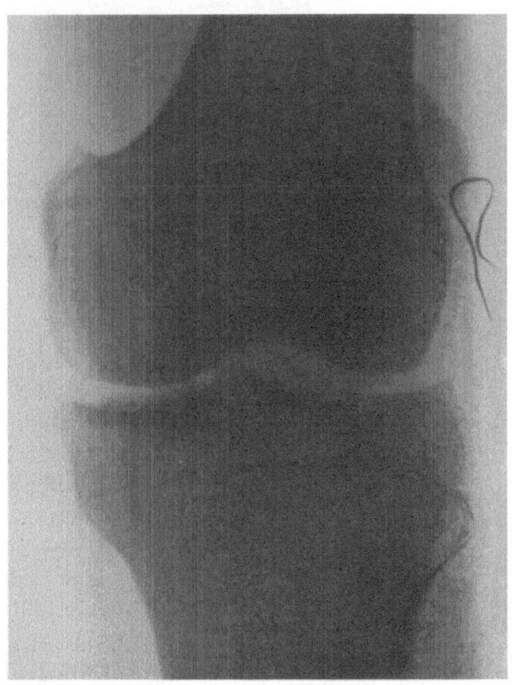

Abb. 5. Kniegelenk eines *Mittelstreckenläufers*. 25 Jahre. 7 Jahre Training. Ausziehung des Ansatzes des Adductor magn.

(Abb. 5, 7 und 9). Über einige besondere Befunde dieser Art sei in einem späteren Abschnitt (S. 169) berichtet.

Es fanden sich aber auch stärkere Veränderungen, die an der Grenze des Pathologischen stehen oder schon als pathologisch bezeichnet werden müssen. Ich habe sie zur besseren Übersicht nach dem *morphologischen* Befund in 3 Gruppen geteilt:

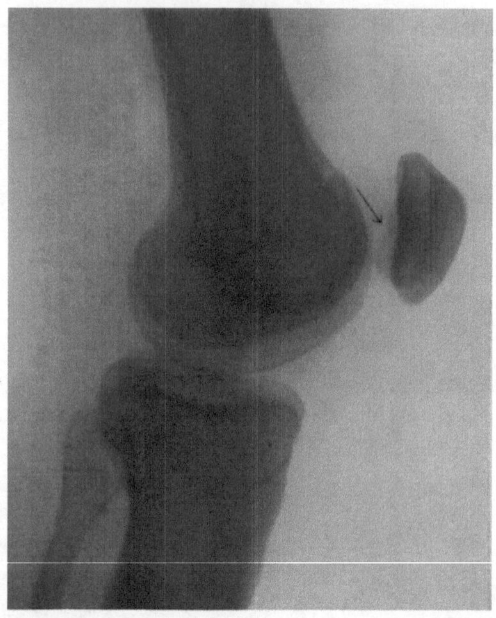

Abb. 6. Rechtes Kniegelenk eines *Kurzstreckenläufers*. 22 Jahre. 7 Jahre Training. Zackenbildung an der Gelenkfläche der Patella.

Die 1. Gruppe zeigt *zackige Ausziehungen der Gelenkflächen*, wie sie bei beginnender Arthritis deformans gefunden werden. Abb. 1, 2, 3, 5, 6, 9 und 17 zeigen derartige Veränderungen. Die Größe dieser Zackenbildung ist natürlich sehr verschieden, da alle möglichen Übergänge vorkommen. Berücksichtigt man nur Befunde, bei denen eine deutliche Zackenbildung, wie sie die Abbildungen zeigen, vorhanden sind, so findet man 6 derartige Fälle. Bei 9 anderen Befunden ist die zackige Ausziehung nicht so groß, aber deutlich erkennbar (sie fanden in Tabelle 2 keine Berücksichtigung).

Die 2. Gruppe umfaßt einige *frei vorkommende Knochenbildungen* in der *Umgebung* der Gelenke, wie sie Abb. 8, 10, 12 zeigen. Hier dürfte es sich um metaplastische Knochenbildungen handeln. Die Zahl derartiger Fälle beläuft sich auf 5. Und zwar sind dabei zweimal Knochenbildungen in der Umgebung des Ellbogengelenkes von Ringern (Abb. 10)

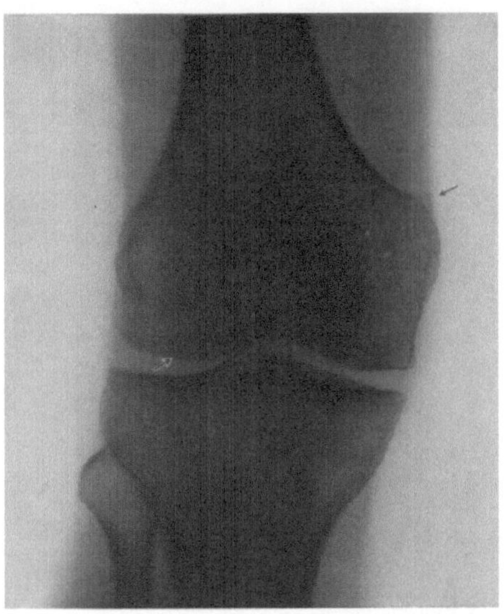

Abb. 7. Dasselbe Gelenk wie Abb. 6 von vorne. Zacke am Ansatz des Adductor magnus. Lösung eines freien Körpers am Condyl. lat. femor.

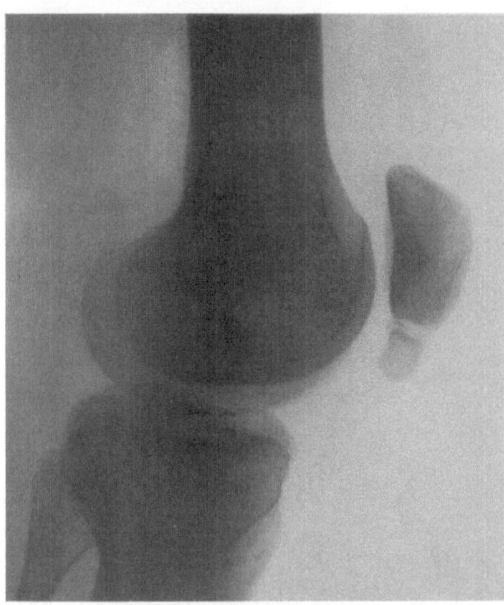

Abb. 8. Linkes Knie desselben *Kurzstreckenläufers* wie Abb. 6 u. 7. Knochenbildung an der Unterfläche der Patella. Die Größe der rechten Patella entspricht der linken minus dem neugebildeten Stück.

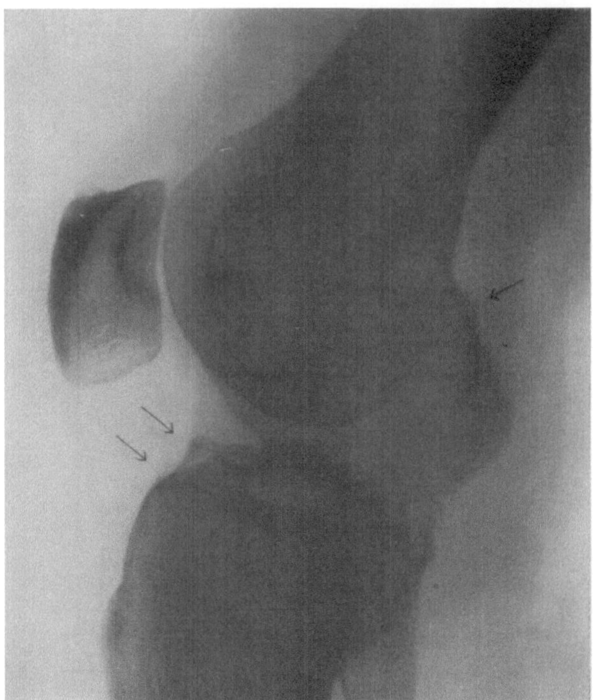

Abb. 9. Kniegelenk eines *Weitspringers*. Mehrere Zackenbildungen an der Tibia - Vorderfläche. Periostale Verdickung des Ursprunges des M. gastrocnemius.

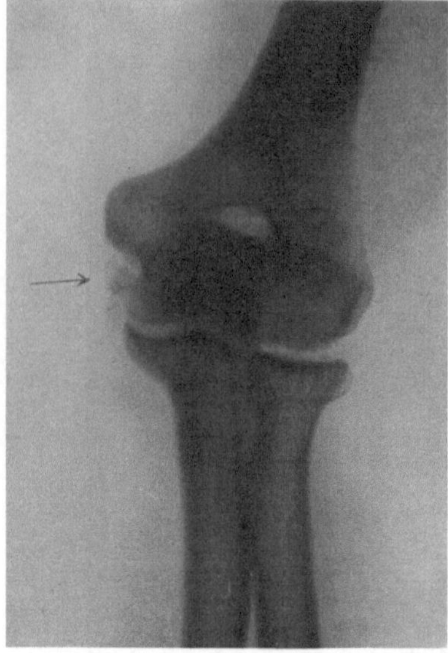

Abb. 10. Ellbogengelenk eines *Ringers*. 25 Jahre. Knochenbildung (metaplastisch) am medialen Condylus des Humerus.

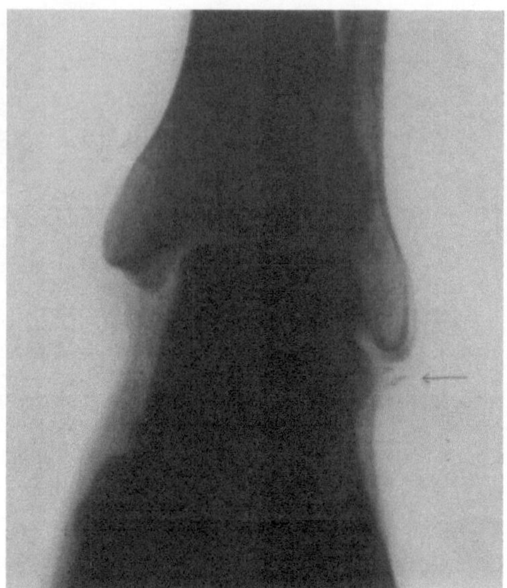

Abb. 11. Sprunggelenk eines *Mittelstreckenläufers*. 2 kleine freie Körper unter dem Malleolus externus.

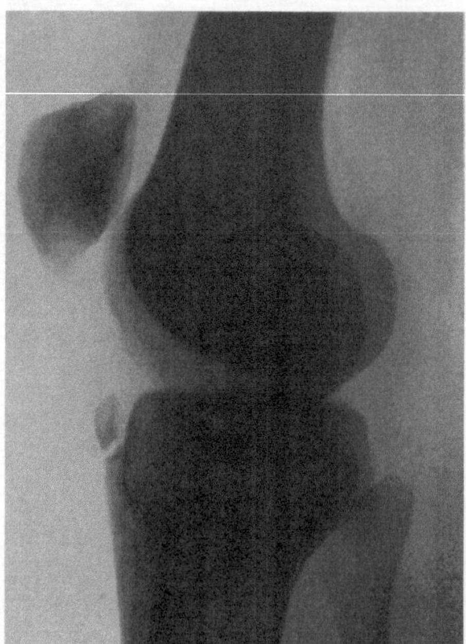

Abb. 12. Kniegelenk eines *Kurzstreckenläufers*. 20 Jahre. 4 Jahre Training. Knochenbildung im Lig. patellare.

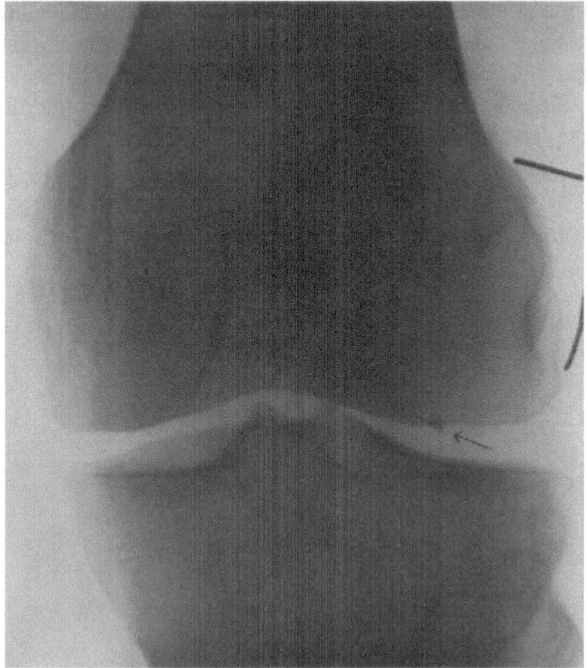

Abb. 13. Knie eines *1500 und 5000 m-Läufers*. 27 Jahre. 6 Jahre Training. Lösung eines freien Körpers am Condyl. lat. femor.

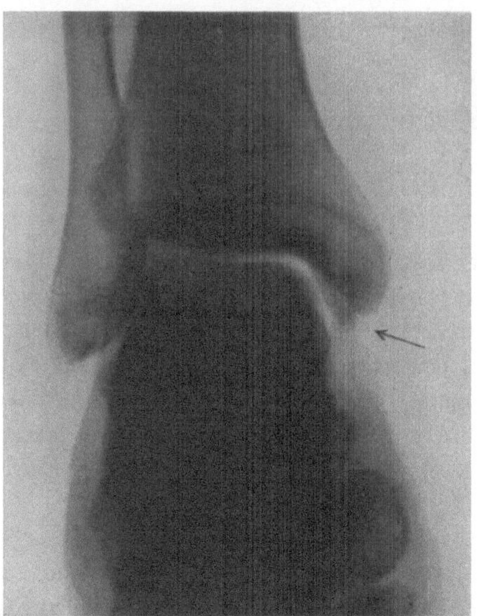

Abb. 14. Sprunggelenk desselben Läufers wie Abb. 13. 27 Jahre. 6 Jahre Training. Freier Körper am medialen Malleolus. (Hierbei könnte es sich auch um ein Sesambein [Os tibiale] handeln. Beschrieben in *Grashey*: Atlas typ. Röntgenbilder.)

und zweimal Knochenbildungen im Bereich des Lig. patellare (Abb. 8, 12) bei Kurzstreckenläufern vorhanden. Bei allen Befunden liegen keine Anhaltspunkte für eine traumatische Absprengung vor. Diese metaplastischen Knochenbildungen in der Umgebung der Gelenke dürften den Reit- und Exerzierknochen im Muskel entsprechen.

Die 3. Gruppe zeigt in den Gelenken selbst die Bildung *freier Körper* (Abb. 2, 7, 13, 14, 15, 16). Auch derartige Befunde fanden wir an den verschiedensten Gelenken häufiger (13mal bei 12 Leuten).

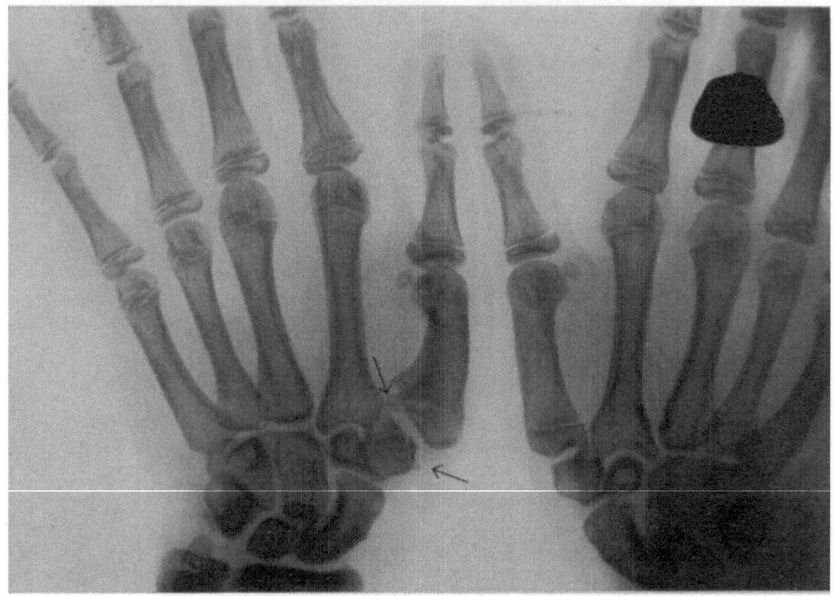

Abb. 15. Hand- und Fingergelenk eines *Boxers*. 16 Jahre. Veränderungen an der Basis des Metacarp. I. Freier Körper am Os multangulum majus.

Die Befunde der letzten beiden Gruppen habe ich mit den *6 starken* Zackenbildungen der ersteren als „*gröbere Veränderungen*" in Tabelle 2 zusammengefaßt, um einen zahlenmäßigen Überblick zu geben.

Bemerkenswert ist noch, daß bei einigen Sportsleuten sich derartige Veränderungen gleichzeitig in mehreren Gelenken fanden, so ist z. B. im Sprunggelenk desselben Läufers, dessen Knie Abb. 13 zeigt, auch ein freier Körper unter dem Malleolus externus zu erkennen (Abb. 14).

Diese Zahl der röntgenologisch nachweisbaren gröberen Veränderungen ist keineswegs klein. Und dabei stammen diese Befunde von den besten Sportsleuten der einzelnen Länder, die auf der Höhe ihrer Leistungsfähigkeit stehen.

Tabelle 2. *Verteilung der gröberen Sportschäden auf die einzelnen Sportarten.*

	Kurzstrecke	Mittelstrecke	Langstrecke	Springer	Radler
Anzahl der untersuchten Leute	17	27	30	15	21
Zahl der Gelenkaufnahmen:					
Kniegelenk	16	21	29	11	21
Sprunggelenk	4	16	4	8	2
Zahl der gröberen Veränderungen	2	7	2	2	2
	Mehrkampf	**Werfer**	**Boxer**	**Ringer**	**Schwerathl.**
Anzahl der untersuchten Leute	7	11	19	5	7
Zahl der Gelenkaufnahmen:					
Kniegelenk	4	1	—	1	—
Sprunggelenk	1	—	—	—	—
Schultergelenk	2	4	10	3	7
Handgelenk	1	6	11	—	4
Ellbogengelenk	4	4	10	3	2
Zahl der gröberen Veränderungen	—	2	4	2	1

(Es wurde hierbei nur einmal gezählt, wenn bei demselben Sportsmann dasselbe rechte und linke Gelenk aufgenommen worden war.)

Es wäre aber falsch, hieraus irgendwelche statistischen Schlüsse ziehen oder ein prozentuales Vorkommen derartiger Befunde errechnen zu wollen. Denn einerseits ist hierzu die Zahl der Untersuchungen noch zu klein, andererseits ist die Einreihung in ein System oft nicht möglich, da schließlich kein Befund dem anderen völlig gleicht. Wenn ich mich trotzdem entschlossen habe, einige Zahlen anzugeben, so geschah dies lediglich, um zu zeigen, daß derartige Veränderungen, wie sie auf den Bildern zu erkennen sind, keineswegs als Zufallsbefunde gedeutet werden dürfen.

Trotz dieser röntgenologisch nachweisbaren Veränderungen hatte *keiner* dieser untersuchten Sportsleute so starke Beschwerden, daß sie ihn gehindert hätten, an den Wettkämpfen teilzunehmen. Nur wenige klagten über leichteres Ermüden oder Knirschen ihrer Gelenke. Vereinzelt wurde aber auch angegeben, daß nach einigen Würfen oder Sprüngen leichte Schmerzen auftraten, die ein Aussetzen des Trainings nötig machten, z. B. Abb. 16. (Erwähnt muß allerdings werden, daß durch sprachliche Schwierigkeiten eine Verständigung nicht immer möglich war.) Aber auf Grund der in der Klinik gemachten Beobachtungen glauben wir doch, auch beim Fehlen von subjektiven Beschwerden in diesen Veränderungen eine beginnende oder schon eine mehr oder weniger ausgeprägte Schädigung erkennen zu müssen. Denn *Baetzner* konnte bei Fällen, die er jahrelang beobachtete, feststellen, daß es bei solchen Befunden durch weitere sportliche Überanstrengung doch noch zu Beschwerden und zu ernsten Schädigungen (Einklemmungserscheinungen, schwere arthritische Veränderungen usw.) und evtl. Sportunfähigkeit kommen kann. Bei einem Teile dieser Fälle konnten nur durch operativen Eingriff die Beschwerden gebessert werden.

Inwieweit die Überanstrengung des Gewebes durch den Sport die direkte *Ursache* für die Schäden oder nur das *auslösende Moment* ist, ist vorläufig nicht festzustellen. Wahrscheinlich wird, wie bei der Arthritis deformans, auch bei den Sportschäden ein Zusammentreffen von *mehreren* Faktoren als Ursache nötig sein. Daß der Sport aber beim Zustandekommen dieser Veränderungen eine große Rolle spielt, konnte *Baetzner* mehrmals beobachten. Denn er fand, daß die Veränderungen dann zum Stillstand, ja sogar in leichteren Fällen zum Rückgang kamen, wenn der Betreffende mit Sport längere Zeit aussetzte.

Jeder der zur Untersuchung kommenden Sportsleute besaß eine Karte, auf der er neben den gewöhnlichen Personalangaben auch die Trainingsdauer ausfüllen sollte. Leider wurde von vielen diese Trainingsdauer nicht angegeben, oder die Angaben sind ungenau, da einige nur diejenige Zeit gerechnet haben, in der sie Wettkämpfe bestritten haben. So ist die Zahl der verwertbaren Angaben gering. Es läßt sich aus diesem Material auch *kein* Zusammenhang finden zwischen der Trainingsdauer und der Häufigkeit oder Größe der Veränderungen.

Verteilung der Befunde auf die einzelnen Sportarten. Auf Grund der bisherigen Erfahrungen von *Baetzner* war es bekannt, daß derartige Veränderungen bei *Fußballspielern* am Kniegelenk und bei *Boxern* am Ellbogen- und Handgelenk verhältnismäßig häufig vorkamen.

Da die in Amsterdam untersuchten Sportsleute meist *Spezialisten* waren, war das Untersuchungsmaterial besonders geeignet, um festzustellen, inwieweit bestimmte Sportarten besonders häufige oder besonders starke Veränderungen aufzuweisen hatten.

Wie die Tabelle 2 zeigt, finden sich die *gröberen* Veränderungen bei *allen* untersuchten Sportarten in ungefähr derselben Häufigkeit, nur bei *Mittelstreckenläufern* sind sie auffallend häufig und gerade diese Sportart gilt als besonders anstrengend und verlangt ein langes einseitiges Spezialtraining. Von den Mehrkämpfern kamen leider nur eine sehr kleine Zahl zur Untersuchung. Ich habe deshalb hierzu alle untersuchten Sportsleute gerechnet, die gleichzeitig in einer Lauf- und Wurfübung starteten. So bekam ich von 7 Sportsleuten wenigstens 12 verschiedene Gelenkaufnahmen. Besonders erwähnenswert ist nun, daß bei diesen *Mehrkämpfern* die beschriebenen Veränderungen ganz *fehlen*. Dies mag Zufall sein, kann aber auch darin seine Erklärung finden, daß der Mehrkämpfer, der auf allen Gebieten tätig ist, im besten Falle nur 80% der Leistungsfähigkeit des Spezialisten erreichen kann, wie die Punktzahl des Zehnkampfsiegers *Yrjöla* beweist. Eine einseitige Überanstrengung ist beim Mehrkämpfer also unwahrscheinlicher. Leider kamen auch nur wenige Speerwerfer zur Untersuchung. Nach unseren sonstigen Erfahrungen ist die Zahl der Schäden bei dieser Sportart im Ellbogengelenk verhältnismäßig groß (Abb. 16).

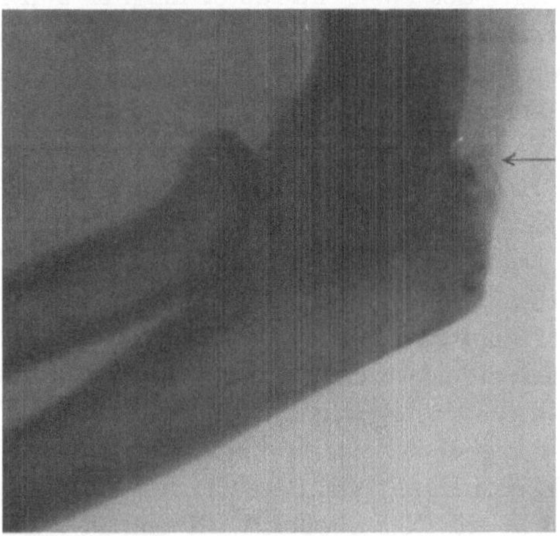

Abb. 16. Ellbogengelenk eines *Speerwerfers*. 22 Jahre. 7 Jahre Training. Mehrere kleine freie Körper am Gelenkfortsatz des Olecranon. Wirft noch über 60 m, muß aber nach mehreren Würfen wegen Schmerzen im Ellbogengelenk aussetzen.

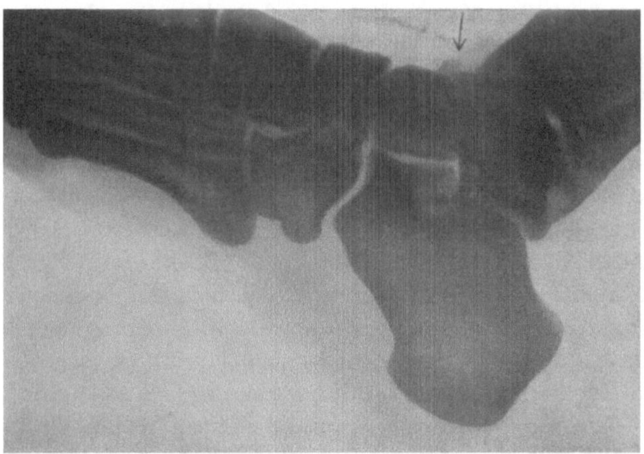

Abb. 17. Sprunggelenk eines *Hochspringers*. 22 Jahre. Zacke im Talus.

Besondere Veränderungen bei den einzelnen Sportarten. Bei der Durchsicht der Befunde fielen mir leichte Veränderungen am Knochen auf, die bei den einzelnen Sportarten verschieden häufig auftreten. Es handelt sich um exostosenartige Zacken am Condylus medialis femoris (Abb. 5, 7) und an der Vorderseite des Talus (Abb. 17).

Die Zacke am Condylus med. femor. findet sich in mehr oder weniger starker Form bei nahezu der Hälfte aller *Läufer* und *Radfahrer*. Sie entspricht dem Ansatz des Musc. adductor magnus und ist wohl infolge des verstärkten Zuges dieses Muskels entstanden. Um diese Anschauung zahlenmäßig nachprüfen zu können, habe ich dieselbe Anzahl von Knieaufnahmen von Männern zwischen 20 und 35 Jahren aus dem Material der Klinik zum Vergleich durchgesehen. Während ich die Zackenbildung bei den Amsterdamer Bildern nahezu in der Hälfte der Fälle fand, war sie an den Klinikbildern noch nicht einmal in $^1/_4$ der Fälle zu erkennen und dann auch meist bedeutend kleiner. Man wird daher auch diese Zacke als Anpassungsbestrebungen des Knochens an dem verstärkten Muskelzug zu betrachten haben, wie schon *Baetzner* annahm.

Von allen Läuferarten fanden wir diese Zackenbildung auch wieder am häufigsten beim Mittelstreckenläufer. Außerdem finden wir bei dieser Strecke die meisten Verdickungen am Periost der Tibia und Fibula (Periostitis ossificans) im Bereich des Ursprunges der Schienbeinmuskulatur. Sie dürften ebenfalls als Anpassungserscheinung an die geforderte Mehrleistung zu betrachten sein. Vielleicht hängt dieser Befund mit dem ausgesprochenen Schreitstil zusammen, der auf dieser Strecke gelaufen wird und bei dem die Schienbeinmuskulatur besonders beansprucht wird.

(Bei diesem Laufstil werden die Unterschenkel sehr weit nach vorn aufgesetzt. Der Läufer drückt sich nicht nur mit dem hinteren Bein nach vorn, sondern zieht sich gleichzeitig mit dem vorderen Bein, das durch die Nagelschuhe am Rückwärtsgleiten verhindert ist, vorwärts. Die vordere Schienbeinmuskulatur wird hierbei besonders beansprucht.)

Eine ähnliche Zacke findet sich an der Vorderseite des Talus bei der überwiegenden Mehrzahl der *Springer* (Abb. 17). Bedeutend seltener kommt sie bei den anderen Sportarten vor. (*Fußballspieler*, bei denen wir sonst noch häufig eine entsprechende Zacke fanden, kamen in Amsterdam nicht zur Untersuchung.) Es bedarf erst noch weiterer Untersuchungen, um festzustellen, auf welche bewegungsmechanischen Einflüsse die Entstehung dieser Zacke zurückzuführen ist.

Ähnliche Zackenbildungen fand *Baetzner* an Hand- und Ellbogengelenk von *Berufsboxern*, die so charakteristisch waren, daß er allein aus diesem Befunde die Zugehörigkeit zu der betreffenden Sportart diagnostizieren konnte. Auch bei den Boxern in Amsterdam konnten wir in einigen Fällen derartige Zackenbildungen in leichterer Form erkennen.

Wir finden also als Hauptergebnis dieser Untersuchungen eine Bestätigung der von Baetzner gemachten Erfahrungen.

Folgerungen. Wenn der Sport nur gesundheitsfördernd wirken soll, müssen alle *einseitigen* Überbeanspruchungen des Körpers vermieden werden. Die größte Möglichkeit einer Überanstrengung geben die Wettkämpfe. Ihre Zahl muß daher beschränkt und die Erholungszeit zwischen den einzelnen Wettkämpfen verlängert werden, wie dies neuerdings von der Deutschen Sportbehörde schon beschlossen worden ist.

Die Veränderungen werden besonders dann auftreten, wenn die Überanstrengung einem noch nicht gefestigten Gewebe zugemutet wird, das außerdem einen Teil seiner Kräfte zum Wachstum braucht. Also bei *Jugendlichen*. Falls man ihnen überhaupt Wettkämpfe erlaubt, sollte dies nur unter Einhaltung von besonderen Vorsichtsmaßregeln geschehen.

Solange der Sport besteht, werden aber Wettkämpfe stattfinden; es muß aber Aufgabe der Sportärzte sein, sie in richtige Bahnen zu leiten. Da bei Mehrkämpfern die einseitige Überanstrengungsmöglichkeit geringer ist, wir außerdem bei ihnen Veränderungen am Bewegungsapparat seltener gefunden haben, *muß der Mehrkampf auf Kosten der einseitigen Spezialleistung mehr in den Vordergrund gerückt werden.*

Zusammenfassung. Auch bei Olympiakämpfern finden wir die von *Baetzner* beschriebenen anatomischen Veränderungen am Bewegungsapparat.

Die Veränderungen treten häufiger bei einseitig betriebenem Spezialsport auf, seltener bei Mehrkämpfern. Der Mittelstreckenlauf hat die größte Zahl von Veränderungen aufzuweisen.

Für einzelne bestimmte Sportarten gibt es an den meist beanspruchten Gelenken spezielle Veränderungen, die bei dieser Sportart besonders häufig vorkommen.

(Aus dem Institut für Körperkultur, Gießen.)

Körperliche Höchstleistungen und normale Widerstandskräfte.

Von

O. Huntemüller.

Neben dem Körperbau und dem Zustande der lebenswichtigen inneren Organe ist das Verhalten der Widerstandskräfte für die Gesundheit und besonders für den Sportsmann, der Höchstleistungen erzielen will, von großer Bedeutung. Man hat dieser inneren Konstitution oder besser Kondition bisher noch wenig Beachtung geschenkt und mehr das physiologisch-chemische Verhalten der Blutflüssigkeit bei Körperleistungen zu ergründen gesucht.

Zur Feststellung der Messung der normalen Abwehrkräfte (Alexine) im Blute wurde von mir eine exakte, biologische Methode ausgearbeitet, die sich seit längerer Zeit, besonders auch bei der Untersuchung der Wettkämpfer bei der II. Winterolympiade in St. Moritz gut bewährt hat. Sie bedarf zu ihrer Durchführung einiger weniger Blutstropfen, die leicht aus dem Ohrläppchen gewonnen werden können. Als Test dient das gebräuchliche hämolytische System, d. h. Hammelblutkörperchen und Hammelblutkörperchen lösendes Kaninchenserum (Amboceptor). Wichtig ist die exakte Einstellung des hämolytischen Systems, alsdann sind die Ergebnisse sehr gleichmäßig und gestatten eine genaue Bestimmung des Alexingehaltes im Blut[1].

Nach meinen an mehreren 100 Studenten gemachten Beobachtungen schwankt der Alexingehalt bei Gesunden nur in geringen Grenzen. Bei sportlich Tätigen ist er etwas erhöht, ein Zeichen des guten Einflusses der Leibesübungen auf die Gesundheit, bei Überarbeiteten etwas herabgesetzt. Auch nach größeren Anstrengungen (15 km Gepäckmarsch) ließ sich bei sportlich nicht bzw. wenig trainierten Studenten keine bemerkenswerte Abnahme feststellen. Bei Kranken findet sich demgegenüber häufig starke Herabsetzung. Auch bei einem gut trainierten Olympiakandidaten konnte nach einem scharfen 400 m-Lauf eine Herabsetzung des Alexingehaltes um fast das 3fache festgestellt werden, die 2 Stunden

---

[1] Die Methode wurde auf der 13. Tagung der Deutschen Vereinigung für Mikrobiologie in Bern bekanntgegeben und ist unter den Verhandlungsberichten im Zbl. Bakter. I Orig. **110**, 150* (1929) erschienen.

nachher noch anhielt. Bei anderen gut trainierten Sportsleuten fand sich dagegen keine Abnahme.

Bedeutungsvolle Befunde ergaben dann die Untersuchungen bei den Skiwettkämpfen der II. Winterolympiade[1]. Der Ruhewert, der am Tage vor dem Wettkampfe festgestellt wurde, schwankte nur in engen Grenzen, wie ich es ja schon bei meinen früheren Untersuchungen feststellen konnte. Ein etwas erhöhter Wert fand sich nur bei den Wettkämpfern, die dauernd im Hochgebirge bzw. an hochgelegenen Orten lebten und daher besser akklimatisiert waren.

Sehr abweichend von diesen Ruhewerten sind die Befunde nach den Wettkämpfen, einem Militärpatrouillenlauf über 30 km, einem Dauerlauf über 50 km und einem Langlauf über 18 km. Sämtliche Laufstrecken zeigten große Steigungen und starkes Gefälle, die Schneeverhältnisse waren besonders beim 50 km-Lauf denkbar ungünstig, so daß große Anforderungen an die Läufer gestellt wurden.

Beim Patrouillen- und 50 km-Dauerlauf zeigten sämtliche 22 zur Nachuntersuchung gekommenen Wettkämpfer eine Herabsetzung des Alexingehaltes auf $^1/_2$—$^1/_4$ des Ruhewertes, dagegen ließen die nordischen Nationen, die ja im Skilauf eine Klasse für sich bilden, nach dem 18 km-Langlauf keine Abnahme ihrer inneren Abwehrkräfte erkennen, während die anderen Teilnehmer wiederum auf $^1/_4$ zurückgegangen waren. Der Alexingehalt kehrte erst nach längerer Zeit, oft erst nach mehreren Tagen zu normalen Werten zurück.

Ich glaubte aus diesen Beobachtungen schließen zu dürfen, daß *die nicht oder nur wenig Trainierten im allgemeinen die Mahnungen ihres Körpers* (Muskelschmerz, Ermüdung, Abgeschlagenheit) *beachten, früh genug von der Fortsetzung der Leistung abstehen und so im Bereiche ihrer Leistungsfähigkeit bleiben, während die gut trainierten Sportsleute bei der Vollbringung von Höchstleistungen vermöge ihrer Willenskraft über ihre physiologische Leistungsfähigkeit hinausgehen und ihre Reservekräfte aufbrauchen. Ich hatte davor gewarnt, dem Körper zu häufig derartige Höchstleistung,* d. h. *Überschreitung seiner individuellen Leistungsfähigkeit zuzumuten.*

Auf Grund meiner bisherigen Erfahrungen wollte ich in Amsterdam zunächst davon absehen, den Alexingehalt vor den Wettkämpfen zu bestimmen, da ich auch hier wieder normale Werte anzutreffen erwartete. Meine Untersuchungen belehrten mich aber bald eines anderen.

Zunächst sollte ich gleich am 1. Tage erfahren, daß nicht nur sportliche Höchstleistung, sondern auch eine solche auf anderem Gebiete die normalen Widerstandskräfte im Blute herabzusetzen vermag. Dr. *Brinkmann*, der als Assistent von Prof. *Buytendijk* die sportärztlichen

[1] *Huntemüller* in *Knoll, W.* Die sportärztlichen Ergebnisse der II. olympischen Winterspiele in St. Moritz 1928. S. 125 u. ff. Paul Haupt, Bern 1928.

Untersuchungen in Amsterdam vorbereitet hatte, bot sich mir als Kontrolle an, da ich das Blut eines Einheimischen, d. h. Akklimatisierten, zu diesem Zwecke benötigte. Die Untersuchung ergab gegenüber meinem eigenen Alexingehalt, den ich seit Jahren kontrolliere, einen auf die Hälfte herabgesetzten Wert. Am nächsten Tage klagte Herr B. auch über schlechtes Befinden und Abgeschlagenheit; nach einem 3tägigen Erholungsurlaub war der Gesundheitszustand und Alexingehalt wieder normal.

Über das Ergebnis der Untersuchung der Wettkämpfer geben die Tabellen Auskunft. Leider ist das Material sehr lückenhaft, da die Sportsleute nur sehr schwer für die Untersuchung zu haben waren, so daß nur 61 Blutproben untersucht werden konnten, davon wurden 27 vor den Wettkämpfen, 26 sofort oder kurze Zeit und 8 ein bis mehrere Tage nahher entnommen.

Betrachten wir zunächst die Werte kurz nach den Wettkämpfen (Tabelle 1), so sind die Resultate hier viel ungleichmäßiger als bei den Skiwettkämpfen in St. Moritz. Bei einer großen Reihe der Wettkämpfer findet sich auch jetzt ein völlig normaler Alexingehalt, während andere eine mehr oder minder starke Herabsetzung aufweisen. Dabei scheint die Abnahme ganz unabhängig von der Größe bzw. Dauer der Leistung zu sein. Selbst nach dem Marathonlauf, dem doch weitaus anstrengendsten Wettkampf, zeigt die Hälfte der untersuchten Teilnehmer normale Werte; auch bei den anderen ist die Abnahme nicht sehr groß, nur ein einziger, ein Japaner, ist auf $^1/_4$ des Normalwertes heruntergegangen, eine Abnahme, die wir bei den Skirennen fast bei sämtlichen Teilnehmern feststellen konnten. Daß hierbei die Nationalität keine Rolle spielt, sehen wir daran, daß sein Landsmann einen Titer zeigt, der eher besser als normal ist. Bei den anderen Nationen verhalten sich die einzelnen Teilnehmer meist ebenfalls völlig verschieden, am gleichmäßigsten ist noch der Befund bei den Holländern im Marathonlauf, von den 4 Untersuchten haben 3 einen völlig normalen, der 4. einen nur sehr wenig herabgesetzten Titer.

Die wenigen Sieger, die ich untersuchen konnte und die absolut jedenfalls die höchste Leistung in ihrer Klasse vollbracht haben, zeigen nach dem Kampfe durchschnittlich gute Werte. Der Sieger im Schwergewicht war nach einem 20 Minuten langen, nach Punkten entschiedenen Ringkampf auf $^2/_3$ in seinem Alexingehalt heruntergegangen. Bei einem Mittelstreckenläufer, der nach dem 800 m-Lauf, wo er als dritter einkam, noch einen normalen Titer aufwies, konnte nach dem 5 Tage später stattgefundenen 400 m-Staffellauf ein mäßiges Herabgehen des Alexingehaltes auf etwas mehr als $^2/_3$ festgestellt werden. Man muß dabei berücksichtigen, daß außer dem 400 m-Endlauf 1 Tag vorher noch ein Zwischenlauf stattfand.

Tabelle 1. *Alexingehalt gleich nach dem Wettkampf.*

Lfd. Nr.	Nation	Laufstrecke, bezw. Klassifikation	Erfolg	Alexinwert	Abnahme
Kontrolle. .	—	—	—	0,002 ±	—
	Mittelstreckenläufer 400, 800, 1500 m.				
355	Holland	400 m	0	0,003 Spur	gering
691	Polen	400 m	0	0,002 ±	—
908	Deutschland	400 m-Staffel	II.	0,003 ±	—
97	Deutschland	400 m-Staffel	II.	0,004 Spur	fast auf $^1/_2$
97	Deutschland	800 m	III.	0,002 ±	—
St.Nr. 731	Deutschland	800 m	$^1/_2$ d.	0,006 Spur	fast auf $^1/_3$
St.Nr. 733	Deutschland	800 u. 1500 m	0	0,005 Spur	fast auf $^2/_5$
998	Holland	1500 m	0	0,002 ±	—
	Langstreckenläufer.				
341	Holland	5000 m	0	0,002 ±	—
	Marathonläufer.				
635	Belgien	—	0	0,004 Spur	fast auf $^1/_2$
St.Nr. 330	Holland	—	0	0,003 Spur	gering
St.Nr. 316	Holland	—	0	0,002 ±	—
457	Holland	—	0	0,002 ±	—
	Holland	—	0	0,002 ±	—
St.Nr. 264	Japan	—	IV.	0,008 Spur	fast auf $^1/_4$
St.Nr. 260	Japan	—	VI.	0,002 Spur	—
St.Nr. 176	Mexiko	—	0	0,004 ±	auf $^1/_2$
St.Nr. 288	Südafrika	—	0	0,002 Spur	—
447	U.S.A.	—	IX.	0,003 Spur	gering
St.Nr. 881	U.S.A.	—	0	0,006 Spur	fast auf $^1/_3$
St.Nr. 521	U.S.A.	—	0	0,002 ±	—
	Ringer.				
—	Deutschland	Schwergewicht	I.	0,003 ±	gering
	Schwimmer.				
St.Nr. 31	Deutschland	400 m	III.	0,003 Spur	gering
St.Nr. 38	Deutschland	200 m, Damen	I.	0,002 ±	—

Tafel-Erklärung:

Unter Lfd. Nr. sind, soweit vorhanden, die Untersuchungsnummern, sonst die Startnummern (St.Nr.) angeführt.

Den Erfolg geben die römischen Zahlen; $^1/_2$ d. = Teilnahme am Zwischenlauf.

Das Untersuchungsergebnis gibt die Serummenge in Kubikzentimetern, die noch Hemmung zeigt, die nächste Zahl würde völlige Lösung ergeben. + = geringe Lösung, ± = starke Lösung, Spur = fast völlige Lösung.

Die Abnahme des Alexingehaltes erhält man, wenn man den Titer der Kontrolle 0,002 ± durch den betreffenden Serumtiter dividiert, z. B. $\frac{0{,}002\ \pm}{0{,}004\ \text{Spur}}$ = fast $^1/_2$.

Bekanntlich werden in den Ausscheidungsläufen meist bessere Zeiten erzielt als im Endlauf, vielleicht ist dies auf den Verbrauch der Reservekräfte zurückzuführen, die bis zum Endlauf noch nicht wieder völlig ersetzt sind.

So endete z. B. im 110 m-Hürdenlaufen der Südafrikaner Weightmann-Smith, der im Zwischenlauf einen neuen Weltrekord aufstellen konnte, im Endlauf als Zweitletzter. Die Bestimmung des Alexingehaltes hätte vielleicht Aufschluß über dies Versagen geben können.

Bewundernswert ist demgegenüber die Leistung von Nurmi, der im 10000 m-Lauf erster und im 5000 m-Lauf und 3000 m-Hindernislauf zweiter Sieger wurde. Neben seiner ausgezeichneten Veranlagung muß auch das ausgeglichene Training zu diesem Erfolge beigetragen haben. Ich hatte Gelegenheit, Nurmi nach dem 3000 m-Hindernislauf, der ihm nicht besonders lag und sicher den Einsatz aller verfügbaren Kräfte verlangte, etwa 10 Minuten lang zu beobachten und konnte bei ihm irgendwelche Erschöpfungserscheinungen nicht wahrnehmen. Zu meinem lebhaften Bedauern ließ er sich zu einer Blutentnahme nicht bewegen.

Mehrfach konnten wir die Herabsetzung des Alexingehaltes längere Zeit nach dem Wettkampfe beobachten (Tabelle 2). Sie hielt zum Teil jedenfalls mehrere Tage an, bei einem Teilnehmer war sie nach 7 Tagen

Tabelle 2. *Alexingehalt 24 Stunden bis mehrere Tage nach dem Wettkampfe.*

Lfd. Nr.	Nation	Laufstrecke, bezw. Klassifikation	Erfolg	Alexinwert	Abnahme	Tag der Untersuchung
Kontrolle.	—	—	—	0,002 ±	—	—
		Kurzstreckenläufer 100 und 200 m.				
708	Argentinien	100 m	1/2 d.	0,006 Spur	fast auf 1/3	6 Tage nach dem Kampfe
878	Argentinien	100 m	0	0,003 Spur	gering	
		Mittelstreckenläufer.				
St.Nr. 742	Deutschland	400 m	1/2 d.	0,003 Spur	gering	24 St. nachher
St.Nr. 731	Deutschland	800 m	1/2 d.	0,006 Spur	fast auf 1/3	nach 7 Tagen
St.Nr. 733	Deutschland	800 u. 1500 m		0,006 Spur	fast auf 1/3	3 Tage nach dem Lauf
723	Argentinien	800 u. 1500 m	0	0,003 Spur	gering	—
856	Argentinien	800 u. 1500 m	1/2 d.	0,002 ±	—	—
		Langstreckenläufer.				
508	Kanada	5000 m	0	0,003 Spur	gering	24 St. nachher
		110 m Hürden.				
739	Argentinien	—	0	0,002 ±	—	—
		Schwimmer.				
St.Nr. 8	Deutschland	1500 m	—	0,002 ±	—	3 Tage nachher

noch auf der gleichen Höhe bzw. Tiefe wie gleich nach dem Wettkampfe, d. h. auf $^1/_3$ des normalen Wertes. Krankheitserscheinungen, die dafür verantwortlich gemacht werden konnten, waren bei den Betreffenden nicht festzustellen.

Die Erklärung für dieses verschiedene Verhalten der Abwehrkräfte nach den Wettkämpfen findet sich, wenn wir jetzt die Ruhewerte etwas näher in Augenschein nehmen. Wie ich oben ausführte, haben meine zahlreichen früheren, ebenso wie die an den Skiwettläufern in St. Moritz durchgeführten Untersuchungen ergeben, daß der Alexingehalt bei gesunden Personen normalerweise nur wenig schwankt. Ich war daher aufs höchste überrascht, als ich bei 16 von 27 Teilnehmern in Amsterdam schon vor dem Wettkampf eine Abnahme des Alexintiters feststellen mußte. Eine Abnahme, die fast die gleiche Höhe erreichte, wie nach den Wettkämpfen selbst (Tabelle 3).

Man konnte zunächst an die Folgen eines Dopingmittels denken, doch ist diese Annahme wenig wahrscheinlich, denn niemand wird am Tage bzw. tagelang vor der Entscheidung Reizmittel gebrauchen; viel mehr spricht dafür, *daß diese Abnahme der Abwehrkräfte auf das zu harte Training zurückzuführen ist, bei welchem dem Körper Höchstleistungen zugemutet werden, die er auf die Dauer nicht bewältigen kann, ohne seine Reservekräfte anzugreifen.*

Wir müssen diese Sportsleute als übertrainiert betrachten, obwohl der klinische Befund hierfür keine Anzeichen bot. Ein Sportarzt, der sich mit den Erscheinungen des Übertrainings besonders eingehend beschäftigt hatte und auch für meine Untersuchungen interessiert war, sagte auf meine Bitte, mir übertrainierte Sportler zur Untersuchung zu schicken, unter seinen Schutzbefohlenen gäbe es keine Übertrainierte. Ich habe von seiner Klientel mehrere Sportler, die freiwillig zur Untersuchung kamen, untersuchen können. Ein Marathonläufer zeigte 6 Tage vor dem Lauf eine Herabsetzung des Alexingehaltes auf $^1/_3$ des Normalwertes; die gleiche Abnahme zeigte ein Gewichtsheber. Von 6 Boxern waren 1 normal, 3 übernormal hinsichtlich ihres Alexintiters, 3 zeigten geringgradige Abnahme; 2 Rennfahrer über 165 km boten normalen Befund. Auch die anderen Olympiakämpfer, bei denen ich schon vor dem Wettkampfe eine Herabsetzung der inneren Widerstandskräfte feststellen konnte, sind sicher von erfahrenen Sportärzten betreut worden. Ebenso hat die fachärztliche Untersuchung, die im sportärztlichen Laboratorium in Amsterdam stattfand, keinerlei Anhaltspunkte für ein Übertraining ergeben.

Trotzdem war ein großer Teil der Olympiakämpfer übertrainiert, und wir haben hierin jedenfalls den Grund für das Versagen vieler Favoriten zu suchen.

Mit der von mir ausgearbeiteten Methode wird es künftighin möglich sein, eine Abnahme der inneren Widerstandskräfte des Sportlers während des Trainings festzustellen und ein Übertraining zu vermeiden.

Tabelle 3. *Alexingehalt vor den Wettkämpfen.*

Lfd. Nr.	Nation	Laufstrecke, bezw. Klassifikation	Erfolg	Ruhewert		Abnahme
Kontrolle . .	—	—	—	0,002	±	—
		Mittelstreckenläufer 400, 800, 1500 m.				
691	Polen	400 m	0	0,002	±	—
549	Polen	1500 m	0	0,003	Spur	gering
		Marathonläufer.				
St.Nr. 739	—	—	XIX.	0,006	Spur	fast auf $^1/_3$
		Boxer.				
456	Deutschland	Schwergewicht	0	0,002	±	—
742	Deutschland	Halbschwergew.	0	0,002	Spur	—
377	Deutschland	Bantamgewicht	0	0,004	Spur	fast auf $^1/_2$
743	Deutschland	Mittelgewicht	0	0,002	Spur	—
378	Deutschland	Fliegengewicht	0	0,003	Spur	gering
727	Deutschland	—	0	0,003	Spur	gering
874	Deutschland	—	0	0,002	Spur	—
462	Estland	—	0	0,004	±	auf $^1/_2$
		Ringer.				
472	Estland	Federgewicht	I.	0,006	Spur	fast auf $^1/_3$
674	Estland	Halbschwergew.	III.	0,004	Spur	fast auf $^1/_2$
465	Estland	—	0	0,004	Spur	fast auf $^1/_2$
	Estland	—	0	0,005	Spur	auf $^2/_5$
		Gewichtsheber.				
680	Deutschland	Halbschwergew.	0	0,006	Spur	fast auf $^1/_3$
969	Estland	—	0	0,005	Spur	fast auf $^2/_5$
		Schwimmer.				
861	Polen	—	0	0,002	+	—
		Ruderer.				
863	Holland	—	—	0,004	±	auf $^1/_2$
551	Holland	—	—	0,003	±	auf $^2/_3$
796	Holland	—	—	0,003	±	auf $^2/_3$.
455	Holland	—	—	0,002	±	—
872	Holland	—	—	0,002	±	—
		Rennfahrer 165 km.				
547	Deutschland	—	0	0,002	Spur	—
449	Deutschland	—	0	0,002	Spur	—
669	Litauen	—	0	0,004	Spur	fast auf $^1/_2$
475	Litauen	—	0	0,006	Spur	fast auf $^1/_3$
543	Litauen	—	0	0,002	Spur	—

Der Besitz ausreichender Widerstandskräfte ist aber nicht nur mit Rücksicht auf sportliche Höchstleistungen zu fordern, sondern auch vom ärztlichen Standpunkte muß davor gewarnt werden, dem Körper allzuhäufig seiner normalen Widerstandskräfte zu berauben, da dies auf die Dauer jedenfalls nachteilig wirken muß und weiterhin die Gefahr besteht, daß der in seiner Widerstandskraft geschwächte Körper leicht von ansteckenden Krankheiten befallen wird.

Die Empfänglichkeit hochtrainierter Sportsleute für alle möglichen Krankheiten (Erkältungskrankheiten, Furunkulose usw.) ist bekannt und hängt wohl fraglos mit der Abnahme der inneren Abwehrkräfte zusammen.

Ein Verbrauch der Widerstandskräfte des Körpers darf keinesfalls schon während des Trainings stattfinden. Der Körper muß vielmehr im Augenblick des Kampfes im Vollbesitz seiner Kräfte sein und noch Reserven zur Verfügung haben.

(Aus der Medizinischen und Nervenklinik in Würzburg. — Direktor: Prof. Dr. *E. Grafe.*)

Die Nachwirkung kurzdauernder schwerer körperlicher Arbeit.

Von
Robert E. Mark,
Assistent der Klinik.

Mit 6 Textabbildungen.

Muskelarbeit und Energiewechsel haben in ihren Zusammenhängen seit jeher das Interesse der Forschung auf sich gezogen. Schon die alten Meister der Stoffwechsellehre (*v. Pettenkofer* und *Voit*, *Pflüger*, *Rubner*, *Zuntz*) haben die Wichtigkeit des Einflusses der Muskelarbeit erkannt und als Leistungszuwachs in ihren Energiebilanzen eingesetzt. Vor allem waren es zwei Momente, die besonderes Studium beanspruchten: Der Energiebedarf während der geleisteten Arbeit und die Nachwirkung derselben. (Zus. neuerdings bei *Grafe*, S. 87ff.)

Hatten nun auch schon 1907 die durch *Fletcher* und *Hopkins* aufgedeckten Beziehungen zwischen Milchsäurehaushalt und Muskeltätigkeit den Auftakt zu einer neuen Ära der Muskelforschung gegeben, so blieb es doch der in den letzten 10 Jahren voranschreitenden Verfeinerung unserer Gewebsatmungstechnik und Mikromethodik vorbehalten, weiter in den feineren Mechanismus des Sauerstoffverbrauchs im Muskel einzudringen. Vor allem seien hier die Versuche von *Barcroft* und *Kato* am Hundegastrocnemius in situ nach Nervdurchschneidung hervorgehoben, die frühere Versuche von *Verzar* mit feinerer Technik bestätigten und ergänzten. Wir bringen die Kurve eines typischen Experimentes, aus dem sie schließen, daß 100 Minuten nach elektrischer Reizung der O_2-Verbrauch des Muskels wieder auf den durchschnittlichen Ruhewert abgesunken war. Es sei ausdrücklich das Absinken unter den Ruhewert hervorgehoben in der 5. bis 7. Stunde, auf das die Autoren nicht eingehen.

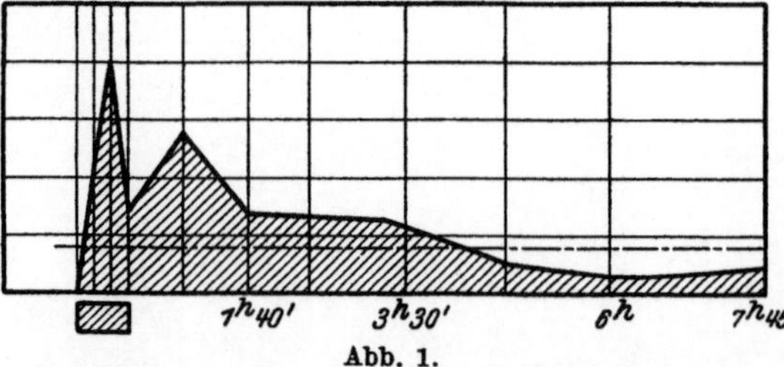

Abb. 1.

Die vorwiegend experimentell gefundenen Verhältnisse bei der Muskelkontraktion (*Hill*, *Verzar*, *Meyerhof*, *Emden*, *Fürth* u. a.) setzt *Hill* in seiner Monographie „The muscular activity" mit den neueren, vornehmlich eigenen Untersuchungen über den Erholungsprozeß nach Muskelarbeit beim Menschen in Beziehung.

Während schwerer Arbeit steigt der Milchsäuregehalt des Blutes kontinuierlich, bis die Arbeit infolge Ermüdung aufhört. Nachher kehrt der Milchsäuregehalt meist wieder zu normalem Werte zurück, die im Laufe der 2. Stunde nach Ende der Arbeit erreicht werden. *Hill* unterscheidet auf Grund seiner Untersuchungen im Erholungsprozeß 2 Phasen. Die erste rapide Phase veranlaßt die oxydative Entfernung der im Muskel gebildeten Milchsäure. Die zweite und langdauernde entfernt die Milchsäure, welche nach schwerer Arbeit Zeit hatte, durch Diffusion aus den Muskeln ins Blut und in die anderen Gewebe überzugehen. Sich über längere Zeit (mehrere Stunden) hinziehende Beobachtungen werden nicht erwähnt.

Von den vielen Autoren, welche sich speziell mit der Frage des O_2-Verbrauches nach Muskelarbeit im lebenden Organismus beschäftigt haben, seien einige zusammengestellt, auf deren Arbeiten noch später eingegangen werden muß (*Pettenkofer* und *Voit*, *Zuntz* und Mitarbeiter, *Jaquet*, *Durig*, *Benedict* und *Cathcart*, *Lohmann*, *Herxheimer* und Mitarbeiter, *Steinhaus*, *Kaupp* und *Grosse*, *Lindhard*, *Dusser de Barenne*, *Simonson*, *Schmidt-Kehl*, *Schneider*, *Clarke* und *Ring*).

Daß der Gasstoffwechsel ein brauchbares Maß der geleisteten Arbeit sei, wird immer wieder in der Literatur betont (*Fr. Kraus*, *Herbst*). Auf dem Congrès international d'éducation physique et de sport Amsterdam 1928 kommt *Boigey* nach Erörterung von Gaswechseluntersuchungen nach verschiedenen Sportarten (z. B. 7 Min. nach einem Boxkampf [12 Runden] war der O_2-Verbrauch um 56% gesteigert) zum Schlusse:

„Dans l'etat actuel de nos connaissances la methode respiratoire d'evaluation du travail est la methode de choix pour la determination de la dépense physiologique."

Versucht man sich auf Grund der vorliegenden Untersuchungen ein Bild über den wahren Sauerstoffhaushalt nach Muskelarbeit zu machen, so sieht man, daß

1. der Sauerstoffverbrauch direkt nach Abschluß der Arbeit je nach dem Ausmaße der Leistung mehr oder weniger gesteigert ist, und daß

2. je nach der Dauer und Schwere der geleisteten Arbeit der Sauerstoffverbrauch rascher oder langsamer wieder zu Normalwerten absinkt.

Diese Tatsachen lassen sich leicht mit der Hillschen Auffassung von den Sauerstoffschulden in Einklang bringen, eine Beobachtung, die wohl als erste *Zuntz* und *Durig* machten. Je nach Bedarf wird eben das Kapital (Oxygendebt) und die Einnahmen (Sauerstoffaufnahme) angegriffen. Wesentlich wirkt da natürlich auch das Sauerstoffaufnahmevermögen mit, für das nach den neuesten Untersuchungen von *Herbst* lineare Beziehungen zur Leistungsfähigkeit zu bestehen scheinen. Auch die verbesserte Sauerstoffausnützung (*Lindhard*, *Schenk*, *Kaupp* und *Grosse* u. a.) spielt dabei eine wichtige Rolle.

Es sei schon hier hervorgehoben, daß eindeutige Untersuchungen über eine etwaige Spätwirkung starker Kraftleistungen nicht vorliegen.

Eine genaue Abgrenzung der einzelnen Arbeitsformen wurde bei der Betrachtung von Nachwirkungen nach Muskelarbeit in den bisherigen Untersuchungen meist nicht streng durchgeführt. Man hat wohl statische Arbeit von der phasischen abgeschieden.

Es ist aber vor allem bei den verschiedenen sportlichen Betätigungen eine weitergehende Einteilung für die Betrachtung der Muskelleistung unbedingt notwendig. Für grobe Beurteilung könnte man ja mit der obigen Einteilung auskommen, es scheint sich aber auf Grund der fortschreitenden sportphysiologischen Forschung immer deutlicher eine weitere Unterteilung herauszubilden.

Rauthmann unterscheidet 3 verschiedene Arbeitsformen: 1. die Spannungsleistung; 2. die Schnelligkeitsleistung und 3. die Dauerleistung. Das gesunde menschliche Herz reagiert auf diese drei verschiedenen Arbeitsformen in recht verschiedener Weise.

Bei den Sportformen, wo die Spannungsleistung im Vordergrund steht, bei denen sozusagen die Wegleistung wegfällt, ist nun sicherlich das Studium der Wirkung maximaler isometrischer Muskelkontraktionen am leichtesten gegeben, so daß gerade diese sich zum Studium der nahezu reinen Nachwirkung von anstrengenden Muskelleistungen besonders eignen. Hier hat vor allem die sportphysiologische Forschung einzusetzen. Die wenigen Untersuchungen über statische Arbeit (*Lindhard*, *Dusser de Barenne*, in jüngster Zeit *Schmidt-Kehl*) haben den Einfluß einer mittelstarken, meist nur kurzen Arbeit an vorwiegend nicht trainierten Menschen untersucht (*Schmidt-Kehl* zwar bei einem Athleten).

Den Einfluß einer kurzdauernden absolut maximalen, unter Aufwendung aller Willenskraft vollzogenen Höchstleistung beim volltrainierten Menschen zu studieren schien darum eine wertvolle Aufgabe.

Ich habe so der Anregung meines Chefs, Prof. *Grafe*, gerne Folge geleistet, bei den olympischen Spielen in Amsterdam dieser Frage nachzugehen.

Im Rahmen der schwerathletischen Kampfspiele kamen da wohl zunächst das Gewichtstemmen und der Ringkampf in Betracht. Denn auch beim Ringkampf finden sich in manchen Kampfphasen in einigermaßen reiner Ausprägung maximale isometrische Muskelkontraktionen. Hier braucht der Athlet außer Geistesgegenwart und Geschicklichkeit vor allem Fähigkeit zur Entwicklung maximaler Muskelspannkraft.

Methodik und Versuchsanordnung.

Der Versuchsplan sollte folgender sein. An den Vorkampftagen Bestimmung des Nüchternruheumsatzes und dann 1—2 Stunden langes Verfolgen des O_2-Verbrauches nach dem Kampfe. Leider zeigten die Olympiaspieler vor dem Kampfe keinerlei Neigung zu Sauerstoffverbrauchsmessungen, so daß von Nüchternruheumsatzbestimmungen Abstand genommen werden mußte. Ich habe deshalb bei einzelnen Kämpfern den Nüchternruheumsatz an dem dem abends stattgefundenen Kampf folgenden Morgen verfolgt. Als Sportart wurde der freie (Catch as catchcan) und der römisch-griechische Ringkampf gewählt. Durch besonderes Entgegenkommen von seiten des Olympiakomitees wurde es ermöglicht, abseits von dem allgemeinen Laboratorium im Stadion direkt im Boxhouse ein kleines Gaswechselzimmer einzurichten. Zu den Respirationsversuchen wurde der Kroghsche Apparat verwendet, für dessen Aufstellung ich Herrn Dr. *Dirken* (Physiologisches Institut Groningen) zu Dank verpflichtet bin. Von ihm wurde mir auch die Eichungskurve für den Sauerstoffverbrauch zur Verfügung gestellt. Das schwierigste Problem war nun gerade, während der Entscheidungskämpfe die einzelnen Champions gleich nach ihren Kämpfen zur Untersuchung zu bekommen. Es gelang mir aber durch persönliche Einvernahme mit den Sportärzten und Trainern der entsprechenden Nationen die Leute von der Wichtigkeit der Untersuchung zu überzeugen. Die durchschlagendste Überzeugungskraft hatte aber die 3. oder 4. Untersuchung an einem der Sportsleute, der sich nach der Sauerstoffatmung „so frisch wie nie sonst nach Wettkämpfen" fühlte und somit eine lebende Propaganda für unsere Sache wurde, so daß ich sogar mehrmals vor dem Kampf ersucht wurde, auch Sauerstoff atmen zu lassen.

Daß eine systematische Untersuchung in ständiger Bettruhe 1—2 Stunden lang nach dem Wettkampf während der Entscheidungskämpfe (also während der Zeit der Höchstleistungen) an einer größeren Reihe nicht durchführbar sei, hatte ich bereits während der Beobachtung des Gewichtsstemmens ersehen. So entschied ich mich, an einem größeren Material zu verschiedenen Zeiten die Untersuchung zu führen, um einen allgemeinen Überblick zu bekommen und nur ein oder den anderen zur vollständigen Ruhelage zu bewegen.

Nach vorheriger Besprechung mit dem Sportsmann folgte ich dem Kampfe, um die Dauer und Schwere halbwegs beurteilen zu können und brachte den Olympiaspieler meist gleich nach dem Kampf in mein Untersuchungszimmer, wo er auf einem Sofa gebettet und mit einem Tuche abgedeckt wurde. Nach einigen Minuten Bettruhe begann die Untersuchung, die 4—5 Minuten dauerte. Nachher wurden die Leute ihrem Trainer übergeben. Es folgten die üblichen Bäder und

Tabelle 1. *Größe, Alter, Gewicht, Nation.*

Name	Nation	Alter	Größe	Gewicht	
Allie Roy Morrison	Amerika	24	165,5	61,1	U.
Appelton	„	22	180,3	71,8	U.
Russel Sauer	„	22	165,0	71,3	—
Stockton	Kanada	24	172,7	77,2	—
Trifunow	„	24	162,6	56,3	U.
Maudr	Tschechoslowakei	20	167,0	58,0	U.
Kratochwil	„	24	166,5	62,0	U.
Zombory	Ungarn	22	160,0	60,0	—
Karpati	„	22	166,5	65,0	—
Kiburz	Schweiz	30	166,0	74,0	—
Leucht	Deutschland	25,5	159,0	58,0	—
Steinig	„	28	166,0	62,0	U.
Simon	„	21	172,0	75,0	—
Makinen	Finnland	36	169,0	56,0	U.
Havislo	„	28	170,0	72,0	—
Matinsen	Norwegen	28	163,0	58,0	U.
Andersen	Dänemark	23	160,0	58,0	—
Richthoff	Schweden	30	193,0	98,0	—

Massagen und dann drängten die meisten Spieler in den Zuschauerraum, aus dem ich sie dann in verschiedenen Abständen wieder zur Untersuchung holte.

Vor den abermaligen Respirationsversuchen mußten die Spieler 10 Minuten ruhig liegen.

Im ganzen wurden 18 Spieler untersucht, die 10 verschiedenen Nationen angehörten. Es wurden 47 Respirationsversuche angestellt. In den ersten 10 Minuten nach dem Kampfe kamen 9 Spieler zur Untersuchung. An dem nächsten Morgen nach dem Kampfe konnten 7 Spieler untersucht werden.

Die meisten Kämpfe fanden nachmittags zwischen 5 und 11 Uhr statt.

Die Tabelle 1 ergibt eine Zusammenstellung von Alter, Größe und Gewicht. Mit einer Ausnahme waren die untersuchten Spieler zwischen 20 und 30 Jahre alt. 8 von ihnen waren unterernährt, zum Teil beabsichtigt, um in die niedrigere Gewichtklasse zu kommen.

Von einer ausführlichen Wiedergabe der ganzen Versuchsprotokolle wurde abgesehen, da die allgemeine Zusammenstellung die Haupttatsachen am übersichtlichsten ersehen läßt.

Ergebnisse.

In der folgenden Generaltabelle (S. 186/187) sind die gesamten Versuchsergebnisse zusammengestellt. Wir wollen bei deren Besprechung die in der Einleitung supponierte Trennung zwischen direkter Nachwirkung und Spätwirkung einzuhalten trachten. Zuerst soll das Verhalten des Sauerstoffverbrauches, dann das der Atmung erörtert werden.

Das Verhalten des Sauerstoffverbrauches.

Es wurde in der Tabelle der auf 24 Stunden und Calorien umgerechnete Sauerstoffverbrauch und darunter sein perzentuelles Verhältnis zu dem nach *Harris-Benedict* berechneten Sollumsatz eingesetzt.

Zunächst ergibt sich die Tatsache, daß der Sauerstoffverbrauch im Anschluß an selbst sehr anstrengende Ringkämpfe wieder in der dritten Periode (das ist in 12—25 Min.) den Normalwert erreicht hat, daß aber bei einer ganzen Reihe von Athleten (3, 5, 12) dies bereits in der 2. Versuchsperiode (6—12 Min.) der Fall ist. Aus der Reihe fällt nur Fall 10, wo nach 15 Min. der O_2-Verbrauch noch um 85% gesteigert ist. Bei Kiburz dauerte der Kampf über 20 Min.; Kiburz erhielt eine schwere klaffende Wunde an der Schädelhaut und war auch bei der ersten Untersuchung noch stark über das unfaire Spiel des Gegners erregt, außerdem auch stark dyspnoisch und sichtlich stark erschöpft.

Die obige Feststellung ist wichtig, weil sie zeigt, daß beim Trainierten auch bei schwerer kurzdauernder Höchstkraftleistung der in unseren Untersuchungen selbst 4 Min. nach Ende des Kampfes in Versuch 7 z. B. noch um 60% gesteigerte Sauerstoffverbrauch in 20—25 Min. wieder den Ruhewert erreicht. Sehr deutlich sieht man dieses Verhalten an den am Fuße der Tabelle zusammengestellten Mittelwerten.

Was nun die Spätwirkung anbelangt, so zeigt sich in allen Versuchen ein allmähliches Weiterabsinken des O_2-Verbrauches. Im Versuch 3 ist er um 59% vermindert.

Auch die am Morgen nach den am Vorabend stattgehabten Kämpfen vorgenommene Untersuchung zeigt eine wesentliche Herabsetzung des Sauerstoffverbrauches gegenüber der Norm. Das Mittel von 7 untersuchten Spielern beträgt — 32% Verminderung des O_2-Verbrauches.

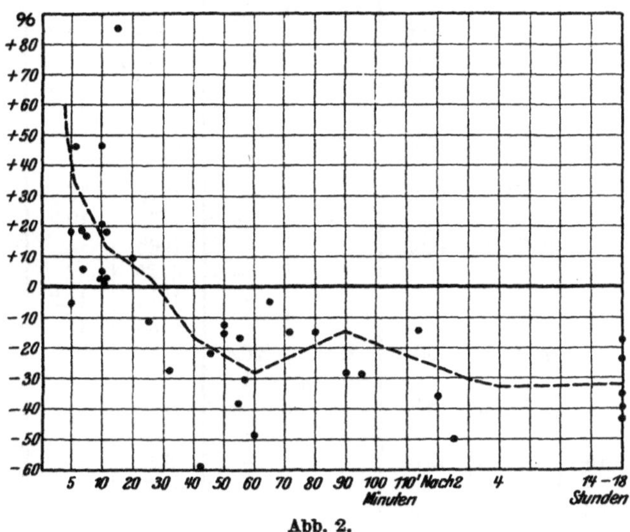

Abb. 2.

Im Versuch 14 (Simon-Deutschland) war es möglich, nach einem langdauernden Kampf (etwa 15 Min.) den Spieler im unmittelbaren Anschluß an den Kampf in Liegestellung zu bringen und in kürzeren Abständen mehrmals die Untersuchung vorzunehmen. Da dieser Versuch demnach ganz reine Versuchsbedingungen darstellt, sei er besonders besprochen.

Versuchsprotokoll 8. VIII. Spielende 11 Uhr 30 Min. vorm.		O_2-Verbr. p. Min. ccm	Atemfrequenz
1. Versuch:	Beginn 11 Uhr 35 Min. vorm. Dauer 4 „	368,2	22
2. Versuch:	Beginn 11 Uhr 55 Min. vorm. Dauer 5 „	230,0	14
3. Versuch:	Beginn 12 Uhr 20 Min. vorm. Dauer 5 „	225,5	18
4. Versuch:	Beginn 13 Uhr 5 Min. vorm. Dauer 5 „	182,1	16

Tabelle 2. *Sauerstoffverbrauch und Atem-*

Nr.	Name des Athleten	Ungefähre Kampfdauer	Datum	Sollumsatz nach *Harris-Benedict*	Nach 0—6 Min.		Nach 6—12 Min.		Nach 12—25 Min.	
					Sauerstoffverbrauch 24 St.	Atemfrequenz	Sauerstoffverbrauch 24 St.	Atemfrequenz	Sauerstoffverbrauch 24 St.	Atemfrequenz
		Min.		Cal.	Cal.	pro Min.	Cal.	pro Min.	Cal.	pro Min.
1	Morrison ...	16	31. VII.	1573	—	—	—	—	1724	16
		—		—	—	—	—	—	+9,6%	20
2	Appelton ...	—	1. VIII.	1806	—	—	1912	14,2	—	—
		—		—	—	—	+5,7%	7	—	—
3	Sauer	—	1. VIII.	1724	—	—	1753	8,4	—	—
		—		—	—	—	+1,7%	10	—	—
4	Stockton ...	—	1. VIII.	1826	—	—	2143	15	—	—
		—		—	—	—	+17,4%	7	—	—
5	Trifunow ...	—	1. VIII.	1489	—	—	1519	16,4	—	—
		—		—	—	—	+2%	10	—	—
6	Maudr	—	2. VIII.	1563	—	—	1962	—	—	—
		—		—	—	—	+ 25	7	—	—
		—		—	—	—	1815	18,2	—	—
		—		—	—	—	+18%	11	—	—
7	Kratochwil .	—	2. VIII.	1604	2566	26,4	—	—	—	—
		—		—	+60%	4	—	—	—	—
8	Zombory ...	—	2. VIII.	1544	—	—	—	—	1507	(24,6)
		—		—	—	—	—	—	−2,4%	13
9	Karpati	19	3. VIII.	1544	—	—	2324	25	—	—
		—		—	—	—	+46%	10	—	—
10	Kiburz	20	31. VII.	1712	—	—	—	—	3166	25,5
		—		—	—	—	—	—	+85%	15
11	Leucht	—	2. VIII.	1487	2181	—	1786	14,8	—	—
		—		—	+46,5%	6	+20%	10	—	—
12	Steinig	3	2. VIII.	1560	—	—	1586	11,2	—	—
		—		—	—	—	+1,7%	10	—	—
13	Steinig	7	3. VIII.	1560	1848	15,2	—	—	—	—
		—		—	+18%	5	—	—	—	—
14	Simon	15	3. VIII.	1817	2598	21,8	—	—	—	—
		—		—	+43%	5	—	—	—	—
15	Makinen ...	20	31. VII.	1439	—	—	—	—	970?	15
		—		—	—	—	—	—	−32,5	15
16	Havisto	—	31. VII.	1718	—	—	1807	—	—	—
		—		—	—	—	+5,1%	10	—	—
17	Matinsen ...	—	2. VIII.	1490	1413	20,4	—	—	—	—
		—		—	−5,1%	5	—	—	—	—
18	Andersen ...	19	3. VIII.	1509	2261	22,8	—	—	—	—
		—		—	+50%	4	—	—	—	—
19	Richthoff ...	—	31. VII.	2177	—	—	2471	12,6	—	—
		—		—	—	—	+13,5%	7,5	—	—
				Mittelwerte	+35%	21,3	+14,2%	15,1	+3,8%	16
					(6)	—	(10)	—	(2)	1

frequenz nach dem Ende des Kampfes.

Nach 25—40 Min.		Nach 40—60 Min.		Nach 60—90 Min.		Nach 90—120 Min.		Nach 2—4 St.		Nach 12—18 St.	
Sauerstoffverbrauch 24 St.	Atemfrequenz	Sauerstoffverbrauch 24 St.	Atemfrequenz	Sauerstoffverbrauch 24 St.	Atemfrequenz	Sauerstoffverbrauch 24 St.	Atemfrequenz	Sauerstoffverbrauch 24 St.	Atemfrequenz	Sauerstoffverbrauch 24 St.	Atemfrequenz
Cal.	p. Min.	Cal.	p. Min.	Cal.	p. Min.	Cal.	p. Min.	Cal.	p. Min.	Cal.	p. Min.
—	—	—	—	—	—	—	—	—	—	1062	16,4
—	—	—	—	—	—	—	—	—	—	−32%	—
—	—	1401	11,9	—	—	—	—	—	—	—	—
—	—	−21,7%	45	—	—	—	—	—	—	—	—
—	—	1083	8,2	—	—	—	—	—	—	—	—
—	—	−59%	42	—	—	—	—	—	—	—	—
—	—	1117	14	—	—	—	—	—	—	1258	12,2
—	—	−39%	55	—	—	—	—	—	—	−31%	—
—	—	—	—	—	—	1075	14,4	—	—	1033	12,2
—	—	—	—	—	—	−28%	90	—	—	−44%	—
—	—	—	—	—	—	—	—	1000	16,4	—	—
—	—	—	—	—	—	—	—	−36%	120	—	—
—	—	—	—	—	—	—	—	—	—	—	—
—	—	—	—	—	—	—	—	—	—	—	—
—	—	—	—	1353	18	—	—	—	—	—	—
—	—	—	—	−15,7%	71	—	—	—	—	—	—
—	—	—	—	1310	(26)	—	—	—	—	—	—
—	—	—	—	−15%	80	—	—	—	—	—	—
—	—	—	—	1036	21,2	—	—	—	—	—	—
—	—	—	—	−49%	60	—	—	—	—	—	—
—	—	—	—	1625	20,8	—	—	—	—	1419	17,2
—	—	—	—	−5%	65	—	—	—	—	−17%	—
—	—	1020	8,8	—	—	—	—	742	10,4	971	11,2
—	—	−31%	57	—	—	—	—	−50%	160	−35%	—
—	—	1328	11,2	—	—	—	—	—	—	—	—
—	—	−15%	50	—	—	—	—	—	—	—	—
1413	13	—	—	—	—	—	—	—	—	—	—
−9,4%	25	—	—	—	—	—	—	—	—	—	—
1623	14,2	1591	18	—	—	1285	15,8	—	—	—	—
−11%	25	−12,5%	50	—	—	−29%	95	—	—	—	—
—	—	1190	18	—	—	—	—	—	—	1007	18,6
—	—	−17%	55	—	—	—	—	—	—	−40%	—
—	—	—	—	—	—	—	—	—	—	—	—
—	—	—	—	—	—	—	—	—	—	—	—
—	—	—	—	—	—	—	—	—	—	—	—
—	—	—	—	—	—	—	—	—	—	—	—
1088	13,8	—	—	—	—	—	—	1295	16,4	—	—
−28%	32	—	—	—	—	—	—	−14%	125	—	—
—	—	—	—	—	—	—	—	—	—	1652	9,8
—	—	—	—	—	—	—	—	—	—	−24%	—
−16	14	−28	13	−14	20	−28	15,1	−33	14,4	−32	14
(3)	—	(7)	—	(4)	(3)	(2)	(2)	(3)	(3)	(7)	(7)

Weiter sei noch auf eine Beobachtung hingewiesen, die bei mehreren innerhalb der ersten 10 Minuten nach Ende des Kampfes untersuchten Spielern gemacht werden konnte. Nach der 4—5 Minuten dauernden Sauerstoffatmung gaben sie an, sich viel wohler als sonst zu dieser Zeit nach dem Kampfe zu fühlen. Zwei von ihnen hatten sonst immer längere Zeit nach dem Kampf unter starken Herzsensationen zu leiden gehabt, die diesmal fehlten. Doch hatten andere Spieler wieder über keinerlei Veränderung ihres Zustandes zu berichten.

Das Verhalten der Atmung.

Während der Respirationsversuche war es nicht möglich, eigene Atemfrequenzschreibungen vorzunehmen, doch haben sich bei Durchsicht und Auszählung der Respirationskurven einige wichtige gleichsinnige Beobachtungen machen lassen. Von der Beurteilung auszuschalten ist Versuch 8, da Patient bei Atmung am Krogh-Apparat sichtlich etwas zu lebhaft ventilierte und Beschwerden angab. Auch nach 90 Min. ist die Frequenz hier noch 26, obwohl der O_2-Verbrauch bereits unternormal ist.

Für die ersten 15 Min. nach dem Kampf findet sich, wie aus der folgenden Tabelle zu ersehen, ein deutlicher Einfluß des Kampfes auf die *Atemfrequenz*. Während in der Ruhe bei Sportsleuten die Atemfrequenz meist sogar sehr niedrig ist (6—8 Atemzüge pro Minute zitiert *Mangold*, bei den von mir untersuchten fanden sich 4mal Werte unter 12 [2, 3, 9, 19]), sehen wir vor allem selbst 4—6 Min. nach dem Kampfe die Frequenz über 20 pro Minute ansteigen. In dieser Periode fallen die über 20 erhöhten Atemfrequenzen mit den noch über 40% erhöhten O_2-Verbrauchswerten zusammen.

Versuchsperson	O_2-Verbr. %	Gleich nach dem Kampf		Einige Zeit später	
		Atemfrequenz	Zeit nach Min.	Atemfrequenz	Zeit nach Min.
VII	+ 60	26,4	4	18,0	71
XIV	+ 43	21,8	5	14,2	25
XVIII	+ 50	22,8	4	13,8	32
IX	+ 46	25,0	10	21,2	60
X	+ 85	25,5	15	20,8	65

Verfolgt man die Atemfrequenzen in den späteren Stadien, so sieht man, daß sie sich in der Zeit von 15—60 Min. viel tiefer eingestellt haben. (Im Mittel 13—14 pro Minute.) Die Werte in der zweiten Stunde (60 bis 90 Min.) fallen etwas aus der Reihe. Die Frequenzen sind wieder etwas höher (18—21), um sich nachher wieder auf das Niveau um 14 Atemzüge pro Minute einzustellen. Auch am anderen Morgen beträgt die Atemfrequenz im Mittel 14 pro Minute. Hier sei nochmals betont, daß die ganzen Werte, weil mit der gleichen Methodik gewonnen, nur untereinander zu vergleichen sind.

Endlich fand sich bei einer Reihe von Spielern ein vorübergehendes Absinken der Atemfrequenz unter ihr auch am nächsten Morgen herrschendes Durchschnittsniveau. In der Kurve (Abb. 3) sind die betreffenden Versuche hervorgehoben (s. auch Versuch 14, S. 185). Ähnliches wurde auch von *Koby* berichtet.

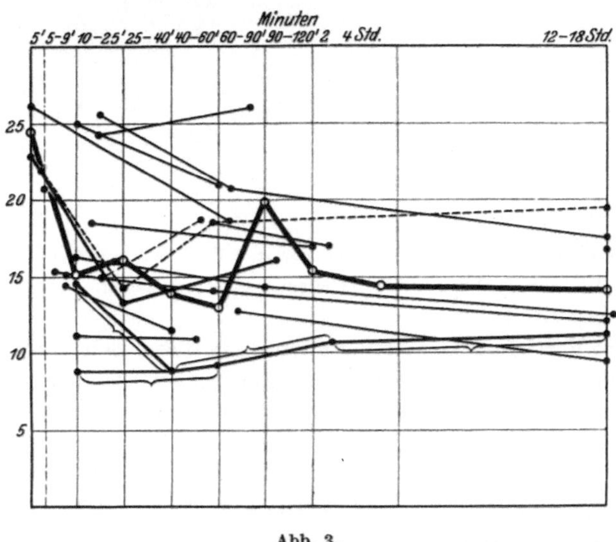

Abb. 3.

Die *Atemtiefe* war nach den schweren, 10—20 Min. dauernden Kämpfen in den ersten 15 Min. vergrößert.

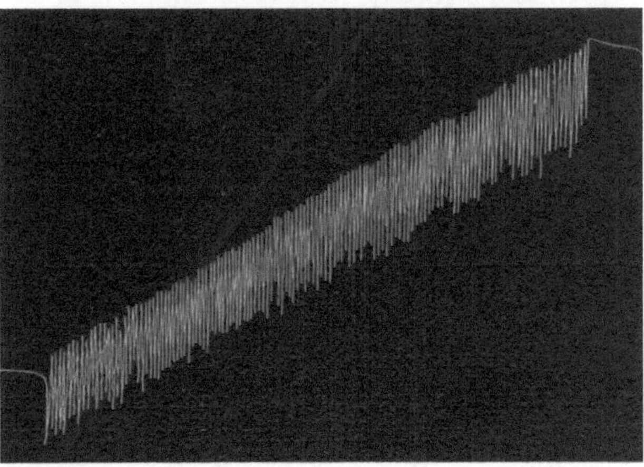

Abb. 4. Versuch VII: Vier Minuten nach dem Kampf.

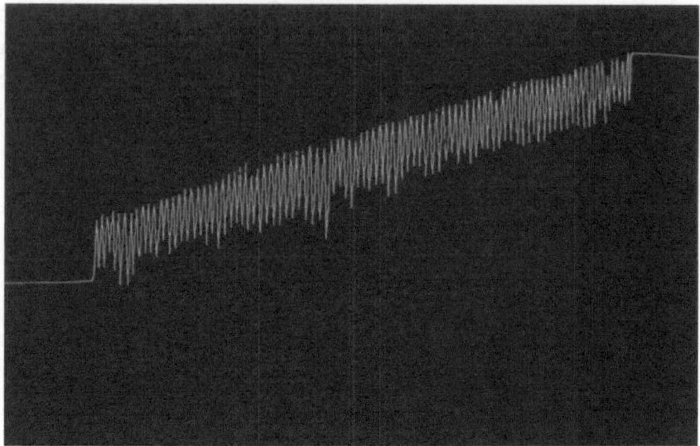

Abb. 5. Versuch VII: 71 Minuten nach dem Kampf.

Außer der Vertiefung der Atmung wurde in dieser Zeit auch bei zahlreichen Spielern eine eigentümliche unruhige Art der Atmung festgestellt, die wohl am besten als *ataktische Atmung* bezeichnet wird. Ähnliches hat *Ewig* bei seinen Untersuchungen über den „second wind" berichtet.

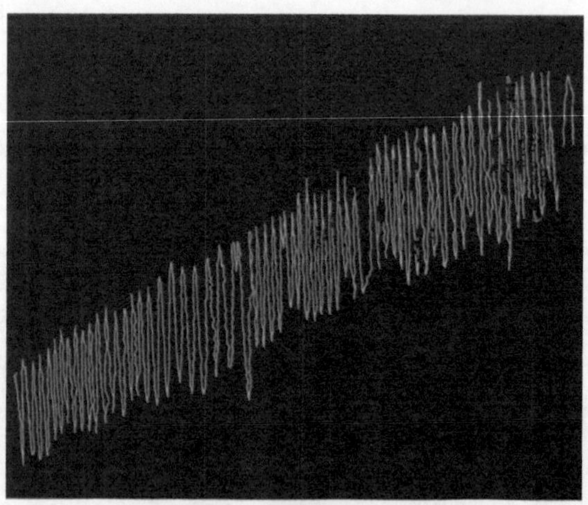

Abb. 6. Ataktische Atmung.

Besprechung der Ergebnisse.

Das Resultat dieser Untersuchung, daß nach einer meist nicht über 20 Min. dauernden schweren Muskelanstrengung mit vorwiegender Spannungsleistung der anfänglich stark gesteigerte (in unseren Versuchen 4—6 Min. nach Ende des Kampfes im Mittel noch + 36% betragende)

O_2-Verbrauch nach 20—25 Min. wieder zur Norm zurückgekehrt ist, ergänzt an einem größeren Material von trainierten Sportsleuten die Ergebnisse der Zuntzschen Schule (s. Zus. *Loewy*).

Wichtig ist die genauere Untersuchung der Spätwirkung, die die bisher in der Literatur nur vereinzelt und vermutungsweise ausgesprochene Tatsache ergibt, daß mit dem Abklingen des gesteigerten Sauerstoffverbrauches, der nach der landläufigen Meinung zur Deckung des Oxygendebt dient, die Nachwirkung der Arbeit keineswegs abgeschlossen ist. Es läßt sich sogar selbst 14—18 Stunden nach einer Höchstleistung im Ringkampf noch eine starke Einschränkung des O_2-Verbrauches finden. Daß diese nicht durch die bei einzelnen bestehende längerdauernde Unterernährung bedingt ist, ließ sich zeigen, wenn auch wahrscheinlich für den Morgenruheumsatz nach dem Kampf diese Komponente mit einzukalkulieren ist. Von den 7 Untersuchten waren 3 unterernährt (Mittel —39%), einer gering untergewichtig (—35%), die andern 3 etwas übergewichtig (im Mittel —24%).

Dieser zunächst überraschende Befund hat mich nun veranlaßt, in der Literatur nach etwaigen Parallelen zu fahnden und die einschlägigen Arbeiten daraufhin durchzurechnen.

Schon 1866 haben *Pettenkofer* und *Voit* in ihrer Respirationskammer bei Arbeitsversuchen ein Absinken des O_2-Verbrauches um 11—20% gefunden. Sie schließen daraus, daß bei den Ruheversuchen häufig mehr O_2 aufgenommen als ausgegeben wird und dieser O_2-Vorrat bei der Arbeit zunächst ohne sofortigen Ersatz verwendet wird. Auch in den 30 Jahre später liegenden Studien der Zuntzschen Schule finden sich vereinzelt niedrigere O_2-Werte nach der Arbeit, so war im 3. Versuche von *Zuntz* und *Schumburg* (1901) an Soldaten nach ermüdenden Marschübungen der Stoffwechsel herabgesetzt; auch in seinen bekannten Mte Rosa-Versuchen im Anschluß an eine Serie ziemlich anstrengender Marschversuche niedrigere Nüchternruheumsatzwerte.

Es ist notwendig, auf eine kritische Besprechung der Arbeit von *Porges* und *Pribram* an einem tracheotomierten Hunde einzugehen. Wir halten uns an ihre beiliegenden Tabellen. Auf S. 456 finden wir vom 5. bis 11. VI. Ruheversuche, deren Mittel ich mit 70,2 ccm O_2 pro Minute errechnet habe. Bereits am 1. Arbeitstag, 19. VI., liegen die O_2-Werte niedriger: nach 2 Stunden —9,8%; nach 2 Stunden 41 Minuten —6,2%. Verfolgen wir die Arbeitsversuche weiter, wobei die Tage mit Spermininjektionen auszuschalten sind, so ergibt sich bis zum 29. VI. während der Arbeitsversuche die Gesetzmäßigkeit, daß nach spätestens 2 Stunden der Sauerstoffverbrauchswert niedriger liegt als die Ruheumsatzwerte 70,2. Am 23. VI. beträgt er nach 1 Stunde 45 Minuten (—16%) 58,6 ccm O_2. Besonders hervorgehoben sei der Versuch am 29. VI.

Nach 30 Minuten	83,6	+19,0%
„ 70 Minuten	71,7	+ 2,1%
„ 1 Stunde 56 Minuten	63,9	— 8,9%
„ 3 Stunden 15 Minuten	60,9	—13,2%
„ 20 Stunden	60,87	—13,0%

In der nun folgenden Ruheperiode vom 7. VII. bis 10. VII. errechne ich als Mittel 71,7 ccm O_2 pro Minute. Auch die nun folgenden Arbeitstage zeigen einen dem gegenüber erniedrigten Sauerstoffwert. Am 13. ist er 27 Stunden nach Ende der Arbeit 64,7 (also — 10%). Am 23. VII. 3 Tage nach Arbeitstag 59,4 (— 17%). Am 27. VII. 42 Stunden nach der Arbeit 56,3 (also — 21,5%). Am 3. VIII. sogar 55,95. Also ein Sinken des O_2-Verbrauches auf der ganzen Linie. Die andere Deutung der Autoren ist durch ein nicht berechtigtes Einsetzen eines Mittelruhewertes aus allen Ruheversuchen von 63,6 ccm O_2 bedingt.

Hier reihen sich gut die Untersuchungen einer dosierten Steigarbeit auf dem Bahntrace St. Imier 833 m—Sonnenberg 1174 m von *Jaquet* an. Bei ein- und zweimaliger Besteigung sind die Sauerstoffwerte nach $3^1/_2$ Stunden niedriger als die Ruhewerte in Basel. Bei einem Marsch Erschwil-Hohenwinde—Passwang ist der O_2-Wert nach 13 Stunden 172 ccm (— 30%), nach 37 Stunden 235 ccm pro Minute. *Jaquet* äußert die Vermutung, daß unter den Nachwirkungserscheinungen nach anstrengender Muskelarbeit ein Sinken des O_2-Verbrauches unter die Norm u. U. beobachtet werden kann.

Aus der eingehenden Studie von *Durig* (1911) über den Erhaltungsumsatz entnehmen wir folgende Tabellen. Bei *Kolmer* und *Reichel* 9—11% Abnahme, bei *Rainer* nahezu kein Effekt. Für den damals untrainierten *Durig*, der vor Beginn der Respirationsversuche zu arbeiten hatte, darf der nahezu normale O_2-Verbrauch vielleicht auch im Sinne eines Absinkens des O_2-Verbrauchs nach dem Marsche im wirklichen Ruhezustand verwendet werden.

Sauerstoffwerte.

	Durig %	Kolmer %	Rainer %	Reichel %
Vor den Märschen	271,0	278,7	260,4	309,6
Nach den Märschen	275,4	256,0	259,1	278,3
In Prozenten	+ 1,5	— 8,9	— 0,5	— 11,2

Im gleichen Jahre untersuchen *Durig* und *Zuntz* sowie *Benedict* and *Cathcart* den Einfluß der durch schwere Muskelarbeit hervorgerufenen Temperatursteigerung auf den Gaswechsel. Sie steigt in einem Versuche von *Benedict* von 36,2 auf 37,7° und erreicht etwa 50 Minuten nach Ende der Arbeit wieder normale Werte. Die letzteren Autoren finden bei einer etwa 50—70 Minuten dauernden Tretarbeit, daß der O_2-Verbrauch zu Ende der meist ungefähr 1 Stunde nach Ende der Arbeit abgebrochenen Versuche noch etwas über 10% über dem Ruhewert erhöht war. In wenigen Experimenten, wo die Arbeit über 70 Minuten geleistet wurde, zeigte sich auch nach 3—5 Stunden noch eine geringe Erhöhung. Die Dauer der Nachwirkung hing von der Tourenzahl des Fahrradergometers und der Zeit der Arbeit ab.

Eine einheitliche Nachwirkung auf den Nüchternruheumsatz zeigt sich nicht, doch sind einzelnen Arbeitstagen folgende Ruhewerte 3—5% niedriger als am Vortage (bei Versuchsperson M. A. M. 19. XII., 20. XII., 8. II. bis 9. II., 15. II. bis 16. II., 20. II. bis 21. II. Im großen und ganzen stimmen die Ergebnisse dieser ausgedehnten Untersuchung mit der Zusammenstellung *A. Loewys* überein und ergänzen die damaligen Resultate der Zuntz-Schule in vielfacher Richtung.

Nochmals beschäftigt sich *Lohmann* 1925 mit der Frage der Nachwirkung genau bemessener mittelschwerer Arbeit (Bremsergometer) auf den O_2-Verbrauch. Wir entnehmen seiner Arbeit die folgende Tabelle.

Wir ersehen daraus, daß bei allen jüngeren Versuchspersonen der Umsatz nach 55 Minuten unter die Norm gesunken ist.

In Verfolg der Arbeiten von *Zuntz*, *Durig*, *Benedict* über den Einfluß des Trainings auf den O_2-Verbrauch bestätigten *Herxheimer*, *Wissing* und *Wolf*, daß während des Trainings der O_2-Verbrauch oft erhöht ist, daß er aber nach Aussetzen

Steigerung des O_2-Verbrauches in Prozent nach der Arbeit bei männlichen Normalpersonen.

Alter	Arbeit pro kg	1/2 Minute	10 Minuten	25 Minuten	55 Minuten
51	5,66	+ 68,5	+ 36,0	+ 4,3	+ 1,0
25	5,32	+ 38,9	+ 3,5	+ 0,5	— 3,1
23	5,23	+ 55,7	+ 6,3	— 5,8	— 6,5
24	5,18	+ 20,9	+ 13,7	— 9,9	— 10,2
25	5,00	+ 28,6	+ 3,5	+ 1,9	— 4,0
24	4,70	+ 47,3	+ 13,3	+ 4,6	— 2,2
25	4,60	+ 20,8	+ 18,0	+ 7,3	— 0,6
25	4,37	+ 63,8	+ 6,7	— 1,7	— 3,7
28	4,10	+ 30,6	+ 29,8	+ 0,3	— 4,8

des Trainings absinken kann (siehe auch *Schneider, Clarke* and *Ring, Ilzhöfer*). Bei mehreren in täglichen bzw. 2—3tägigen Abständen aufeinanderfolgenden harten Anstrengungen ist bei den an den darauffolgenden Tagen vorgenommenen Gaswechselbestimmungen nur ein ganz geringer Einfluß wahrzunehmen (bei 3 von 5 Personen Absinken unter die Norm [— 9, — 6, — 5%]). Im Höhenklima finden auch sie zu Ende des Aufenthaltes nach anstrengenden Schitouren Absinken der Ruhenüchternwerte (nach meiner Berechnung: Hx. — 7,3%, Zl. — 3,1%, Wi. — 18,6%, Wo. — 2,7%). Aus ihrer Tabelle 4 ist zu entnehmen, daß in allen Versuchen bei Zl., Wi. und Wo. 3—4 Stunden nach der Arbeit der O_2-Verbrauch geringer ist als vor der Arbeit und daß am nächsten Morgen noch erniedrigte Werte gefunden werden.

Weiter berichtet *Steinhaus* bei einem Hunde beim Laufen auf der Tretmühle (täglich 1—2 Meilen) eine Abnahme der Wärmeproduktion. Als „völlig neue" Erscheinung beobachteten *Kaupp* und *Grosse* bei einem Astheniker 10 Minuten nach der Arbeitsleistung ein Absinken des O_2-Verbrauchs um 54%.

Auch bei den im Anschluß an *Lindhard* ausgeführten Untersuchungen der statischen Arbeiten finden *Dusser de Barenne* und *Burger* bei dem einen von ihnen 6½ Minuten nach Abschluß der Übung ein Absinken des O_2-Verbrauchs um 21% gegenüber der Ruhe. Nach 30 Kniebeugen sieht *Simonson* in 9—15 Minuten nachher einen niedrigeren O_2-Verbrauch als in der Ruhe.

Vor kurzem hat *Schmidt-Kehl* im hiesigen hygienischen Institut wiederholt beobachtet, daß der O_2-Verbrauch während der 10. bis 21. Erholungsminute kleiner wird als in der Ruhe. Bei dem Athleten F. Z. sinkt der O_2-Verbrauch nach 12 Minuten um 21% des Ruhewerts.

Die ganzen besprochenen Untersuchungen ergänzen gut meine Befunde und stellen demnach die Spätwirkung der Muskelarbeit als in vielfacher Richtung unerforschtes Problem in den Vordergrund weiterer Beobachtungen.

Über einige Körperfunktionen nach schwereren Kraftleistungen liegen bereits klärende Untersuchungen vor. Die Pulsfrequenz ist während und gleich nach der Anstrengung gesteigert und geht je nach der Schwere und Dauer der Leistung früher oder später wieder zur Norm zurück (s. *Benedict* und *Cathcart*). Dagegen findet sich bei Dauersportlern sehr häufig eine ausgesprochene Bradykardie.

Auch über das Verhalten der Herzgröße, soweit dies bei röntgenologischer Untersuchung erfaßbar ist, wissen wir durch die Ergebnisse von *Lampe* und Mitarbeitern, daß schon in der Ruhe die Herzgröße beim selben Ringkämpfer schwanken kann. Wichtig ist ihre Angabe, daß sie in einem Falle gleich nach dem Ringkampf eine Vergrößerung, nach einer Stunde eine Verkleinerung des Herzens gefunden haben. Es steht wohl heute fest, daß es gleich nach dem Kampf zu einer akuten Dilatation kommen kann, daß hingegen bei Spätuntersuchungen nach Höchstleistungen eine Verkleinerung des Herzens eintritt (*Hoffmann* und *Moritz*, *David* und *Gabriel*).

Die Atemfrequenz ist, wie auch unsere Versuche wieder bestätigen, gleich nach der Arbeitsleistung gesteigert, geht aber bald wieder zurück, und man findet dann häufig sogar eine Zeitlang niedrigere Frequenzen als die Ruhewerte. Auch ist die Ruheatemfrequenz bei trainierten Sportsleuten herabgesetzt.

Während der Arbeit kommt es zu einer Steigerung der Körpertemperatur (*Zuntz* und *Durig*, *Benedict* und *Cathcart*), die nach den Benedictschen Versuchen, je nach der Schwere der Arbeit, bis in die zweite Stunde anhalten kann. Nach erschöpfender Arbeit ist dagegen ein Absinken der Temperatur vorhanden, was ja jedem Sportsmann zur Genüge bekannt ist (*Durig*).

Der Zuckergehalt des Blutes ist während der Arbeit und in unmittelbarem Anschluß daran erhöht (bis zu 256 mg % *Cäsar* und *Schaal*, *Rakestrew*, *Schenk*). Nach schwerer Arbeit kann es dann zu einer bedeutenden Herabsetzung des Blutzuckers kommen (*Schenk:* Reichswehrmarathonlauf).

Wie so häufig in der Biologie, sehen wir auch hier wieder ein ständiges Gegenspiel. Jede Aktion ihre Reaktion.

Wir kennen das, um nur einige Beispiele zu bringen, vom Verhalten der Blutzuckerregulation nach Zuckerbelastung, angedeutet auch bei der spezifisch dynamischen Nahrungswirkung.

Wenn wir diese ganzen Vorgänge (Pulsfrequenz, Atmung, Körpertemperatur, Sauerstoffbedarf, Blutzuckerregulation) als vom autonomen Nervensystem reguliert annehmen, so besteht da bei der Arbeitsleistung und ihrer Auswirkung ein Zwischenspiel von Sympathicus und Parasympathicus. Für eine spezielle vagotonische Einstellung, die durch Training erwerbbar sein soll, sprechen Versuche von *Herxheimer*. *Schenk* l. c. nimmt während der Leistung meist ein Überwiegen des Sympathicotonus an, berichtet auch schon von Beobachtungen, die auf einen energischen Wettstreit zwischen beiden vegetativen Systemen deuten. *Durig* l. c. hat neuerdings den Gedanken ausgesprochen, daß schwere Maximalleistungen mit einer Steigerung des Vagustonus verknüpft sind. Endlich hält auch *Abderhalden* für die Verhältnisse „im toten Punkt" eine Störung im Zusammenspiel zwischen sympathischem und parasympathischem Nervensystem und den in Frage kommenden cerebrospinalen Gebieten für durchaus möglich.

Die maximale Erregung des einen sympathischen Systems (Tachykardie, Hyperglykämie usw.) hat bei Abklingen der Erregung das Überwiegen des anderen Tonus (Vagus, Bradykardie, Hypoglykämie usw.) zur Folge, was bei der nach den Untersuchungen *Herxheimers*, *Schenks* u. a. wahrscheinlichen vagotonischen Einstellung trainierter Sportsleute um so deutlicher in Erscheinung tritt. Ähnliches kennen wir aus der Höhenphysiologie (Übergangstachykardie beim Übergang von der Ebene in die Höhe, Absinken der Pulsfrequenz unter die Norm bei Rückkehr in die Ebene [*Zuntz* und *Durig*] beim Menschen; eigene Untersuchungen am Hunde).

Inwieweit nun alle diese Vorgänge mit der Sauerstoffatmung zusammenhängen oder von ihr abhängen, kann wohl nach den vorliegenden Untersuchungen noch keineswegs mit Sicherheit entschieden werden. Man muß wohl mit *Durig* annehmen (l. c.), daß dem Sauerstoff bei der Tätigkeit der Zellen überhaupt, wie bei der Kontraktion im speziellen die Aufgabe zufällt, die schädlichen Zwischenstoffe (Milchsäure, „Ermüdungsstoffe") wegzuschaffen. Es ist auch weiter eine allgemein bekannte Tatsache, daß in sehr O_2-reicher Umgebung oder bei Zufuhr reinen Sauerstoffs die Ermüdung langsamer und die Erholung rascher eintritt (*Riesser*, *Durig*). Die durch Herabsetzung des O_2-Gehaltes der Luft eintretende (röntgenologisch nachweisbare) akute Herzdilatation tritt bei körperlicher Arbeit noch deutlicher auf und verschwindet bei normaler O_2-Atmung rasch wieder (*Loewy*). Allerdings gilt dies (auch nach *Hill*) nur für die Zeit des großen O_2-Bedarfs knapp nach der Arbeit.

Ganz in diesem Sinne spricht meine Beobachtung einer wesentlichen Besserung des Ermüdungszustandes (Ermüdungsgefühl) an den Ringkämpfern nach der ersten Atmung am Krogh-Apparat, also in der Periode der direkten Nachwirkung.

Nach dem Abfall des ersten großen Sauerstoffbedarfs tritt im Tempo des weiteren Erholungsprozesses auch bei Einatmung eines sehr sauerstoffreichen Gemisches keine Beschleunigung ein. Hingegen wird während der schweren Arbeit mehr Sauerstoff aus einem O_2-Gemisch als aus reiner Luft aufgenommen (*Hill*).

Hier scheint vielleicht der Schlüssel zum teilweisen Verständnis des Vorganges eines verminderten Sauerstoffbedarfs bei der Spätwirkung schwerer Muskelarbeit zu liegen. Der Organismus ist zunächst bestrebt, die während der Arbeitsleistung in reichem Ausmaße gebildete und ins Blut übergehende Milchsäure zu oxydieren, er nimmt daher große Sauerstoffmengen auf (nach *Hill* zur Deckung des Sauerstoffdebts). Nun wird aber nur etwa $^1/_5$ der gebildeten Milchsäure oxydiert, der Rest kehrt aus dem Blut wieder ins Gewebe zurück und wird dort resynthetisiert. Dem Körper stehen so plötzlich größere O_2-Mengen zur Verfügung. Er kann nun an seinem Kapital auch ohne größerem Einkommen zehren. Der Organismus arbeitet ökonomischer.

Doch reicht, wie sich leicht ausrechnen läßt, das anfangs aufgenommene Plus an O_2 keineswegs zur Bestreitung des Bedarfes über 15 Stunden. Man könnte wohl demnach zur Erklärung der Nachwirkung der Arbeit zu einer von amerikanischen Autoren (*Keith*, *Pembrey* u. a.) für die Phase des „second wind" festgestellten temporären Abstellung aller irgendwie entbehrlichen Funktionen greifen, wie es *Schmidt-Kehl* zur etwaigen Erwägung vorschlägt. Doch kennen wir aus der Biologie keine Beweise für einen derartigen Vorgang.

Über die Art des Zusammenhanges zwischen Einstellung des autonomen Nervensystems und den Sauerstoffatmungsvorgängen bei der Arbeit muß weitere Forschung Klärung zu trachten schaffen.

Es scheinen da auch beim normalen Sportsmann während anstrengender Kraftleistungen wichtige Beziehungen zwischen Kreislauf und Gaswechselvorgängen zu bestehen, wie sie für die Dekompensation bei Herzfehlern durch *Eppinger* und seine Mitarbeiter und in neuester Zeit in Bestätigung und Ergänzung der Eppingschen Auffassung von *Herbst* auch für die kompensierten Herzfehler aufgewiesen wurden. Für die Dyspnoe beim Gesunden nach Kraftleistungen und beim Herzkranken hat kürzlich *Grafe* Parallelen gezogen. Daß die Beeinflussung zwischen Herz und peripherem Muskel durch das vegetative Nervensystem erfolge, dafür scheinen auch die Sympathektomieversuche *Gabbes* zu sprechen (s. Aussprache Kreislauftagung Köln 1928 *Magnus-Alsleben*).

Es wäre natürlich auch daran zu denken, daß der Körper durch Regulierung seiner Energieabgabe den Stoffverbrauch beeinflußt (*Rubner*) und auf diese Weise der verminderte Sauerstoffbedarf entstünde. Nach mündlicher Mitteilung hat *Bohnencamp* schon nach 10 Kniebeugen eine starke Steigerung der Wärmestrahlung gefunden, deren Dauer allerdings noch zu untersuchen wäre.

Zum Schluß muß noch kurz auf den Einfluß der Konstitution bei den Kraftleistungen eingegangen werden. Schon *Kraus* schreibt 1897 in seiner berühmten Monographie:

„Der prägnanteste Unterschied jedoch zwischen Gesunden und Kranken ergibt sich aus dem Vergleiche der durch eine höchste Willensanspannung überhaupt erreichbaren Steigerung des Stoffverbrauches beim Arbeiten bis zu jenem Grade der Ermüdung, welcher sich durch die starke Erhöhung des respiratorischen Koeffizienten als ein pathologischer Grenzfall erweist. Der plötzlich nur für kurze Dauer hervorrufbare maximale Stoffverbrauch in der Zeiteinheit stellt sich ebenso bei der einfach dekonstituierten Versuchsperson wie bei den Anämischen und Herzkranken, bezogen auf die Einheit des Körpergewichtes und in Rücksicht auf den Muskelbestand als gegen die Norm wesentlich verringert heraus."

Es ist aber nach *Durig* in bezug auf die Ermüdungsfrage nicht nur notwendig, den augenblicklichen Konstitutionszustand zu erfassen, sondern daß es auch gelingen müßte, die konditionelle Beeinflußbarkeit der gegebenen genotypen Konstitution richtig abzuschätzen.

Gerade für die sportlichen Gebiete ist der Einfluß von Konstitution und Kondition von großer Bedeutung. Hier haben uns die anthropometrischen Messungen in den letzten Jahren etwas weitergebracht (Literatur bei *Mangold*). *Kohlrausch* konnte feststellen, daß unter den guten Dauersportlern (Lang- und Mittelstreckenläufer) der asthenische (zähe und ausdauernde) Typ *Kretschmers* vorherrscht. *Bach* grenzt die Ringkämpfer als athletischen Typ von den Turnern und Mehrkämpfern ab. Die Dinge sind noch im Flusse. Wie die Tabelle auf S. 183 zeigt, herrscht in obiger Richtung kein einheitlicher Typ vor. Viele von den untersuchten Ringkämpfern sind Weltmeister. Eine große Gruppe ist untergewichtig. Andere wieder stark über ihrem Gewicht. Vor allem sind die untersuchten Finnen absolut zum asthenischen Typ zu rechnen, bei ihnen war die Muskelentwicklung keineswegs der vom Athleten bekannten entsprechend, das Muskelvolumen war keineswegs auffallend groß, mir fiel nur die Härte der Muskulatur auf. Am meisten zu beachten war aber ihr Verhalten nach dem Kampf. Obwohl z. B. *Makinen* (Finnland) einen langdauernden Kampf hinter sich hatte, war weder die Atmung wesentlich beschleunigt oder vertieft, noch stärkere Schweißausbrüche vorhanden, während bei gleichen Leistungen z. B. *Kiburz* (Schweiz) und *Richthoff* (Schweden) deutlich äußere Zeichen von Ermüdung zeigten. Sowohl bei *Makinen* wie *Matinsen* (Finnland) wurde bald nach dem Kampf unternormale Sauerstoffwerte gefunden. Mein untersuchtes Material ist zu gering, um hier klar zu sehen. Es scheint aber wichtig, im Sinne der alten Krausschen Auffassung dem Zusammenhang von Sauerstoffverbrauch und Konstitution nach Muskelleistungen weiter nachzugehen.

Nun ist es mir noch eine angenehme Pflicht, Herrn Prof. *Buytendik* und Herrn Dr. *Dirken* sowie Herrn *van Essem* für ihre Unterstützung bei den Untersuchungen in Amsterdam meinen herzlichsten Dank auszusprechen.

Literatur.

Abderhalden, Der Sport vom Standpunkt der physiologischen Forschung. Wien: Perles 1927. — *Atzler*, Arbeit und Stoffwechsel. Handbuch der Arbeitsphysiologie. **1927**. — *Bach, F.*, Körperproportionen und Leibesübungen. Z. Konstit.lehre **1926**. — *Benedict* and *Cathcart*, Muscular work. Carnegie Publ. **1913**, Nr 87 (Washington). — *Barcroft* and *Kato*, Effects of functional activity in striated muscle and submax. gland. Philos. Trans. roy. Soc. B **207**, 149 (1915). — *Boigey*, Influence de l'exercise sur les échanges respiratoires. Congrès Internationale déducation physique et de sport Amsterdam **1928**, 134. — *David* und *Gabriel*, Röntgenologische Herzmessungen. Erg. d. sportbiol. Unters. I. internat. Arbeiterolympiade Frankfurt **1925**, 22. — *Durig*, 1. Die Theorie der Ermüdung in Körper und Arbeit. Handbuch der Arbeitsphysiologie. **1927** — 2. Physiologische Ergebnisse der im Jahre 1906 durchgeführten Mte Rosa-Expedition. Denkschr. Akad. Wiss. Wien **86** (1911) — 3. Das Höhenklima. Wien. klin. Wschr. **24**, Nr 18 (1911). — *Durig* und *Zuntz*, Die Nachwirkung der Arbeit auf die Respiration in größeren

Höhen. Skand. Arch. Physiol. (Berl. u. Lpz.) **29** (1913). — *Dusser de Barenne* und *Burger*, Untersuchungen über den Gaswechsel des Menschen bei statischer Arbeit. Pflügers Arch. **218**, 239 (1927). — *Eppinger, Kisch* und *Schwarz*, Das Versagen des Kreislaufs. Berlin: Springer 1927. — *Ewig*, Über die Wirkungen maximaler körperlicher Anstrengungen, insbesondere über den sog. „toten Punkt". Z. exper. Med. **51**, 874 (1926). — *Fletcher* und *Hopkins*, Lactic acid in Amphybiar muscle. J. of Physiol. **35**, 247 (1907). — *Fürth, O.*, Stoffwechsel des Herzens und Muskels. Handbuch der Biochemie Oppenheimers. **8** (1925). — *Gabbe*, Über die Wirkung des Sympathicus auf den Stoffwechsel der Muskeln. Verh. dtsch. Kongr. inn. Med. **1928**, 129. — *Grafe*, Die pathologische Physiologie des Gesamtstoff- und Kraftwechsels. München: Bergmann 1923 — Die Pathologie des Gesamtstoffwechsels. Bethe-Bergmanns Handbuch. **5**, 260ff (1928). — *Hill*, Muscular activity (Monographie). Herter lectures **17**. Course John Hopkins 1924. — *Herbst*, Der Gasstoffwechsel als Maß der körperlichen Leistungsfähigkeit. Dtsch. Arch. klin. Med. **162** (1928). — *Herxheimer*, Zur Physiologie des Trainings. Z. klin. Med. **98**, 484 (1924). — *Herxheimer, Wissing* und *Wolf*, Spätwirkungen erschöpfender Muskelarbeit auf den Sauerstoffverbrauch. Z. exper. Med. **51**, 916; **52**, 447 (1926). — *Ilzhöfer*, Arch. f. Hyg. **93** (1923). — *Jaquet*, Über die Nachwirkung einer angestrengten Muskelarbeit auf den Stoffwechsel. Arch. f. exper. Path. **62**, 341 (1910). — *Kaupp* und *Grosse*, Kreislauf, Sauerstoffausnützung und Erholungsquotient menschlicher Arbeit. Münch. med. Wschr. **45** u. **46** (1926). — *Koby*, zitiert bei *Mangold*. — *McKeith, Pembrey, Spurell, Warner, Westlake*, Proc. roy. Soc. Ser. B **95**, 413 (1923). — *Kohlrausch*, Sporttypen. Mitt. gymn. Ges. Bern **1923**. — *Kraus, Fr.*, Die Ermüdung als ein Maß der Konstitution. **1897**. S. 27. — *Loewy, A.*, Die Nachwirkung der Arbeit. Oppenheimers Handbuch der Biochemie. **4** (1), 262 (1910) —. Klin. Wschr. **1926**, 1213. — *Lohmann*, Inaug.-Diss. München 1925. — *Lampe* und Mitarbeiter, zitiert bei *Rauthmann*, Congr. internat. déducat. physique et de sport Amsterdam **1928**. — *Lindhard*, Untersuchungen über statische Muskelarbeit. Skand. Arch. Physiol. (Berl. u. Lpz.) **40** (1920). — *Mangold*, Kreislauf und Atmung. Atzlers Handbuch der Arbeitsphysiologie. **1927**, 116ff. — *Magnus-Alsleben*, Diskussionsbemerkung Kreislauftagung Köln **1928**. — *Mark*, Einfluß verschiedener Höhenlagen. Arch. f. exper. Path. **116**, (1926); **130**, (1928); **139**, (1929). — *Meyerhof*, Atmung und Anaerobiose des Muskels. Handbuch der normalen und pathologischen Physiologie. 8 (1) (1925). — *v. Pettenkofer* und *Voit*, Untersuchungen über den Stoffverbrauch des normalen Menschen. Z. Biol. **2** (1866). — *Porges* und *Pribram*, Über den respiratorischen Stoffwechsel nach ermüdender Arbeit. Biochem. Z. **3**, 453 (1907). — *Rakestrew*, zitiert bei *Schenk*, Sportärztetagung Marburg 1925. — *Rauthmann*, Herzrhythmus und Sport. Über die Wirkung maximaler Muskelarbeit beim Sport auf die Herzgröße. Congr. internat. déducat. physique et de sport Amsterdam **1928**, 100. — *Riesser*, Physiologie der Muskeln. Atzlers Handbuch der Arbeitsphysiologie. **1927**, 36ff. — *Schenk*, Ref. Marburger sportärztl. Tagung. **1925** — Der Einfluß sportlicher Arbeit auf den Körperhaushalt. Münch. med. Wschr. **1925**, Nr 48/49. — *Schmidt-Kehl*, Die Bedingungen für die Grenzen der Arbeitsleistung des Menschen. Arch. f. Hyg. **100**, 226 (1928). — *Schneider, Clarke* and *Ring*, The influence of physical training on the basal respiratory exchange. Amer. J. Physiol. **81**, 255 (1927). — *Simonson*, Die Wirkung verstärkter willkürlicher Atmung auf die Geschwindigkeit der Erholung nach körperlicher Arbeit. Arb.physiol. **1**, H. 2, 87 (1928). — *Steinhaus*, zitiert bei *Schneider, Clarke* und *Ring*, Amer. J. Physiol. **76**, 184 (1926). — *Verzar*, Influence of lack of oxygen on tissue respiration. J. of Physiol. **45** (1912). — *Zuntz*, Über den Stoffverbrauch des Hundes bei Muskelarbeit. Pflügers Arch. **68**, 201. — *Zuntz* und *Schumburg*, Physiologie des Marsches. Berlin 1901. — *Zuntz, Loewy, Muller, Caspari*, Höhenklima und Bergwanderungen. **1906**.

Über Milchsäureausscheidung im Harn und Schweiß bei verschiedenen Sportarten[1].

Von

Prof. Dr. **I. Snapper** und Dr. **A. Grünbaum**.

Seitdem *Fletcher* und *Hopkins* nachgewiesen haben, daß Bildung von Milchsäure in den Muskeln während der Arbeit stattfindet, hat der Milchsäurestoffwechsel während der Arbeit das allgemeine Interesse der Physiologen erregt. Seitdem *Meyerhof* und *Hill* ihre berühmten Untersuchungen über die quantitativen Verhältnisse zwischen dem Entstehen von Milchsäure und dem Verschwinden von Glykogen während der Muskelkontraktion und über die Zurückbildung von Glykogen aus Milchsäure während der Ruhepause veröffentlicht haben, haben sich die Untersuchungen über Milchsäureausscheidung im Urin und über den Milchsäuregehalt des Blutes sogar in beunruhigender Weise vermehrt.

Wir würden deshalb es auch nicht wagen, die Milchsäureliteratur noch zu vermehren, wenn nicht, wie sich sogleich zeigen wird, bisher bestimmte Prozesse nicht genügend beachtet sind, welche möglicherweise einige Lücken in unseren Kenntnissen über den Milchsäurestoffwechsel ausfüllen können.

Die Grundtatsachen, auf denen unsere Kenntnisse vom Milchsäurestoffwechsel während körperlicher Arbeit beruhen, sind in den Aufsätzen von *A. V. Hill*[2] niedergelegt. Danach wird bei nicht übermäßig schwerer Arbeit ein sog. „steady state" erreicht, bei dem die Milchsäurebildung in den Muskeln und ihre Rückbildung ebendaselbst in Glykogen gerade im Gleichgewicht stehen. Sobald jedoch die Anstrengung steigt, entsteht mehr Milchsäure, als in Glykogen umgewandelt werden kann. Die übermäßig gebildete Milchsäure wird teilweise an das Blut abgegeben, so daß die Milchsäurekonzentration in Blut und Muskeln ungefähr gleich wird. Selbstverständlich dauert die Diffusion der Milchsäure aus den Muskeln in das Blut einige Minuten. Es ist klar, daß die Milchsäure in den Muskeln und im Blute sich unter völlig verschiedenen Bedingungen befindet. Verschwindet doch nach Schluß der Anstrengung die Milchsäure in den Muskeln äußerst schnell, da sie an Ort und Stelle zu Glykogen umgeformt wird. Die ins Blut entwichene Milchsäure muß

---

[1] Zusammengestellt in 2 Arbeiten in der Biochem. Z. 1929. Untersuchungen ausgeführt mit Hilfe einer Spende des Niederländischen Fußballverbandes.

[2] *Hill*, Muscular Activity, London 1926.

erst wieder in die Muskeln zurückdiffundieren, um da verbrannt zu werden. Tatsächlich bestehen auch zwei Erholungsphasen nach Anstrengung: In der ersten schnell (5—10 Minuten) verlaufenden Phase wird die Milchsäure in den Muskeln unter teilweiser Oxydation zurückgebildet. Die zweite längere Zeitspanne, welche bis 80 Minuten nach Arbeitsende dauern kann, hängt mit der Milchsäure zusammen, die ins Blut übergetreten war und nur langsam in die Muskeln zur Umformung zurückdiffundieren kann.

Der Milchsäuregehalt des Blutes beträgt während der Ruhe 15 bis 20 mg%. Es zirkulieren also beim normalen Menschen pro 4 l Blut ± 800 mg Milchsäure.

Während der Arbeit steigt der Milchsäuregehalt des Blutes, wie bereits ungefähr 1910 durch *Ryffel* beschrieben wurde. *Hill*, *Long* und *Lupton*[1] finden nach schwerer Anstrengung 100—200 mg%, *Barr*, *Himwich* und *Green*[2] 100—120 mg%. *Loebel*, *Barr*, *Tolstoi* und *Himwich*[3] sahen, daß bei Hunden während Strychninkrämpfen der Milchsäuregehalt des Blutes bis 70—150 mg% steigen konnte. Bei mäßiger Anstrengung ist die Zunahme des Milchsäuregehaltes des Blutes nur unbedeutend.

Schenk[4] hat wichtige Beiträge zu diesem Problem geliefert. Er bestätigt die *Hill*schen Angaben, daß der Milchsäuregehalt des Blutes während starker, doch kurzer Anstrengung steigt, d. h. wenn während kurzer Zeit maximale Arbeit verrichtet wurde. Bei länger dauernder, wenn auch schwerer Arbeit, steigt der Milchsäuregehalt des Blutes kaum. So fand *Schenk*, daß beim Schnellauf über 400 m der Milchsäuregehalt des Blutes von 20 mg% auf 150 mg% steigt. Sobald lange Strecken, z. B. 10 km, gelaufen werden, findet man nach dem Wettkampf in dem Blut der Schnelläufer nur 50—60 mg% Milchsäure, während nach dem bekannten Marathonlauf über 42 km nicht mehr als 18—36 mg% Milchsäure gefunden wurde. *Schenk* schließt, daß eine Parallele zwischen Arbeitsleistung und Milchsäurebildung nur insofern besteht, als die Milchsäurebildung von der Arbeitsleistung *pro Sekunde* abhängig ist. Es ist klar, daß der 400-m-Läufer, welcher sich während 50 Sekunden maximal anstrengt, pro Sekunde viel mehr Arbeit leistet als der Marathonläufer, welcher während $2^1/_2$ Stunden ein ziemlich ruhiges Tempo aufrechterhält; die Verrichtung des Marathonläufers ist nur bewunderungswert durch die lange Dauer, während welcher das Tempo ausgehalten wird.

Die Erhöhung des Milchsäuregehaltes des Blutes während kurzer intensiver Arbeit, welche fehlt, wenn länger dauernde Arbeit verrichtet wird, stimmt überein mit den Tatsachen, welche über die Ausscheidung von Milchsäure im Urin nach der Arbeit bekannt geworden sind. Der Milchsäuregehalt des normalen Urins ist sehr niedrig, selbst so niedrig, daß er vernachlässigt werden kann, *Ryffel*[5] fand bereits 1910 bei Kurzstreckenläufern nach dem Wettkampf 60—450 mg% Milchsäure im Urin. *Feldmann* und *Hill*[6] zeigten 1911, daß Anstrengung, welche eine halbe bis zu einer Stunde ausgehalten werden kann, keine starke Vermehrung von Milchsäureausscheidung im Urin verursacht. Bereits damals sagte *Hill*, daß

[1] *Hill*, *Long* und *Lupton*, Proc. roy. Soc., Ser. B, 96, 438; 97, 84 (1924).
[2] *Barr*, *Himwich* und *Green*, J. of biol. Chem. 55, 495, 525, 539 (1923).
[3] *Loebel*, *Barr*, *Tolstoi* und *Himwich*, J. of biol. Chem. 61, 9 (1924).
[4] *Schenk*, Sportärztetagung 1925, Verhandlungsbericht, Fischer 1926, S. 91.
[5] *Ryffel*, J. of Physiol. 39, 29 (1910).
[6] *Feldmann* und *Hill*, J. of Physiol. 42, 439 (1911).

bei langdauernder Arbeit ein „steady state" entsteht, wobei genau so viel Milchsäure gebildet wird aus Glykogen als gebraucht wird, um während der Ruhepause der Muskeln Glykogen zu bilden. So fand *Jerusalem*[1] 1908 nur 33 mg Milchsäure in 250 ccm Urin, gelassen nach stundenlangem Bergsteigen, und *Campbell* und *Webster*[2] nur 61 mg nach 5stündiger, schwerer Arbeit. Auch *Knoll*[3] fand nach Skilaufen von 18 und 42 km nur wenig Milchsäure in dem Urin. Dagegen fanden *Flössner* und *Kutscher*[4] bei Läufern (400 m bis 10 km) und Schwimmern (100—1000 m) durchschnittlich 144 mg Milchsäure in 75 ccm Urin.

Im Zusammenhang hiermit ist es von großer Bedeutung zu bedenken, daß *Liljestrand* und *Wilson*[5] sehr große Mengen Milchsäure (140—1370 mg) in dem Urin fanden, welcher ausgeschieden wurde, nachdem nur während 2 Minuten so schnell wie möglich Treppen gelaufen wurde, tatsächlich eine Arbeit, welche so schwer ist, daß sie nicht viel länger als 2—3 Minuten hintereinander aufrechterhalten werden kann. Hierbei konnte die Milchsäurekonzentration des Urins selbst bis 1,8% steigen. *Herxheimer*[6] teilt analoge Werte mit nach Treppenlaufen.

Man könnte angesichts des großen Milchsäurevorrates in den Muskeln während der Arbeit (bis 180 g Milchsäure) denken, daß immer wieder Milchsäure in das Blut nachdiffundiert, so daß die Ausscheidung der zirkulierenden Milchsäure nur wenig zur Geltung kommt. Hierbei muß man jedoch mit der Tatsache rechnen, daß die Milchsäurediffusion aus den Muskeln anscheinend doch einige Zeit, nämlich einige Minuten, braucht. Wenn der Wettkampf also z. B. 5 Minuten dauert, ist es wichtig, daß von den zirkulierenden 4—8 g Milchsäure 1—2 g ausgeschieden werden. Gerade bei einer kurzen Dauer des Wettspiels wird die Diffusion diese ausgeschiedene Menge nicht so schnell ersetzen können.

Bei langdauernder Anstrengung, wobei der Milchsäuregehalt des Blutes nur wenig steigt, wirkt der wenig erhöhte Milchsäurespiegel jedoch während langer Zeit auf die Organe, und es ist also klar, daß auch hier eine Erniedrigung des Milchsäurespiegels durch eine Ausscheidung, welche die mäßige Erhöhung beinahe auf den normalen Stand zurückbringen kann, wichtig ist. Bei der kurzdauernden Sportanstrengung ist also rasche (kräftige), ausgiebige Milchsäureausscheidung nötig, während bei langdauernder Anstrengung dauernd kleinere Mengen entfernt werden müssen. Es soll sofort gezeigt werden, daß dies tatsächlich der Fall ist und daß merkwürdigerweise die gesamte Milchsäureausscheidung während kurzer und langer Anstrengung ungefähr gleich ist. Bei *kurzer* Anstrengung werden während einiger Minuten oft 1—2 g Milchsäure ausgeschieden, *dieselbe Menge* verteilt sich bei

---

[1] *Jerusalem*, Biochem. Z. **12**, 371 (1908).

[2] *Campbell* und *Webster*, Biochemic. J. **16**, 106 (1922).

[3] *Knoll*, Sportärztliche Ergebnisse der II. Olymp. Winterspiele St. Moritz 1928. Haupt, Bern 1928, S. 114.

[4] *Flössner* und *Kutscher*, Münch. med. Wschr. **1926**, 1434; Sitzgsber. Ges. Naturwiss. Marburg **6**, 283 (1927).

[5] *Liljestrand* und *Wilson*, Proc. Soc. exper. Biol. a. Med. **21**, 426 (1924) und J. of biol. Chem. **65**, 773 (1925).

[6] *Herxheimer* und *Zinsser*, Z. exper. Med. **58**, 812 (1927).

langdauernder Sportanstrengung über die ganze Zeit derselben, d. i. über 20 Minuten bis $2^1/_2$ Stunden.

Wir fingen unsere Untersuchungen mit den Fußballspielern an.

Wie ist die Milchsäureausscheidung nach Fußballkämpfen? Soweit wir finden konnten, ist hierüber wenig oder gar nichts in der Literatur festgelegt. Dies war die Ursache, warum wir anfingen, die Milchsäureausscheidung im Urin von Fußballspielern nach anstrengenden Wettkämpfen zu untersuchen. Diese Untersuchungen wurden bereits vor den Olympischen Spielen begonnen bzw. nachher weitergeführt und umfassen darum 3 nichtolympische Interlandwettkämpfe der Niederländischen Nationalmannschaft bzw. gegen Belgien und Dänemark, einen Wettkampf um die Meisterschaft von Holland und außerdem 7 Wettkämpfe während der Olympiade gespielt (Deutschland—Schweiz, Holland—Uruguay, Belgien—Argentinien, Argentinien—Ägypten, Ägypten—Italien, Uruguay—Italien und Uruguay—Argentinien).

Es ist deutlich, daß das Fußballspiel zu den langdauernden Anstrengungen gerechnet werden muß. Ein Fußballwettkampf dauert 2mal dreiviertel Stunden, getrennt durch eine Ruhepause von 10—15 Minuten. Bei einer Anstrengung, welche dreiviertel Stunden hintereinander aufrechterhalten werden kann, ist es unwahrscheinlich, daß die Milchsäureproduktion so stark sein würde, daß das Blut mit Milchsäure überströmt wird und Milchsäure in dem Urin erscheint. Aber es darf nicht vergessen werden, daß z. B. *Schenk* schreibt, daß er oft in dem Urin von Fußballspielern nach einem Wettkampf einen dicken Eiweißring wahrgenommen hat, und Albuminurie beim Sportsmann bedeutet gewöhnlich sehr große Anstrengung, welche eine so starke Bildung von Säure verursacht, daß das Nierenfilter geschädigt wird; bei diesen Säuren spielt natürlich die Milchsäure eine wichtige Rolle. Man muß aber bedenken, daß die von uns untersuchten Spieler maximal trainiert waren: wir fanden darum auch niemals in dem Urin der Spieler nach einem Wettkampf mehr als minimale Spuren von Eiweiß.

Was nun den Milchsäuregehalt betrifft, so sei zuallererst erwähnt, daß wir bei 55 Spielern den Milchsäuregehalt des Urins vor dem Wettkampf untersucht haben.

Hierbei wurden in 50 Fällen nur zu vernachlässigende Spuren gefunden (Milchsäuregehalt 0,003—0,015%). In 5 Fällen war der Milchsäuregehalt etwas höher (0,0347%, 0,044%, 0,047%, 0,037%, 0,03%).

Was den Milchsäuregehalt des Urins nach dem Wettkampf betrifft, so fanden wir bei den genannten olympischen Wettkämpfen und bei dem einen niederländischen Meisterschaftskampf[1] in dem Urin von

[1] Die drei nichtolympischen Interlandwettkämpfe (Niederland—Belgien und Niederland—Dänemark) sind in dieser Statistik nicht mitgerechnet, weil sie während anderer Wetterverhältnisse gespielt wurden als die hier besprochenen Wettkämpfe. Sie werden darum später in anderem Zusammenhang getrennt behandelt.

55 Spielern, nach dem Wettkampf untersucht, in 49 Fällen weniger als 60 mg Milchsäure[1]. Nur 6mal wurde mehr als 60 mg ausgeschieden, und zwar:

83 mg	(belgischer Verteidiger)	in 65 ccm	Urin,
110 „	(deutscher Verteidiger)	in 50 „	„
110 „	(argentinischer Stürmer)	in 45 „	„
130 „	(niederländischer Stürmer)	in 49 „	„
224 „	(uruguayischer Stürmer)	in 62 „	„
330 „	(argentinischer Mittelläufer)	in 60 „	„

Folglich ist es klar, daß die 2mal dreiviertelstündige Anstrengung während eines Fußballwettkampfes in einzelnen Fällen Anlaß zu nicht unbedeutender Milchsäureausscheidung gibt. Für 90% der *hier* untersuchten Spieler scheint das Fußballspiel während der Olympiade nur eine ziemlich leichte Anstrengung gewesen zu sein, wobei die einzige Schwierigkeit war, daß sie während $1^1/_2$ Stunden aufrechterhalten werden mußte; nur ungefähr 10% der Spieler hat sich hierbei derartig angestrengt, daß plötzlich das Blut überströmt wird durch übermäßig viel Milchsäure, welche dann im Urin ausgeschieden wird.

Gegen diese Erklärung der geringen Milchsäureausscheidung nach Fußballwettkämpfen sind aber einige Argumente anzuführen.

In erster Linie kann man nicht sagen, daß die Spieler, welche sich am meisten angestrengt haben, die größte Menge Milchsäure ausgeschieden haben. Von den hier untersuchten Spielern war die ägyptische Mannschaft bei weitem am stärksten ermüdet. In Ägypten ist man gewöhnt, auf hartem Sandboden zu spielen, und die Ägypter machten während der Olympiade eigentlich zum ersten Male Bekanntschaft mit Grasboden; außerdem mußte der Wettkampf, nach welchem die ägyptischen Spieler untersucht wurden, auf einem schlüpfrigen Grasboden gespielt werden, da es morgens geregnet hatte, so daß für sie die Anstrengung an diesem Tage besonders groß war. Schließlich war es an dem bewußten Wettkampftag sehr feuchtwarm, ein starker Handicap für die Ägypter, welche, wie bekannt, an eine überaus trockene Atmosphäre gewöhnt sind. Die ägyptische Mannschaft war denn auch nach dem Wettkampf vollkommen ausgespielt; die meisten Spieler mußten einige Zeit auf der Erde liegen, um Atem zu schöpfen, und trotzdem war bei keinem einzigen Spieler mehr als Spuren von Milchsäure im Urin zu finden. Man kann sich kaum vorstellen, daß von diesen Spielern während des Wettkampfes nicht von Zeit zu Zeit sehr schwere Arbeit geleistet wurde, wodurch der Milchsäuregehalt des Blutes hätte steigen müssen.

Wir mußten außerdem noch eine zweite sehr auffallende Tatsache registrieren.

[1] Der Harn wurde mit H_2SO_4 und Phosphorwolframsäure ausgefällt, das Filtrat mit Cu und Ca behandelt. Filtrieren und Bestimmung der Milchsäure nach *Shaffer*, *Friedemann* und *Cotonio*.

Diese 7 olympischen Wettkämpfe und der Wettkampf für die niederländische Meisterschaft sind alle bei sehr warmem Wetter ausgetragen, meistens sogar an sonnigen Tagen. Sie zeigen darum insofern nicht die normalen Verhältnisse, weil das Fußballspiel eigentlich ein Winterspiel ist. Die 3 niederländischen, nichtolympischen Interlandwettkämpfe (gegen Belgien und Dänemark) wurden dann auch in kaltem und windigem, teilweise sogar regnerischem Wetter gespielt. Nach diesen Interlandwettkämpfen konnte der Urin von 32 Spielern untersucht werden; von diesen 32 Spielern hatten aber 16 Spieler mehr als 60 mg Milchsäure im Urin nach dem Wettkampf, und zwar:

60	mg	Stürmer	in	25	ccm	Urin,
66	„	Torwächter	„	54	„	„
68	„	Verteidiger	„	51	„	„
68	„	Mittelläufer	„	36	„	„
77	„	Stürmer	„	103	„	„
95	„	Mittelläufer	„	90	„	„
142	„	Verteidiger	„	53	„	„
144	„	Stürmer	„	42	„	„
151	„	Mittelläufer	„	72	„	„
159	„	Stürmer	„	95	„	„
181	„	Verteidiger	„	84	„	„
245	„	Verteidiger	„	43	„	„
267	„	Stürmer	„	67	„	„
294	„	Stürmer	„	118	„	„
394	„	Verteidiger	„	82	„	„
397	„	Stürmer	„	134	„	„

Wenn man bedenkt, daß nach den Wettkämpfen, welche bei heißem Wetter gespielt sind, von den 55 Spielern nur 6 mehr als 60 mg Milchsäure ausgeschieden haben, während nach den Wettkämpfen, welche bei kaltem Wetter gespielt wurden, 16 Spieler von den 32 Untersuchten eine derartige Ausscheidung hatten, dann scheint es, als ob Fußballspieler nur an warmen Tagen nach ihren Wettkämpfen kleine Mengen Milchsäure ausscheiden, während an kalten Tagen viel mehr Neigung zu Milchsäureausscheidung im Urin besteht.

Im Zusammenhang hiermit ist es nicht ohne Bedeutung, daß wir bei einigen Spielern über Zahlen ihrer Milchsäureausscheidung nach verschiedenen Wettkämpfen verfügen, wovon einige während kaltem und andere während warmem Wetter gespielt wurden. Bei einigen Spielern bekommt man hierbei den Eindruck, daß, wenn bei kaltem Wetter gespielt wird, mehr Neigung zu Ausscheidung von großen Mengen Milchsäure besteht, als wenn die Wettkämpfe an warmen Tagen stattfinden.

Man könnte denken, daß an kalten Tagen die Spieler schneller laufen und sich darum mehr anstrengen als an warmen Tagen; hiermit stimmt aber die Tatsache nicht überein, daß gerade an warmen Tagen die Spieler nach einem schweren Wettkampf total ausgespielt in die Ankleidezimmer zurückkommen. Darum haben wir uns die Frage gestellt, ob an warmen Tagen vielleicht Milchsäure auf anderem Wege als durch den Urin den Körper verläßt.

In diesem Zusammenhang muß man mit den nachstehenden Tatsachen Rechnung halten.

Sofort nach einem Fußballwettkampf sind die Spieler gewöhnlich nicht imstande, zu urinieren. Selbst nachdem mit Duschen und Anziehen 20—30 Minuten verlorengegangen sind, können gewöhnlich nicht mehr als 40—50 ccm Urin produziert werden, an warmen Tagen selbst noch weniger. Dieser Umstand hängt mit der Tatsache zusammen, daß während des Wettkampfes so viel Blut für die Durchströmung der Muskeln notwendig ist, daß die Durchströmung der Nieren auf ein Minimum beschränkt wird und starke Oligurie entsteht. An warmen Tagen bildet Wasserverlust durch den Schweiß die Hauptursache der Oligurie nach dem Kampf.

Man muß hieraus schließen, daß selbst bei den Spielern, wo man nach Schluß der Anstrengung Milchsäure im Urin findet, diese Lactacidurie nicht regulierend auf den übermäßigen Milchsäuregehalt des Blutes *während* der Arbeit einwirken kann: die Milchsäure wird wahrscheinlich erst ausgeschieden, *nachdem* die Anstrengung aufgehört hat.

Während der Anstrengung müssen also andere Organe als die Nieren dem Organismus zur Verfügung stehen, um den übermäßig hohen Milchsäuregehalt des Blutes zu regulieren. Wir haben deshalb untersucht, ob in dem Schweiß der Spieler möglicherweise erhebliche Mengen Milchsäure gefunden wurden.

In der Literatur wird das Vorhandensein von Milchsäure im Schweiße kaum erwähnt. Man findet bei *Liebermann*[1], daß der Schweiß von Patienten, welche an Puerperalfieber leiden, Milchsäure enthält. Außerdem schreibt *Schenk*[2], daß er nach geringer Anstrengung in dem Schweiße außer 200 mg Reststickstoff und 250 mg Ureum auch 200 bis 300 mg Milchsäure gefunden hat.

Weil nun die Milchsäure an warmen Tagen fast vollständig im Harn von den Fußballspielern fehlte, haben wir untersucht, ob da die Haut mittels des Schweißes die Milchsäure sezernierte und auf diese Weise die Funktion der Nieren übernahm.

Um die Mengen Milchsäure, welche während eines Fußballwettkampfes mit dem Schweiße entfernt werden, schätzen zu können, haben wir die Mengen Milchsäure festgestellt, welche in den Trikots der Spieler nach dem Wettkampf anwesend waren. Überdies wurden auch immer

[1] *Liebermann*, Chemie des Menschen, 1880, S. 111; *Thierfelder*, Physiologische und pathologische Chemie, 1924, S. 84. S. a. *Kaiki* und *Talbert*, Amer. J. Physiol. **85**, 404 (1928).

[2] *Schenk*, Med. Klin. **1926**, Nr 17 und 18.

die Mengen Chlor und Bromlaugestickstoff in den Hemden untersucht, öfters auch der Stickstoffgehalt nach *Kjeldahl*.

Es muß hier damit gerechnet werden, daß Fehler durch zwei Ursachen hervorgerufen werden können.

Es ist möglich, daß vor dem Wettkampf bereits viel Salze und organische Stoffe auf der Haut der Spieler anwesend sind. Dies ist bei regelmäßig trainierenden Fußballspielern nicht der Fall, da regelmäßiges Trainieren regelmäßiges Baden mit sich bringt. Um ganz sicher zu sein, haben wir bei einem Wettkampfe auch die Hemden analysiert, welche während der Pause gewechselt wurden, so daß in der ersten Hälfte ein anderes Hemd als in der zweiten Hälfte getragen wurde. Wären vor dem Wettkampf auf der Haut bereits erhebliche Mengen Chlor oder organische Stoffe vorhanden gewesen, dann hätte man in den Hemden der ersten Hälfte viel mehr finden müssen als in den Hemden der zweiten Hälfte. Dies war aber nicht der Fall.

Zweitens wäre es möglich, daß bereits vor dem Wettkampfe in den Hemden Salze und organische Stoffe vorhanden waren, Reste von früher gespielten Kämpfen. Die olympischen und niederländischen Mannschaften traten aber immer in sehr gut gewaschenen Hemden an: in den Kontrollhemden, welche während des Wettkampfes nicht getragen waren, wurden höchstens Spuren von Salzen und organischen Stoffen gefunden.

Sofort nach dem Kampf wurde das Trikot in einen Topf deponiert, mit anderthalb Liter destilliertem Wasser übergossen und während 15—24 Stunden kalt extrahiert. Danach wurde die Flüssigkeit abgegossen und das Hemd auf einem Büchnertrichter ausgepreßt. Der Extrakt wurde dann auf Milchsäure, Chlor, Ureum und Reststickstoff untersucht.

Wir haben natürlich besondere Sorgfalt bei diesen Milchsäureanalysen walten lassen, um Irrtümer zu vermeiden.

Von dem wässerigen Extrakt wurden 80 ccm abpipettiert, hierzu wurden 50 ccm 20proz. Kalkmilch und 10 ccm 10proz. $CuSO_4$ zugesetzt und mit Aq. destill. bis 300 ccm aufgefüllt. Nach einer Stunde wurde abfiltriert und in 50 ccm Filtrat nach *Shaffer*, *Friedemann* und *Cotonio*[1] durch Oxydation mit $KMnO_4$ unter Zusatz von $MnSO_4$ der Milchsäuregehalt festgestellt.

In einigen Fällen wurde neben der Oxydation mit $KMnO_4$ und $MnSO_4$ auch eine Oxydation mittels starkem H_2SO_4 bei 135° in einem Ölbad angestellt, d. h. die Methode von *Clausen* nach der Modifikation von *Brehme* und *Brahdy*[2].

Zum Schluß haben wir in verschiedenen Fällen die wässerigen Extrakte von einer Anzahl Trikots zusammengefügt, in Vacuo bei 20° eingeengt und mit Äther bei saurer Reaktion während 48 Stunden extrahiert. Der Äther wurde eingedampft, wonach via des Pb-Salzes, das Zn-Salz der anwesenden Milchsäure bereitet wurde.

Die Mengen Zinklactat, welche auf diese Weise durch Extraktion erzielt wurden, stimmten überein mit 70—88% der Menge, welche man auf Grund der

---

[1] *Shaffer*, *Friedemann* und *Cotonio*, J. of biol. Chem. **73**, 335 (1927).

[2] *Brehme* und *Brahdy*, Biochem. Z. **175**, 348 (1926).

Analysen nach *Shaffer* oder *Clausen* hätte erwarten können. Nach einmaligem Umkrystallisieren aus Wasser war das Zinksalz analyserein.

Das Zinksalz entsprach allen Anforderungen, welche man an Zinklactat stellen kann; außerdem drehte es links, ein Beweis, daß wir mit rechtsdrehender Milchsäure zu tun hatten.

Als Beispiel führen wir folgende Zahlen an:

1. 500 mg wasserfreies isoliertes Zinksalz in 20 ccm Aq. dest. $c = 2{,}5$, $l = 2$, $d = 0{,}41°[\alpha]_D = -8{,}2°$. 170 mg lufttrockenes Zinksalz verloren bei 110° 22 mg H_2O und hinterließen beim Glühen 49,5 mg ZnO;

berechnet H_2O = 12,89%, gefunden 12,94%,
berechnet ZnO = 29,11%, gefunden 29,12%.

2. $2^1/_2$proz. Lösung des wasserfreien Zinksalzes= 0,41%$[\alpha]_D$= 8,2°. 166,5 mg lufttrockenes Zinksalz verloren bei 110° 21,5 mg H_2O und hinterließen beim Glühen 48,8 mg ZnO;

berechnet H_2O 12,89%, gefunden 12,91%,
berechnet ZnO 29,11%, gefunden 29,31%.

3. $3^1/_2$proz. Lösung des wasserfreien Zinksalzes $\alpha = -0{,}42°[\alpha]_D = 8{,}4°$. 89 mg lufttrockenes Zinksalz verloren bei 110° 11,6 mg und hinterließen beim Glühen 26,0 mg ZnO;

berechnet H_2O 12,89%, gefunden 13,03%,
berechnet ZnO 29,11%, gefunden 29,21%.

Wir untersuchten die Hemden der Spieler nach den 7 genannten olympischen Fußballwettkämpfen und fanden stets bedeutende Mengen Milchsäure, wie aus folgender Tabelle ersichtlich ist:

Menge Acid. Lactium pro Hemd	100—300 mg	300—500 mg	500—700 mg	700—900 mg	900 mg
Deutschland	6 ×	3 ×	2 ×	—	—
Holland	—	2 ×	4 ×	—	—
Belgien	1 ×	2 ×	7 ×	—	—
Uruguay	1 ×	6 ×	3 ×	1 ×	—
Ägypten	1 ×	1 ×	3 ×	5 ×	1,06 g
Argentinien	1 ×	6 ×	2 ×	1 ×	—
„	1 ×	6 ×	—	1 ×	—

So fanden wir in 68 untersuchten Hemden immer bedeutende Mengen Milchsäure, variierend zwischen 150 mg und 1,06 g. Wenn man von diesen 68 Hemden den Durchschnitt berechnet, dann wird durchschnittlich pro Hemd 460 mg Milchsäure nach einem Wettkampf gefunden.

Ist nun die Tatsache, daß in den Hemden von Fußballspielern nach einem Wettkampf durchschnittlich 460 mg Milchsäure nachgewiesen werden kann, der Beweis, daß bedeutende Mengen Milchsäure während eines Wettkampfes mit dem Schweiß entfernt werden? Es ist hierfür notwendig, die Totalmenge Milchsäure, welche während des Fußballkampfes mit dem Schweiß entfernt wird, zu schätzen. Dies gelingt, indem die Menge Milchsäure, welche in den Hemden anwesend ist, mit den Mengen Chlor verglichen wird.

Chlor, das in 10 oder 20 ccm des wässerigen Extraktes der Hemden nach *Volhard* bestimmt wurde, war immer in großen Mengen vorhanden, wie aus folgender Tabelle ersichtlich ist.

Chlormenge pro Hemd	200 mg	200—400 mg	400—600 mg	600—800 mg	800 mg bis 1 g	>1 g
Deutschland	—	—	4 ×	3 ×	2 ×	1,07 g
						1,76 g
Holland.	—	—	3 ×	2 ×	—	1,18 g
Belgien	—	1 ×	3 ×	3 ×	1 ×	1,01 g
Uruguay	2 ×	1 ×	2 ×	3 ×	1 ×	1,34 g
						1,19 g
Ägypten	—	1 ×	1 ×	—	—	1,17 g
						1,4 g
						1,44 g
						1,69 g
						2,04 g
						2,24 g
						2,44 g
						2,7 g
						1,63 g
Argentinien	—	4 ×	2 ×	3 ×	--	1,04 g
						1,4 g
„	—	—	3 ×	1 ×	1 ×	1,11 g
						1,67 g

In 66 untersuchten Trikots fanden wir Mengen Chlor, welche zwischen 150 mg und 2,7 g variierten. Durchschnittlich wurde pro Hemd 846 mg Chlor gefunden.

Es ergibt sich also, daß an einem heißen Tag ein Fußballspieler so viel Milligramm Milchsäure im Schweiß ausscheidet, als übereinstimmt mit 55% der Milligramme Chlor, welche in dem Schweiß vorhanden sind. Nachdrücklich muß betont werden, daß die Ziffer von 55% nur die Durchschnittszahl aus einer großen Anzahl Analysen bildet. Manchmal findet man viel weniger Milchsäure als übereinstimmt mit 55% der Menge Chlor, welche in dem Hemd vorhanden ist, manchmal findet man viel mehr als 55%, ja es gibt sogar Fälle, wobei in dem Hemd mehr Milchsäure als Chlor vorhanden ist. Wir werden sogleich noch näher auf diese Verhältnisse eingehen.

Wenn man sich an den Durchschnitt von 55% hält, dann ist es möglich, eine ungefähre Berechnung von der Menge Milchsäure, welche mit dem Schweiß verlorengeht, zu machen. Der Chlorgehalt des Arbeitsschweißes variiert zwischen 0,2 und 0,3%, während ein Fußballspieler an einem warmen Tag 1—2 kg während eines Wettkampfes abnimmt. Diese 1—2 kg Gewichtsverlust werden nur teilweise durch das Schwitzen verursacht. Ein Teil kommt auf Rechnung der oxydierten

Kohlehydrate, welche als Kohlensäure ausgeatmet werden, ein anderer Teil ist von dem Wasserverlust mit der Ausatmungsluft abhängig.

Diese Verluste kann man auch ungefähr schätzen. Für die oxydierten Kohlehydrate müssen ungefähr 400 g reserviert werden, für den Wasserverlust mit der Exspirationsluft noch einige hundert Gramm. Man käme dann auf eine Schweißausscheidung von $^1/_2$—$1^1/_2$ l oder zu einem Chlorverlust von $1^1/_2$—$4^1/_2$ g. Die soeben publizierten Untersuchungen des Dr. *Dill*[1] aus Boston sind für diese Frage von Bedeutung. *Dill* untersuchte den Stoffwechsel während eines Zweistundenlaufs mit einer Geschwindigkeit von 7,7 km pro Stunde. Bei dieser Anstrengung entsteht auch ein Gewichtsverlust von durchschnittlich 2,1 kg. *Dills* Versuchsperson war vor und nach dieser Anstrengung im Chlorgleichgewicht. Während jedes Versuches wurde am Tag der Anstrengung 2—4 g Chlor weniger mit dem Harn ausgeschieden als an dem Vor- und Nachtage. Man kann daher hieraus schließen, daß bei einer Anstrengung, welche 2 Stunden dauert, so, wie auch bei einem Fußballwettkampf wahrscheinlich der Fall ist, 2—4 g Chlor verlorengehen. Da nun der Milchsäuregehalt des deponierten Schweißes durchschnittlich 55% des Chlorgehaltes beträgt, so wird während eines Fußballkampfes durchschnittlich 1,1—2,2 g Milchsäure mit dem Schweiß aus dem Körper ausgeschieden. Daß derartige Mengen Milchsäure tatsächlich oft in dem Schweiß vorhanden sind, ist aus den Fällen ersichtlich, bei welchen nur im Hemde der Spieler 0,8—1 g Milchsäure vorhanden war. Wenn man bedenkt, wieviel Schweiß im Gesicht und an den Beinen ausgeschieden wird, dann ist es klar, daß die Totalmenge Milchsäure, welche mit dem Schweiß entfernt wird, leicht das Doppelte und mehr betragen kann.

Es ist von Bedeutung zu bedenken, daß, während der Chlorgehalt des Arbeitsschweißes beinahe konstant zwischen 0,2 und 0,3% ist, der Milchsäuregehalt des Schweißes sich stark verändert, was wir auf verschiedene Weise nachweisen konnten.

Während durchschnittlich der Milchsäuregehalt des Schweißes, welcher in den Trikots vorhanden ist, 55% des Chlorgehaltes beträgt, so findet man viele Fälle, bei welchen der Milchsäuregehalt des Schweißes viel weniger als 55% des Chlorgehaltes beträgt und umgekehrt. Wenn man nun die Fälle, bei welchen relativ sehr viel Milchsäure in bezug auf Chlor vorhanden ist, denjenigen gegenüberstellt, bei welchen auffallend wenig Milchsäure gefunden wird, dann kommt man zu merkwürdigen Resultaten:

$$\text{Fälle, wo } \frac{\text{Milligramm Milchsäure}}{\text{Milligramm Chlor}} \text{ weniger ist als 40\%.}$$

[1] *Dill*, J. of biol. Chem. **1928**.

	Milchsäure mg	Chlor g	Verhältnis %
1. Mittelläufer Deutschland	530	1,76	30
2. Verteidiger Ägypten	826	2,44	34
3. „ „	537	1,44	37
4. Mittelläufer „	545	1,69	32
5. „ „	1060	2,70	39
6. Stürmer „	816	2,24	36
7. „ „	800	2,04	39

In diesen Fällen, wo ein relativ milchsäurearmer Schweiß abgesondert wird, ist doch nicht eine geringe Ausscheidung von Milchsäure im absoluten Sinne Ursache der relativen Milchsäurearmut. Wenn man bedenkt, daß der durchschnittliche Milchsäuregehalt eines Trikots nach einem Wettkampf 463 mg ist, dann sieht man, daß der absolute Milchsäuregehalt der Trikots in den soeben genannten sieben Fällen *über* dem Durchschnitt liegt, in einigen Fällen sogar weit über dem Durchschnitt.

Die Ursache der relativen Milchsäurearmut ist darum nicht in dem absolut niedrigen Milchsäuregehalt der Trikots zu suchen, im Gegenteil — nur in einem übermäßig hohen Chlorgehalte. Da der prozentuale Chlorgehalt des Schweißes während der Anstrengung ungefähr konstant ist, folgt hieraus, daß, wenn viel Chlor, d. h. viel Schweiß, abgeschieden wird, der Milchsäuregehalt des Schweißes niedrig ist.

Wenn man hiermit die Fälle vergleicht, wo das Verhältnis $\frac{\text{Milchsäure}}{\text{Chlor}}$ größer ist als 1.

	Milchsäure mg	Chlor g	Verhältnis %
1. Torwärter Argentinien	181	90	2,0
2. „ „	705	485	1,45
3. Stürmer „	385	285	1,25
4. „ Ägypten	288	250	1,15
5. Torwärter Uruguay	378	174	2,20
6. Verteidiger „	291	126	2,34
7. „ Belgien	478	428	1,10
8. „ Holland	590	448	1,30

In diesen 8 Fällen, wo ein relativ chlorarmer Schweiß ausgeschieden ist, ist gerade eine sehr geringe Chlorausscheidung in absolutem Sinn die Ursache des relativen Milchsäurereichtums. Wenn man bedenkt, daß der durchschnittliche Chlorgehalt eines Trikots nach einem Wettkampf 846 mg ist, dann ist ersichtlich, daß der absolute Chlorgehalt des Trikots in den 8 soeben genannten Fällen weit unter dem Durchschnitt liegt. Da der Chlorgehalt des Schweißes während der Anstrengung ungefähr konstant ist, folgt hieraus, daß, wenn sehr wenig Schweiß ausgeschieden wird, der Milchsäuregehalt des Schweißes hoch ist.

Hiermit stimmt auch überein, daß es besonders die Torwärter sind, welche sich verhältnismäßig wenig bewegen, die relativ milchsäurereichen Schweiß ausscheiden. Wir dürfen darum schließen, daß gerade im Anfang des Schwitzens ein milchsäurereicher Schweiß ausgeschieden wird, später ein relativ milchsäurearmer Schweiß.

Diese Tatsache ist für die Sportphysiologie von großer Bedeutung. Jeder kennt die Erscheinung des „second wind". Kurz nach Anfang der Anstrengung kommt ein Augenblick, wo es scheint, als ob die Arbeit, z. B. das Laufen oder das Rudern, übermäßig schwer ist, — dann, nach 1—2 Minuten, bricht der Schweiß aus und nun erscheint die Arbeit mit viel weniger Anstrengung zu gehen.

Früher dachte man stets, daß durch die Verdampfung des Schweißes eine Abkühlung zuwege gebracht wurde, welche die Anstrengung leichter erscheinen ließ.

Hill hat eine andere Erklärung gegeben. Sofort nach Anfang der Anstrengung entsteht eine CO_2-Anhäufung im Blute, welche Anlaß zu dem Ermüdungsgefühl gibt. Zu gleicher Zeit steigt jedoch der Milchsäuregehalt des Blutes, welcher, wenn er hoch genug ist, CO_2 heraustreibt, weil die Milchsäure eine stärkere Säure ist als die Kohlensäure. Das Heraustreiben der übermäßigen CO_2-Anhäufung geht zusammen mit dem Erleichterungsgefühl, dem sog. „second wind".

Auf Grund der in diesem Artikel erwähnten Tatsachen meinen wir, daß noch ein anderer Faktor bei dem Entstehen des „second wind" von Bedeutung sein könnte. Wenn man bedenkt, daß der Schweiß gerade bei dem Ausbrechen so viel Milchsäure enthält, dann ist es deutlich, daß beim Anfang des Schwitzens eine nicht unbeträchtliche Menge der zirkulierenden Milchsäure mit dem Schweiß dem Blute entzogen werden muß. Wir verkennen nicht, daß die zwei an erster Stelle genannten Ursachen für den „second wind" weitaus die wichtigsten sind. Wir möchten jedoch auch in der Verminderung des übermäßigen Milchsäuregehaltes des Blutes durch das Schwitzen einen Teil der Erklärung des „second wind" suchen.

Außerdem geben die hier angeführten Analysen einen eigentümlichen Blick auf die spezifischen Funktionen der Haut.

Wie gesagt, enthält der Schweiß, welcher während langwieriger Anstrengung ausgeschieden wird, durchschnittlich 0,2—0,3% Cl und 0,11—0,17% Milchsäure (im Anfang ist der Milchsäuregehalt selbst höher).

Wenn man bedenkt, daß der Cl-Gehalt des Plasmas ungefähr 0,3% ist und der Milchsäuregehalt 0,015%, dann sieht man, daß der Cl-Gehalt von Schweiß und Plasma ungefähr gleich ist, der Milchsäuregehalt des Schweißes aber mindestens 10mal höher ist als der Milchsäuregehalt des Plasmas. Die Haut arbeitet also mit Hinsicht auf das Chlor wie ein Ultrafilter, — dagegen besitzt die Haut eine echte Milchsäureexkretion.

Wir wollen jetzt zu kurzdauernden Anstrengungen beim Sport übergehen.

Rudern. Bei den Olympischen Spielen werden die Ruderwettkämpfe auf einer Bahn von 2000 m ausgefochten; die Dauer des Kampfes wechselt zwischen 6—8 Minuten. Während dieser Minuten wird eine Maximalleistung mit sehr großem Energieverbrauch geliefert. Tatsächlich scheiden viele Ruderer nach dem Wettkampf große Milchsäuremengen im Harne aus. Von 39 Untersuchten hatten 28 über 60 mg Milchsäure.

Es ist selbstverständlich, daß man nicht alle Ruderer in dieser Hinsicht miteinander vergleichen kann. Eine Mannschaft, welche von Beginn an hoffnungslos zurückbleibt, fährt die Bahn ohne sonderliche Anspannung relativ langsam ab und verrichtet eine ganz andere Arbeit als eine Mannschaft, welche vom Beginn an der Spitze ist und alles hergeben muß, um voranzubleiben. Bei den Ruderern, welche wirklich während des Wettkampfes schwere Arbeit verrichtet haben und in mehr oder minder abgekämpftem Zustande das Ziel passierten, fanden wir unter 27 24mal über 60 mg Milchsäure nach dem Wettkampf. Hierunter

2mal	zwischen	60—100	mg	Milchsäure	im	Harn
9 ,,	,,	100—400	,,	,,	,,	,,
8 ,,	,,	400—700	,,	,,	,,	,,
4 ,,	,,	700—1000	,,	,,	,,	,,

1 ,, über 1 g (genau 1,425 g Milchsäure) im Harn.

Nach einem *scharfen Ruderwettkampf* innerhalb 6—8 Minuten werden also im Harn beinahe *stets über* 60 mg Milchsäure ausgeschieden.

In den *Hemden* der Ruderer ist natürlich auch Milchsäure und Chlor; mit Hinsicht auf die kurze Schwitzdauer ist die Milchsäuremenge viel geringer als bei Fußballspielern: im Mittel fanden wir pro Hemd nicht mehr als 97,5 mg Milchsäure und 84 mg Chlor.

Es ist also klar, daß in den 6—8 Minuten des Ruderwettkampfes ungefähr ebensoviel Milchsäure ausgeschieden wird, wie von Fußballspielern, welche sich $1^1/_2$ Stunden anstrengen. Jedoch wird die Milchsäure bei den meisten Fußballspielern im Schweiße ausgeschieden, während dies bei den Ruderern im Harn geschieht. Bei der kurzdauernden Anspannung des Ruders besteht also eine plötzliche schnelle Milchsäureausscheidung durch den Harn, bei der langdauernden Fußballanstrengung langdauernde allmähliche Milchsäureausscheidung mit dem Schweiß.

Bei *Schnelläufern* haben wir folgende Ergebnisse[1]:

---

[1] Wir wollen hier noch besonders auf die Untersuchungen von *Flössner* und *Kutscher* hinweisen! Diese fanden bei Läufern (10 km) und Schwimmern (100 bis 1000 m) im Mittel 144 mg Milchsäure per 75 ccm Harn! Münch. med. Wschr. 1926, S. 1434.

3000 m (nichtolympische Wettkämpfe)

Nr. 1 17 ccm Harn, 34 mg Milchsäure, Zeit 9 Min. 17 Sek.
„ 2 21 „ „ 24 „ „ „ 9 „ 23,6 „
„ 3 64 „ „ 3 „ „
„ 4 52 „ „ 365 „ „
„ 12 132 „ „ 8 „ „

5000 m

Nr. 10 50 ccm Harn, 16 mg Milchsäure (Zeit von Nr. 1 dieser Serie 14 Min. 38 Sek.)

10000 m

Nr. 1 39 ccm Harn, 5 mg Milchsäure, Zeit 30 Min. 18,8 Sek.
„ 2 34 „ „ 6 „ „ „ 30 „ 19,4 „

Wegen der Schweißsekretion konnten wir nur die Hemden der beiden zuletzt angeführten 10-km-Läufer untersuchen und fanden:

$$\left.\begin{matrix}220\\414\end{matrix}\right\}\text{ mg Milchsäure und }\left.\begin{matrix}616\\887\end{matrix}\right\}\text{ mg Chlor.}$$

Hieraus ergibt sich also nochmals die Richtigkeit der *Hill*schen Regel für Schnellauf, nämlich: Wird die vom Sportsmann beim Schnelllauf geforderte Anstrengung über mehr als 6 Minuten verteilt, so entsteht ein steady state, wodurch anscheinend selten so viel Milchsäure ins Blut kommt, daß sie im Harn erscheint.

Noch mehr gilt dies von dem berüchtigten Marathonlauf, wobei die Energie, über welche ein Mensch verfügt, in einem Zeitraum von mehr als $2^1/_2$ Stunden verbraucht wird.

Marathonlauf 42 km.

Nr. 1 68 ccm Harn, 16 mg Milchsäure, Zeit 2 Stdn. 32 Min. 57 Sek.
„ 6 104 „ „ 19 „ „ „ 2 „ 36 „ 20 „
„ 18 110 „ „ 43 „ „ „ 2 „ 44 „ 37 „
154 „ „ 10 „ „ }
72 „ „ 22 „ „ } weit zurück
28 „ „ 5 „ „ }
98 „ „ 18 „ „ }

Anscheinend wird also während des Marathonlaufes der Milchsäurespiegel im Blute nicht so erhöht, daß Milchsäure im Harn ausgeschieden wird.

Wichtig ist nun ein Vergleich der Läufer mit den *Schwimmern.* Wir untersuchten Wasserballspieler und Schwimmer über 400 m und 1500 m.

Die 400 m werden in $5-5^1/_2$ Minuten zurückgelegt. Bei dieser kurzdauernden Anstrengung kann eine bedeutende Milchsäureausscheidung erwartet werden. Hiermit übereinstimmend fanden wir bei 5 der untersuchten 7 Schwimmer über 69 mg Milchsäure im Harn, einmal selbst über 1 g.

Noch interessanter sind die 1500-m-Schwimmer, welche diese Strecke in 20—21 Minuten durchmessen. Bedenkt man, daß bei den 3-km-Läufern, welche in 10 Minuten am Ziel sind, die Milchsäure im Harn nur einmal unter 5 Untersuchten 60 mg übersteigt, dann ist es eine interessante Beobachtung, daß bei den 1500-m-Schwimmern, welche ihre Energie über 20—21 Minuten verteilen, 4 der 5 Untersuchten über 60 mg Milchsäure ausscheiden und daß bei dem 5. noch 50 mg Milchsäure im Harn gefunden wurde. Daraus ist ersichtlich, daß *nicht allein die Dauer* der Sportleistung für die Milchsäureausscheidung maßgebend ist.

400 m	a)	17 ccm Harn,	4 mg Milchsäure,	Zeit 5 Min. 11,4 Sek. (Nr. 1 in der Semifinale)
	b)	33 „ „	6 „ „	weit zurück
	c)	14 „ „	96 „ „	(Nr. 1 in seiner Gruppe)
	d)	57 „ „	116 „ „	weit hinten
	e)	37 „ „	660 „ „	„ „
	f)	105 „ „	720 „ „	Nr. 2 in der Semifinale
	g)	100 „ „	1022 „ „	Nr. 2 in seiner Gruppe
1500 m	a)	70 „ „	66 „ „	weit hinten
	b)	42 „ „	53 „ „	Nr. 5 seiner Gruppe
	c)	221 „ „	110 „ „	20 Min. $2^3/_5$ Sek. Nr. 2 im Finale
	d)	50 „ „	217 „ „	Nr. 4 seiner Gruppe
	e)	63 „ „	359 „ „	Nr. 5 „ „

Es sind wahrscheinlich Gründe, warum beim Schwimmen in 20 Minuten kein steady state erreicht wird, was beim Schnellaufen innerhalb 10 Minuten wohl der Fall ist.

Erstens ist beim Schwimmen die Atmung erschwert, demnach die Sauerstoffzufuhr beeinträchtigt, wodurch eine unvollkommene, sich in übermäßiger Milchsäureproduktion äußernde Verbrennung beim Schwimmen gefördert wird. Deshalb ist wahrscheinlich beim Schwimmen die Milchsäureproduktion größer als beispielsweise beim Laufen, wo das Atemholen leichter und dadurch die Sauerstoffversorgung besser ist.

Es steht nicht ganz fest, ob die Schwimmer überhaupt schwitzen können, aber jedenfalls ist es wahrscheinlich, daß Schwitzen beim Schwimmen erschwert ist. Die Tatsache, daß weniger Milchsäure durch den Schweiß abgesondert wird, *kann* ein Grund der Förderung der Milchsäureausscheidung im Harn sein.

In dieselbe Richtung weisen die Untersuchungen an Wasserballspielern. Ein Wasserballspiel dauert 2 mal $7^1/_2$ Minuten mit einer kurzen Pause. Auch hier kann man eigentlich nicht von einer kurzen Sportleistung sprechen! Die 15 Minuten, welche die Wasserballspieler im Wasser verbringen, können mit den Leistungen der 10-km-Läufer, welche sich etwa 9 Minuten anstrengen, verglichen werden.

Von 48 untersuchten Wasserballspielern hatten nach dem Wettspiel 36 über 60 mg Milchsäure im Harn. Man bedenke hierbei, daß von den 7 Tormännern, welche sich gemäß ihrer Spielweise langsamer als die anderen Spieler bewegen, 5 weniger als 60 mg Milchsäure im Harn ausscheiden. Wir fanden

2 mal zwischen 60—100 mg Milchsäure
17 „ „ 100—400 „ „
10 „ , 400—700 „ „
2 „ „ 770 mg bis 1 g „
5 „ über 1 g (nämlich 1,00, 1,11, 1,00, 1,10, 1,76 g Milchsäure).

Auch hier zeigt sich wieder, daß eine Anstrengung von 2 mal $7^1/_2$ Minuten doch die Ausscheidung großer Mengen Milchsäure verursachen kann. Bei dieser ziemlich langdauernden Sportarbeit wird scheinbar kein steady state erreicht, was bei analogen Anstrengungen beim Schnellauf wohl geschieht. Wie gesagt, spielen erschwertes Atemholen beim Schwimmen nebst vielleicht verminderter Schweißsekretion eine Rolle.

Es ist nun klar, daß bei der Ausscheidung solcher Mengen von Milchsäure die Milchsäurekonzentration im Harn zu beträchtlicher Höhe ansteigen kann. In der folgenden Tabelle sind die einzelnen Harne mit dem höchsten Milchsäuregehalt zusammengestellt: daraus geht hervor, daß manchmal (Nr. 2 und 10) mehr Milligramm Milchsäure als Chlor und Harnstoff zusammen im Harn vorkommen!

	Menge ccm	Alb.	Zucker	Milchsäure %	Chlor %	Harnstoff
1	46	—	—	2,17	0,07	—
2	120	—	—	1,47	0,14	0,98
3	83	—	—	1,32	0,34	1.56
4	10	—	—	1,26	0,2	—
5	58	—	—	1,2	0,36	—
6	92	+	—	1,2	0,11	1,2
7	46	—	—	1,05	0,39	1,46
8	100	+	—	1,02	0,2	—
9	72	+	—	0,92	0,15	—
10	123	+	—	0,81	0,05	0,38
11	32	+	—	0,77	0,15	0,9
12	82	—	—	0,76	0,23	1,5
13	76	+	—	0,74	0,1	1,93
14	14	—	—	0,68	0,3	—
15	129	++	—	0,66	0,15	1,00
16	26	—	(0,3 %)	0,59	0,05	0,7
17	45	—	(0,55%)	0,32	0,18	1,28

Alle diese sind mit Ausnahme von 8, 9 und 10 (die 400 m schwammen), Wasserballspieler; Nr. 16 und 17 betreffen einen Spieler, welcher nach dem Wettspiele etwas Glucose ausscheidet.

Der Vollständigkeit wegen sei nochmals angeführt, daß wir bei den Fußballspielern nach dem Wettspiele beinahe nie Eiweiß im Harn fanden.

Auch bei den Schnelläufern und Ruderern waren nach dem Kampf höchstens Spuren Eiweiß nachweisbar. Jedoch schieden von 46 untersuchten *Schwimmern* 32 mehr oder minder deutliche Spuren Eiweiß aus, manche sogar eine beträchtliche Menge; alle hatten jedoch vor dem Wettkampf kein Eiweiß im Harn.

Über *Glucosurie* nach Wettkämpfen haben wir folgende Erfahrungen gemacht:

Ein Fußballspieler, welcher vor dem Wettkampf zuckerfreien Harn hatte, schied nach 2 verschiedenen Wettspielen deutlich Glucose aus (nach dem ersten 1,6%, nach dem zweiten 0,6%). Auch ein Wasserballspieler, welcher vor den Wettspielen glucosefreien Harn hatte, schied nach 2 verschiedenen Kämpfen 0,3 bzw. 0,55% Glucose aus.

Ein 10-km-Läufer, der vorher nicht untersucht werden konnte, schied nach dem Wettkampf 1,6% Glucose aus.

Ein Ruderer hatte sowohl vor, als nach dem Kampfe Spuren (0,2%) Glucose im Harn.

Glucosurie nach schwerer Anstrengung scheint also auch bei so gut trainierten Sportsleuten doch manchmal aufzutreten!

Zusammenfassung:

Wir fanden: Beim *Fußballspiel* (Dauer 2mal Dreiviertelstunden) an *warmen* Tagen bei 11% der Spieler über 60 mg Milchsäure im Harn, an *kalten* Tagen bei 50% der Spieler über 60 mg Milchsäure im Harn, an *warmen* Tagen im Mittel 468 mg rechtsdrehende Milchsäure und 846 mg Chlor in den Hemden der Spieler. Vermutliche Totalausscheidung der Milchsäure im Schweiße: 1—2 g;

beim *Wettrudern* über 2 km (Dauer 6—8 Minuten) bei 28 von 39 Untersuchten über 60 mg Milchsäure im Harn, nach einem schweren Ruderwettkampf über 2 km sogar bei 24 von 27 Untersuchten über 60 mg Milchsäure im Harn;

in den *Hemden* der *Ruderer* im Mittel 97,5 mg Milchsäure und 84 mg Chlor.

Beim *Schnellauf* über 3,5, 10 und 42 km (Dauer zwischen 9 Minuten und etwa $2^1/_2$ Stunden) in der Regel wenig Milchsäure im Harn. Wenn also die Anstrengung über länger als 9 Minuten verteilt werden kann, scheint beim Schnellauf ein steady state zu entstehen!

Beim *Schwimmen* hatten jedoch nicht nur die 400-m-Schwimmer (5 Minuten), sondern auch die 1500-m-Schwimmer (20—22 Minuten) und Wasserballspieler ($2 \times 7^1/_2$ Minuten) zumeist viel Milchsäure im Harn. Beim Schwimmen wird also in 15 Minuten noch kein steady state erreicht.

Albuminurie kommt nach Fußball, Schnellauf und Rudern bei trainierten Sportsleuten selten vor, bei Schwimmern jedoch sehr oft.

Glucosurie konstatierten wir bei je einem Fußballspieler und Wasserballspieler, die vor dem Spiele zuckerfrei waren, je nach 2 verschiedenen Wettspielen.

Am Anfang des Schwitzens enthält der Schweiß mehr Milchsäure als am Ende.

Der Milchsäuregehalt des Schweißes ist oft 10mal höher als der Milchsäuregehalt des Blutes.

Über die Zellelemente des Blutes im Trainingszustand. Untersuchung an Olympiakämpfern in Amsterdam.

Von

Walter Thörner, Bonn.

Über Veränderungen in der Blutbeschaffenheit als Folge von Muskelarbeit liegt heute eine umfangreiche Literatur vor, ohne daß es jedoch möglich wäre, daraus über die myogenen Einflüsse eine völlig einheitliche Auffassung zu gewinnen. Weitaus die meisten dieser Untersuchungen, soweit sie nicht die chemische Zusammensetzung behandeln, beschäftigen sich mit den Abweichungen, die das rote und weiße Blutbild während und in unmittelbarer Nachwirkung körperlicher Anstrengungen erfährt. Einzelne Forscher weisen wohl auf ein unterschiedliches Reagieren trainierter Menschen gegenüber untrainierten hin (*Schenk*[1], *Herxheimer*[2], *Egoroff*[3]), ohne aber auf die Frage näher einzugehen, ob der *Trainingszustand als solcher* eine besondere hämatologische Basis schaffe. Wenn uns die neuere Literatur immer mehr davon überzeugt, daß das Blut in seinen Zellelementen, vor allem den weißen, durch stärkere Muskelleistung wirkliche Umgestaltungen erleiden kann, die nicht nur mechanisch bedingte Verteilungsveränderungen oder Einstrom von Reserven bedeuten, so ist der Gedanke naheliegend, daß durch immer wiederholte derartige Reaktionen und Gegenwirkungen schließlich ein Dauerzustand im Blut herbeigeführt wird, der in einem von der Norm abweichenden Blutbild des Trainierten zum Ausdruck kommen muß. Und doch ist diese Frage, deren Beantwortung einen wesentlichen Beitrag zur Erkenntnis der Physiologie des Trainingszustandes verspricht, außer von *Schenk*[4] kaum irgendwo eingehender behandelt.

Von einer anderen Seite auf dieses Problem geführt, glaubten wir in der bezeichneten Hinsicht das wertvolle Material hochtrainierter Menschen ausnutzen zu müssen, das sich bei Gelegenheit der 9. Olympischen Spiele in Amsterdam zur Verfügung stellte. Und das um so mehr, als auf Anregung von *Buytendijk* sich eine größere Anzahl sportphysiologisch interessierter Forscher zusammenfand, deren Untersuchungen

---

[1] *Schenk*, Schweiz. med. Wschr. **1920**, Nr 38.

[2] *Ernst* und *Herxheimer*, Z. exper. Med. **42**, 107 (1924).

[3] *Egoroff*, Z. klin. Med. **100** (1924) und **106** (1927).

[4] *Schenk*, Münch. med. Wschr. **1925**, Nr 48 — Sitzgsber. Ges. Naturwiss. Marburg **1925**, Nr 2 — Veröff. Mil.san.wes. **1928**, H. 83.

sich ergänzen konnten. Für diese war ein großes Laboratorium unter der Haupttribüne des Stadions mit aller nur denkbaren Sorgfalt ausgerüstet, in dem zu arbeiten eine Freude war. Es ist mir eine liebe Pflicht, Herrn Prof. *Buytendijk*, sowie Herrn Prof. *Brinkman* und den anderen Herren des Groninger physiologischen Institutes für ihre aufopfernde organisatorische Arbeit und Mithilfe bei diesen Amsterdamer Untersuchungen auch an dieser Stelle meinen herzlichen Dank auszusprechen.

Unsere Aufgabe war die *Aufnahme des Blutstatus* bei einer möglichst großen Zahl verschiedener Olympiakämpfer, die dem Laboratorium auch zu anderen Untersuchungen zugeführt wurden. Da Blutentnahme an Sportleuten, zumal vor dem Wettkampfe, erfahrungsgemäß auf Ablehnung stößt, was psychologisch verständlich, wenn auch physiologisch keineswegs begründet ist, mußten wir uns auf das Notwendigste beschränken und den Eingriff so harmlos wie möglich gestalten. Daher wurde der Einstich in das Ohrläppchen mit einem Schnepper gemacht, jedoch so breit und tief, daß spontan 8—10 Tropfen Blut austraten. Jede Reibung und Quetschung wurde vermieden, da sie nach *Bürker*[1], *Marx*[2] u. a. das Resultat beeinflussen. Die Entnahme erfolgte im allgemeinen *nur vormittags* und ohne daß größere körperliche Anstrengungen an diesem Morgen oder am Vortage vorausgegangen waren; es kam uns ja auf die Erfassung des „*Ruhezustandes*" des Blutes an. Die Blutgeber setzten sich zusammen aus männlichen Vertretern verschiedener Sportzweige, im wesentlichen *Läufer* über kurze, mittlere und lange Strecken, *Ruderer*, *Radfahrer*, *Boxer*, *Kraftsportler* (Ringer und Stemmer). Der Landeszugehörigkeit nach waren es *Holländer*, *Deutsche*, *Polen*, *Littauer und Esthländer*, *Canadier*, *Brit. Indier*, *Argentinier* und *Japaner*. Im ganzen wurden 42 Fälle untersucht.

Die Zählung der Erythro yten und die Bestimmung des Hämoglobins wurde, wie auch in ähnlichen Untersuchungen in Bonn, nach der Methode von *Bürker*[3] vorgenommen, die an Zuverlässigkeit und Bequemlichkeit der Handhabung wohl heute an erster Stelle steht. Das handliche Hämoglobinometer nach *Bürker*[3] hatte uns das optische Werk *Ernst Leitz*, Wetzlar, liebenswürdigerweise zur Verfügung gestellt, wofür wir ihm besonderen Dank zollen. Die Erythrocytenresistenz gegen hypotonische NaCl-Lösungen wurde nach *Hamburger*[4] bestimmt, die dazu erforderliche Blutmenge wurde in immer gleicher Tropfenzahl im Zentrifugenröhrchen direkt in 3,15% Na_2SO_4—10 aq.-Lösung aufgefangen. Ferner wurden je-

[1] *Bürker*, Pflügers Arch. **167** (1917) — Abderhaldens Handbuch der biologischen Arbeitsmethoden. Abt. IV, Teil 4. (1927).

[2] *Marx*, Klin. Wschr. **1927**, Nr 20.

[3] *Bürker*, loc. cit.; ferner Ein neues Hämoglobinometer. Pflügers Arch. **203** (1924).

[4] *Hamburger*, Osmotischer Druck und Ionenlehre. Wiesbaden: Bergmann 1902. — *Hamburger-Brinkman*, Abderhaldens Handbuch der biologischen Arbeitsmethoden. Abt. IV, Teil 3, H. 2. — *Brinkman*, Handbuch der normalen und pathologischen Physiologie **6** (1), 567 (1928).

Tabelle 1. *Zusammenstellung aller Einzelwerte. Berechnung der Durchschnittswerte nach Sportarten geordnet und des Gesamtmittelwerts.*

	Nr. des Amsterdamer Laborat.	Alter	Körperkonstitution					Rotes Blutbild				Weißes Blutbild in % aller Leukocyten:					
			Gewicht kg	Körperlänge cm	J. K. Index der Körperfülle	Brustumfang cm	Vitalkapazität	Erythrocyten i. Mill. im mm_3	Hämoglobin in g%	Hb/E	Resistenz in NaCl%	Bas.	Eos.	Stabk.	Segmk.	Lymph.	Monoc.
Sprinter																	
F. Canada, 100 und 200 m	349	21	65,6	175,0	1,230	—	—	5,89	14,83	25,2	—	0,7	3,0	7,5	53,7	26,7	8,4
Br. Holland, 110 m, Hürden	507	23	65,8	176,7	1,195	94,2	4,8	4,93	14,77	29,9	0,425	1,0	1,0	4,1	65,0	23,1	5,8
K. Holland, 110 m, Hürden	473	26	76,2	188,0	1,149	89,5	4,1	4,94	12,70	25,7	—	0,9	0,0	5,3	45,4	36,5	11,9
P. Canada, Stabhochsprung	320	24	71,8	178,6	1,267	94,2	4,8	5,91	14,10	23,8	0,420	1,0	5,0	13,7	35,7	33,4	11,2
B. Argentinien, 100 u. 200 m	878	22	67,5	177,0	1,220	92,0	4,5	5,99	15,81	31,6	—	0,0	1,2	5,9	33,5	34,1	5,3
P. Argentinien, 100 u. 200 m	708	21	63,0	167,4	1,350	89,2	4,8	5,16	14,62	28,3	0,435	0,4	1,3	11,1	52,8	27,2	7,2
V. Argentinien, 110 m, Hürd.	739	22	65,9	175,5	1,225	89,2	4,5	5,73	14,90	25,9	—	1,1	2,7	6,7	44,2	33,0	12,3
H. Britisch Indien, 200 m	653	26	75,7	183,8	1,227	97,0	4,5	5,92	14,10	23,8	0,435	1,5	9,2	7,7	44,9	28,6	8,1
Mittelwert		*23*	*68,9*	*177,7*	*1,233*	*92,2*	*4,6*	*5,56*	*14,48*	*26,8*	*0,430*	*0,8*	*2,9*	*7,7*	*49,5*	*30,3*	*8,8*
Mittelstrecken																	
Z. Polen, 400 m	691	22	60,7	169,6	1,255	89,2	5,1	5,60	14,50	25,8	0,425	0,6	1,9	7,5	49,0	34,7	6,3
S. Britisch Indien, 400 m	835	30	63,9	174,7	1,200	91,3	3,6	5,92	15,92	26,9	—	1,5	3,5	10,5	36,0	40,0	8,5
M. Brit. Indien, 400 u. 800 m	506	20	72,4	174,1	1,380	96,4	4,0	6,00	16,37	27,3	—	0,7	10,1	7,4	43,4	28,9	9,6
P. Deutschl., 800 u. 1500 m	—	—	—	—	—	—	—	4,56	14,20	31,0	0,460	0,2	2,3	17,2	46,1	26,3	7,9
D. Argentin., 800 u. 1500 m	856	25	57,5	163,1	1,333	88,0	4,2	4,77	14,05	29,3	—	0,3	0,9	9,6	41,6	37,1	10,5
L. Argentin., 800 u. 1500 m	723	24	68,3	171,0	1,375	92,5	5,4	5,30	15,64	29,4	0,465	0,7	6,5	10,7	52,8	22,6	6,9
E. Holland, 1500 m . . .	998	21	71,0	182,0	1,163	88,0	5,1	5,14	14,60	28,9	—	0,8	3,7	9,1	55,8	22,2	8,4
F. Polen, 1500 m	549	23	68,8	176,6	1,235	94,0	5,1	5,36	15,50	29,0	0,430	0,4	2,1	10,7	47,0	33,7	6,1
Mittelwert		*24*	*66,1*	*173,1*	*1,277*	*91,3*	*4,6*	*5,33*	*15,10*	*28,4*	*0,448*	*0,6*	*3,9*	*10,3*	*46,5*	*30,7*	*8,0*
Lange Strecken																	
Ch. Brit. Ind., 5000 u. 1000 m	838	26	50,1	165,5	1,110	86,0	5,6	6,20	16,86	27,2	0,450	0,3	1,1	14,7	53,6	20,8	9,5
J. Japan, 5000 und 1000 m	482	20	53,4	164,4	1,205	85,0	3,6	5,14	13,80	26,8	—	1,4	3,4	10,5	38,0	38,2	8,5
M. Japan, 5000 und 10000 m	500	25	53,3	162,2	1,255	83,8	3,5	4,26	13,80	32,2	0,425	0,5	7,4	13,5	34,5	36,3	7,6
Mittelwert		*24*	*52,3*	*164,0*	*1,190*	*84,9*	*4,2*	*5,20*	*14,82*	*28,7*	*0,437*	*0,7*	*4,0*	*12,9*	*42,0*	*31,9*	*8,5*

Marathon																	
Y. Japan	478	25	57,7	162,0	1,358	89,8	3,9	4,87	14,00	28,7	0,425	0,2	4,1	9,7	47,2	32,6	6,2
M. Lettland	717	27	67,0	172,2	1,311	94,0	4,9	5,14	14,74	28,7	0,440	0,0	1,5	9,3	45,0	38,0	7,2
Gr. Holland	457	23	64,0	175,0	1,202	92,5	4,2	5,28	14,62	27,7	0,430	0,9	2,2	8,7	36,7	41,7	9,8
L. Belgien	635	25	62,0	164,0	1,403	93,7	4,7	4,95	14,50	29,2	0,440	0,9	8,5	8,7	39,0	36,9	6,0
Mittelwert		*25*	*62,7*	*168,3*	*1,403*	*92,5*	*4,4*	*5,06*	*14,47*	*28,6*	*0,434*	*0,5*	*4,1*	*9,1*	*42,0*	*37,3*	*7,3*
Boxer																	
Z. Deutschland, Leichtgew.	377	21	52,1	162,0	1,225	89,0	4,0	5,30	14,39	27,1	0,460	0,0	3,3	7,1	45,8	35,2	8,5
U. Japan, Mittelgewicht .	487	21	65,0	170,3	1,313	93,2	4,1	4,60	13,20	28,7	0,450	1,0	7,3	10,7	43,2	32,4	5,4
P. Deutschl., Halbschwerg.	742	21	78,8	174,0	1,502	100,3	4,1	4,71	14,30	30,2	0,425	0,3	3,0	12,2	43,4	31,7	9,4
Sch. Deutschland, Schwergew.	456	25	84,7	181,3	1,433	106,5	4,0	4,74	12,60	26,6	0,460	0,3	3,9	18,5	47,0	22,5	8,1
Mittelwert		*22*	*70,1*	*171,9*	*1,368*	*97,2*	*4,05*	*4,84*	*13,82*	*28,2*	*0,45*	*0,4*	*4,4*	*12,1*	*44,8*	*30,4*	*7,9*
Ruderer																	
B. Holland	455	25	69,4	176,9	1,260	63,9	5,2	5,14	13,64	26,5	0,415	0,3	1,7	6,3	70,9	16,1	4,7
M. Holland	550	24	67,3	184,3	1,076	92,5	5,8	4,82	14,40	29,8	0,425	0,6	0,9	11,6	66,0	14,0	6,9
H. Polen	381	23	79,7	180,0	1,370	96,0	5,0	5,65	14,16	25,0	0,440	0,2	3,0	11,2	46,6	28,2	10,8
Mittelwert		*24*	*72,1*	*180,4*	*1,235*	*84,1*	*5,3*	*5,20*	*14,07*	*27,1*	*0,427*	*0,3*	*2,8*	*9,6*	*60,5*	*19,4*	*7,4*
Radfahrer																	
H. Canada	813	25	64,1	168,2	1,347	87,5	3,8	5,49	15,10	27,5	0,430	0,0	2,0	11,1	38,5	36,8	11,6
M. Litauen	669	22	72,1	171,9	1,422	93,0	4,8	5,00	12,74	25,4	0,445	0,0	6,7	13,9	49,6	22,3	7,5
O. Litauen	475	20	65,7	172,0	1,293	92,0	4,6	4,80	12,79	26,6	0,440	0,3	1,4	10,7	45,3	35,3	6,9
N. Deutschland	547	22	66,6	173,5	1,280	92,0	4,8	4,70	13,41	28,5	0,460	0,0	7,0	10,4	33,0	39,8	9,8
J. Deutschland	449	19	58,1	164,7	1,303	95,0	4,2	5,43	14,80	27,3	0,445	0,0	5,2	13,9	41,3	33,7	5,9
Mittelwert		*22*	*65,3*	*170,1*	*1,329*	*91,9*	*4,4*	*5,08*	*13,70*	*27,1*	*0,445*	*0,1*	*4,5*	*12,0*	*41,5*	*33,6*	*8,3*
Ringer und Schwerathleten																	
O. Esthland, Ringer . . .	472	25	66,3	165,1	1,481	96,4	4,9	4,72	12,56	26,3	0,435	0,9	8,0	15,1	60,0	12,7	3,3
K. Esthland, Ringer . . .	674	23	77,8	168,9	1,621	109,8	4,8	5,92	15,30	25,7	0,435	1,1	4,1	11,4	49,5	24,1	9,8
P. Esthland, Ringer . . .	498	29	84,5	176,9	1,521	94,1	4,9	5,04	14,60	28,8	0,435	1,5	4,9	4,6	47,9	33,9	7,2
Cr. Canada, Ringer	977	23	105,1	187,5	1,601	—	—	4,90	13,80	28,2	0,410	1,5	0,5	8,7	53,2	26,8	9,3
B. Deutschland, Stemmer .	680	20	82,1	172,4	1,611	93,0	4,6	5,44	16,10	29,4	0,435	0,7	0,7	16,7	40,5	34,1	7,6
L. Esthland, Stemmer . .	969	19	88,4	167,1	1,900	102,0	5,2	5,57	13,80	24,6	—	—	—	—	—	—	—
K. Polen	861	39	80,7	173,2	1,563	105,0	4,7	5,33	14,90	28,0	0,420	0,9	3,6	9,3	48,2	32,0	6,0
Mittelwert		*25*	*83,7*	*173,0*	*1,674*	*100,0*	*4,85*	*5,27*	*14,44*	*27,5*	*0,43*	*1,1*	*3,6*	*10,9*	*49,9*	*27,3*	*7,2*
Mittelwert aller 42 Fälle		*23,7*	*68,0*	*173,0*	*1,318*	*92,5*	*4,6*	*5,24*	*14,42*	*27,7*	*0,436*	*0,6*	*3,7*	*10,3*	*47,0*	*30,5*	*7,9*

Tabelle 2. *Darstellung der Einflüsse des Alters, der Körperfülle und der Landeszugehörigkeit auf das Bild des Trainingsblutes in Mittelwerten. Vergleich mit dem Blutbilde weniger Trainierter und völlig Untrainierter.*

		Rotes Blutbild				Weißes Blutbild						
		Eryth. in Mill. im mm³	Hämogl. in %	Hb/E	Resistenz in NaCl%	Bas.	Eos.	Stabk.	Segmk.	Lymph.	Monoc.	
a) Einfluß des Alters												
26,5 Jahre; 6,1 Training-Jahre		5,18	14,34	27,6	0,432	0,7	3,9	10,7	47,5	29,3	7,9	Mittel aus 19 Fällen
20,5 „ 3,5 „ „		5,30	14,50	28,0	0,440	0,5	2,3	10,0	46,5	31,2	8,1	„ „ 23 „
b) Einfluß der Körperfülle												
JK = 147,6 (> 131,8)		5,20	14,40	27,7	0,436	0.6	4,3	11,2	47,1	28,7	8,1	Mittel aus 18 Fällen
JK = 116,6 (< 131,8)		5,28	14,44	27,7	0,436	0,6	2,9	9,4	46,9	32,3	7,9	„ „ 24 „
c) Einfluß der Landeszugehörigkeit	JK											
Deutschland	1,392	4,98	14,26	28,6	0,450	0,2	3,6	13,8	42,3	31,9	8,2	7 Fälle
Holland	1,207	5,01	14,18	28,3	0,430	0,7	2,4	8,0	54,0	27,2	7,7	7 „
Polen	1,356	5,49	14,77	27,0	0,430	0,5	2,7	9,7	47,7	32,1	7,3	4 „
Baltische Länder	1,507	5,17	13,78	26,6	0,440	0,6	4,3	10,8	49,5	27,7	7,1	7 „
Canada	1,361	5,55	14,46	26,2	0,420	0,8	2,5	10,2	45,2	31,3	10,1	4 „
Argentinien	1,301	5,19	15,00	28,9	0,450	0,5	2,5	8,8	49,0	30,7	8,5	5 „
Britisch Indien	1,227	6,01	15,82	26,3	0,440	1,0	5,9	10,1	44,5	29,6	8,9	4 „
Japan	1,318	4,72	13,70	29,1	0,435	0,8	5,3	11,1	40,7	34,9	7,2	4 „
d) Vergleich												
Mittelwerte der Olympiakämpfer	1,283	5,24	14,42	27,7	0,436	0,6	3,7	10,8	47,0	30,5	7,9	42 Fälle
„ train. Studenten in Bonn	—	5,00	14,20	28,3	0,425	0,8	3,8	8,9	49,7	27,1	8,6	8 „
„ untrain. „ „ „	—	5,36	15,70	29,5	0,445	0,5	3,1	6,8	56,0	25,7	7,7	8 „
Normalwerte n. *Bürker* u. *Schilling*	—	5,00	15,00	30,0	0,455	0,5	3,0	4,0	63,0	23,0	6,9	

weils 2—3 Blutausstriche angefertigt und nach *Giemsa* gefärbt. Auf die Zählung der Gesamtleukocyten glaubten wir aus weiter unten dargelegten Gründen verzichten zu dürfen. Die Ergebnisse unserer Bestimmungen wurden zur Auswertung in Tabellen zusammengetragen, deren eine nach Sportarten geordnet hier als Tabelle 1 beigefügt ist, während Tabelle 2 besondere Einflüsse anderer Art in Mittelwerten zum Ausdruck bringt.

Die Betrachtung der Einzelfälle weist große Unterschiede im Blutbefunde auf, wie das bei einem nach Konstitution und Rasse, wie auch nach Lebensweise und Klimaeinflüssen so mannigfaltig zusammengesetzten Menschenmaterial nicht anders zu erwarten war. Übereinstimmend aber war bei allen außer dem männlichen Geschlecht das Training durch körperlich muskuläre Tätigkeit. Um Einwirkungen der letzten Art auf den Blutstatus reiner herauszuschälen, war daher die Bildung des Mittelwertes das geeignete Verfahren. Das ist geschehen und durch die Zahlen der letzten Zeile der Tab. 1 sowie zum Vergleich mit anderen entsprechenden Mittelwerten im Abschnitt d der Tab. 2 wiedergegeben.

Man erkennt, daß das Trainingsblut in seinem *roten Zellsystem* wenig, doch merklich von der Norm abweicht, wenn wir hierfür die Zahlen *Bürkers* zugrunde legen. Die Erythrocytenzahl ist leicht erhöht, was wohl weniger Beachtung verdient. Jedoch ist trotzdem die *Hämoglobinmenge* in 100 ccm Blut deutlich *herabgesetzt*, so daß damit der Gehalt jedes Erythrocyten, $Hb/E = 27{,}7 \cdot 10^{-12}$ g, unter dem Normalwerte bleibt, der von *Bürker*[1] mit $30 \cdot 10^{-12}$ g, neuerdings gar $32{,}4 \cdot 10^{-12}$ g angegeben ist und unter physiologischen Verhältnissen ziemlich konstant gehalten wird. Diesen Normalwert haben wir allerdings auch an Bonner untrainierten Studenten mit $29{,}5 \cdot 10^{-12}$ g nicht ganz erreicht, doch zeigte sich auch hier eine weitere Abnahme des Hb/E bei den trainierten Leuten auf $28{,}3 \cdot 10^{-12}$ g. Die Abweichungen sind nicht groß, jedoch vielleicht, weil immer in gleicher Richtung liegend, und auf Grund der folgenden Darstellung bemerkenswert.

Suchen wir nach einer Erklärung für diese etwas geringere Hämoglobinbeladung der Erythrocyten im Training, so wäre daran zu denken, daß unter dem Einfluß starker körperlicher Anstrengungen, sei es zum Ersatz des Verbrauches, sei es unter besonderer toxischer Reizwirkung von Ermüdungsstoffen auf das Knochenmark, junge Erythrocyten vermehrt in den Kreislauf gebracht werden, die zwar stets weniger Hämoglobin enthalten, aber vielleicht widerstandsfähiger und von längerer Lebensdauer sind. Wir könnten darin eine Kompensationserscheinung sehen wie in anderen Symptomen des Trainingszustandes (Alkalireserve, Verhalten des Muskels). *Schenk*[2] und *Isaacs* haben vermehrtes Auftreten

---

[1] *Bürker*, loc. cit. S. 1237; ferner Handbuch der normalen und pathologischen Physiologie. **6** (1), 3 u. ff. (1928).

[2] *Schenk*, Veröff. Heeressan.wes. **1928**, H. 83, 40.

solcher junger farbstoffärmerer Erythrocyten im Blut nach langdauernden Anstrengungen und im Training nachgewiesen. Weitere Befunde weisen in die gleiche Richtung. Nach *Snapper*[1] u. a. haben junge rote Blutkörperchen eine erhöhte Resistenz gegen hypotonische Salzlösungen. Eine Resistenzerhöhung fanden *Liebermann* und *Acél*[2] bei Inanition und im Anschluß an anstrengende körperliche Arbeit nach schnell vorübergehender Resistenzminderung. Gerade diese letztere erscheint bedeutungsvoll, wenn man sie als toxisch bedingt und die folgende Resistenzsteigerung als sinnvolle Reaktion der Erythropoese darauf ansieht. *Hastings*[3] beschreibt ähnliches Verhalten an Arbeitshunden. Auf Grund solcher Überlegungen haben wir auch in Amsterdam die Erythrocytenresistenz bestimmt. Wir fanden sie im Durchschnitt aller Fälle bei einem Minimalwert von 0,436 (maximal etwa 0,30), also deutlich gegen die Norm (0,46% NaCl) erhöht. In gleicher Richtung liegen, wenn auch weniger ausgesprochen, Bestimmungen an Bonner Studenten; ebenso sahen wir an Hunden eine Resistenzzunahme während des Trainings. Eine klare Abhängigkeit der Resistenz vom Hb/E ließ sich jedoch aus unseren Ergebnissen nicht erkennen, obwohl wir gerade in Amsterdam wieder den Eindruck gewannen, daß ein Blut mit niedrigem Hb/E bei der Resistenzbestimmung erhöhte Werte zu zeigen pflegt.

Daß durch starke körperliche Leistung das Knochenmark zur Blutbildung angeregt wird, und es auch im Trainingszustande in der Ruhe bleibt, ist neben anderen Hinweisen durch *Külbs*[4] sichergestellt, der an trainierten Hunden Auftreten roten Knochenmarkes an Stelle des gelben beobachtete. Immerhin aber gibt es zu denken, daß die Anregung zur Erythropoese, wie sie im Höhen- oder Seeklima zweifellos ebenfalls erfolgt, ohne Veränderung der Resistenz (*Wanner*[5], *Koltze*[6]) einhergeht, während die durch Muskelarbeit bedingte eine Resistenzerhöhung aufweist. Es könnte das dafür sprechen, daß für beide nicht der gleiche Faktor und vielleicht nicht der Sauerstoffhunger die wesentliche Rolle spielt, sondern eher ganz verschiedenartige chemische Reize. Für Höhen- und Seeklima hat *Kestner*[7] vor allem indirekte Strahlungseinflüsse als wirksamen Faktor sehr wahrscheinlich gemacht. Die myogenen Blutveränderungen werden vielleicht auf Wirkung von Stoffwechselprodukten und hormonal-nervöse Regulierungen zu beziehen sein.

---

[1] *Snapper*, Biochem. Z. **43** (1912).
[2] *Liebermann* und *Acél*, Z. Hyg. **99**, 67 (1923). — *Acél*, Klin. Wschr. **1922**, 809.
[3] *Hastings*, Publ. Health Bull. **1921**.
[4] *Külbs*, Dtsch. med. Wschr. **1912**, Nr 41 — 13. Flugschrift d. dtsch. Ges. f. Züchtgskde. Hannover: Schaper 1910.
[5] *Wanner*, Dtsch. Z. Chir. **116**, 769 (1912).
[6] *Koltze*, Z. physik. u. diät. Ther. **24**, 217 (1920).
[7] *Kestner*, Z. Biol. **70** (1920); **73** (1921) — Klin. Wschr. **1923**, 2020 — Handbuch der Physiologie. **17** (1925) — Naturwiss. Ver. Hamburg **2** (1925).

Bezüglich des roten Blutbildes dürfen wir demnach *zusammenfassend* bemerken: Stärkere Veränderungen im Gehalt an Erythrocyten und Hämoglobin, wie sie während und unmittelbar nach der Arbeit vielerseits beobachtet wurden, sind im Ruhezustand des Trainierten nicht mehr zu finden. Sie waren durch Flüssigkeits- und Erythrocytenverschiebungen (*Barcrofts*[1] Milzfunktion) bedingt und werden offenbar auch im Trainingsblut in der Ruhe schnell wieder ausgeglichen. Dagegen bleibt in diesem nachweisbar ein Mißverhältnis zwischen Erythrocytenzahl und Hämoglobinwert, aus dem sich eine gegenüber der Norm etwas verminderte Hämoglobinladung (Hb/E) des einzelnen Erythrocyten berechnet. Zugleich besteht eine leichte Erhöhung der Resistenz gegen Salzlösungen. Dieser Befund wird auf relative Vermehrung jugendlicher Erythrocyten zurückgeführt und im Sinne einer Anpassungsreaktion des Körpers ausgelegt. Ob im Trainingszustand infolge gesteigerter Tätigkeit der Blutbildungsstätten die absolute Menge der roten Blutkörperchen im Kreislauf verändert ist, bleibt hier unentschieden, da aus äußeren Gründen weder Gesamtblutmenge noch Plasmakonzentration bestimmt werden konnte.

Größere Abweichungen von der Norm zeigten die *weißen Blutzellen* unserer Olympiakämpfer. Zwar wurde hier die Gesamtleukocytenzahl nur in einzelnen Fällen bestimmt und ziemlich im Bereich normaler Werte Untrainierter gefunden. Es wurde des weiteren auf die Leukocytenzählung verzichtet, da einerseits die Blutentnahme möglichst abgekürzt werden sollte und ein ungefährer Anhalt über eine etwaige Hyperleukocytose aus dem Blutabstrich gewonnen werden konnte, andererseits allerhand Schwankungen zu erwarten waren, die ohne Zusammenhang mit Muskelarbeit durch unübersehbare anderweitige Faktoren bei diesem uneinheitlichen Menschenmaterial bedingt sein mußten. Eigene Untersuchungen an Bonner Studenten hatten *keine Leukocytenvermehrung* im Trainingsblut der Ruhe ergeben, im Gegenteil 6000 gegen 6600 bei Untrainierten. Ein geringes Übergewicht für den Trainierten finden *Schenk* am Menschen, 7000 gegen 6100, ferner an Hunden *Külbs* mit 9000 gegen 8200 und *Thörner* mit 15000 gegen 14600. Wollen wir von einer Hyperleukocytose des Trainingsblutes im Ruhezustand sprechen, so ist sie jedenfalls gering.

Dieser Umstand könnte zu der Ansicht leiten, daß jene seit *Cohnheim* und *Zuntz* 1888 und *Zuntz* und *Schumburg*[2] immer wieder bestätigten hohen Leukocytenzahlen, die das Blut im unmittelbaren Anschluß an starke körperliche Leistung aufweist, im wesentlichen mechanisch be-

[1] *Barcroft*, J. of Physiol. **58** (1923); **59** (1924); **60** (1925) — Erg. Physiol. **25** (1926).

[2] *Zuntz* und *Schumburg*, Studien zur Physiologie des Marsches. Berlin 1901.

dingte Verteilungsleukocytosen (*Becher*[1], *Naegeli*[2], *Schenk*[3], *Bürger*[4]) sind, die in der Ruhe schnell zurückgehen. Nun mehren sich aber neuerdings Beobachtungen, die Veranlassung geben, chemische ätiologische Faktoren, aus dem Muskelstoffwechsel stammend, heranzuziehen und eine *echte myogene Hyperleukocytose* in den Vordergrund zu stellen. Das sind Verschiebungen, die innerhalb des weißen Blutbildes infolge Muskelarbeit auftreten und vor allem von *Egoroff*[5] eingehend studiert sind. Diese Veränderungen im Rahmen der Arbeitshyperleukocytose gehen in gewisser Weise mit dem Grade und der Dauer der Anstrengung parallel. Nach ziemlich übereinstimmender Aussage der vorliegenden Literatur (*Rosenthal* 1902, *Grawitz*[6], *Liberow*[7], *Waldmann*[8] *Hippke*[9], *Ernst* und *Herxheimer*[10], *Schenk*[11], *Egoroff*[12], *Westenrijk*[13], *Ackermann* und *Lebrecht*[14]) kann man heute wohl als gesichert ansehen „daß im Beginn und überhaupt bei leichterer körperlicher Arbeit zunächst eine Zunahme der Leukocyten erfolgt, die zum Teil mechanisch erklärt wird, obwohl nach *Becher*[15] Massage der Lymphdrüsen sie nicht hervorruft. Diese primäre Lymphocytose wird jedoch bei zunehmender Intensität und Dauer der Muskelleistung, besonders bei erschöpfender Arbeit verdrängt von einer neutrophilen Hyperleukocytose. Zugleich erfolgt ein Sturz der Lymphocyten und Eosinophilen und unter den nun vorherrschenden Neutrophilen zeigt sich jetzt, worauf besonders *Egoroff*[12] die Aufmerksamkeit gelenkt, eine Linksverschiebung im Sinne *Arneths*[16], d. h. eine relative Zunahme der jüngeren Zellen, der stabkernigen bis zu den jugendlichen, wenn wir das praktische Schema *Schillings*[17] zugrunde legen. Diese „regenerative Phase“ prägt sich um so stärker aus, je größer die Anstrengung, je weniger der betreffende Organismus ihr

---

1 *Becher*, Mitt. Grenzgeb. Med. u. Chir. **31** (1919).

2 *Naegeli*, Blutkrankheiten. Berlin: Springer 1923.

3 *Schenk*, loc. cit.

4 *Bürger*, Sportphysiologische Untersuchungsmethodik. Klin. Laborat.-Technik **3** (1928) (Urban und Schwarzenberg).

5 *Egoroff*, Z. klin. Med. **100** (1924) und **106** (1927).

6 *Grawitz*, Klinische Pathologie des Blutes. Leipzig: Thieme 1911.

7 *Liberow*, Inaug.-Diss. Pansk 1914.

8 *Waldmann*, Arch. f. Hyg. **93** (1923).

9 *Hippke*, Veröff. Heeressan.wes. **1925**, H. 78.

10 *Ernst* und *Herxheimer*, Z. exper. Med. **42** (1924).

11 *Schenk*, loc. cit.

12 *Egoroff*, loc. cit.

13 *Westenrijk*, Z. klin. Med. **106** (1927).

14 *Ackermann* und *Lebrecht*, Z. klin. Med. **1928**, H. 5.

15 *Becher*, loc. cit.

16 *Arneth*, Die neutrophilen weißen Blutkörperchen bei Infektionskrankheiten. Jena: Fischer 1904 — Qualitative Blutlehre. **2**. Leipzig: Klinkhardt 1920.

17 *Schilling*, Blutbild. 6. Aufl. Jena: Fischer 1926 — Z. klin. Med. **99** (1923). — Handbuch der normalen und pathologischen Physiologie **6** (2), 888 (1928).

gewachsen, je weniger er trainiert ist. Sie kann sich bis zu degenerativen Formen steigern mit Abfall der Leukocytose im Sinne eines Versagens der hämatogenen Apparate.

Es ist verständlich, daß der Körper gegenüber solcher Arbeitsschädigung zu vorbeugenden Gegenmaßnahmen greift, wie wir sie auf anderen Funktionsgebieten bei ihm kennen. Und in diesem Sinne ist nun der Befund von Interesse, den das weiße Blutbild aufweist, wie wir es im Ruhezustand bei den hochtrainierten Olympiakämpfern fanden.

Nur anstrengende und anhaltende sportliche Arbeit führt zu dem erstrebten Zustand gesteigerter Leistungsfähigkeit! Daher ist es erklärlich, daß die erwähnten regenerativen Zeichen im Blut des Trainierten auch im Ruhezustand noch eine Weile bestehen bleiben. So zeigen denn auch unsere Amsterdamer Zahlen (Tab. 1, Gesamtmittelwert) eine klare *Linksverschiebung der Neutrophilen* mit 10,3% Stabkernigen und 47,0% Segmentkernigen. Jugendliche, die wir nur vereinzelt feststellten, sind nicht aufgeführt. Neben der regenerativen neutrophilen Verschiebung besteht aber zugleich eine ausgesprochene *relative Lymphocytose*, 30,5%, die begleitet wird von einer geringen Hebung der Eosinophilen und Mononucleären. Diese Lymphocytenvermehrung scheint ein wesentliches Merkmal des Trainingszustandes im Sinne eines Kompensationsvorganges zu sein. Sie ist auch von anderer Seite mehrfach beschrieben. So beobachteten *Ernst* und *Herxheimer*[1] und *Schenk*[2], daß im Blute des Trainierten auf dieser Basis die durch Arbeit ausgelöste Hyperlymphocytose viel geringer ausfällt als beim Untrainierten. Andererseits haben *Egoroff*[3] und *Westenrijk*[4] gezeigt, daß beim Trainierten der Übergang der ersten lymphocytären Phase in die ausgeprägteren Formen der regenerativen oder gar degenerativen Phase erst bei viel größeren Anstrengungen erfolgt als beim Untrainierten. Diese Beobachtungen weisen wohl darauf hin, daß das Ruheblut des Trainierten gewissermaßen das Abbild gesteigerter Leistung der Bildungsstätten der Lymphocyten und der Leukocyten zugleich darbietet, im Sinne erhöhter Leistungsbereitschaft des Blutes, wie wir es ähnlich für die roten Blutzellen gesehen.

Fragen wir nach weiteren Zusammenhängen, so liegt die Übertragung der Vorstellungen *Schillings*[5], die aus der Leukocytenbewegung bei Infektionen gewonnen ist, auch auf die Blutbefunde bei starker Muskelleistung nahe: Die neutrophile Phase entspricht dem Kampfstadium, diesem folgt in der Ruhe eine lymphocytäre und eosinophile Erholungsphase. In der Beeinflussung der Blutzusammensetzung spielen neben chemischen Reizen verschiedener Art zweifellos auch hormonal-nervöse Reflexe eine wichtige Rolle, dargestellt durch die Funktionseinheit Vegetatives Nervensystem — Innere Sekretion. Und neigen wir heute

[1—4] loc. cit.

[5] *Schilling*, Das Hämogramm in der Poliklinik. Z. klin. Med. **99**, 232 (1923).

dazu, den sympathischen Anteil dieser Einheit als den Leistungsapparat, den Parasympathicus und seine Hormone als das Ruhe- und Erholungssystem anzusehen, so möchten wir mit *Schenk*[1] diese Betrachtung auch auf das Blut anwenden, ohne zunächst darüber etwas auszusagen, ob es sich um direkte Beeinflussung oder mehr um ein Parallelgehen auf gemeinsamer Basis (H-Ionenkonzentration, Ionenantagonismus) handelt. Auch eine umfangreiche Literatur[2] kann, wenn auch nicht widerspruchslos, in dieser Richtung ausgewertet werden. Gerade die Lymphocytose und geringe Eosinophilie legt Beziehungen zu anderen *parasympathischen Symptomen* nahe, die wir im Training beobachten. Demnach würden wir das Blutbild, wie es die hochtrainierten Sportler hier bieten, als Begleiterscheinung eines *parasympathischen Übergewichtes* in der allgemeinen Funktionsregulierung auffassen im Sinne gesteigerter Erholung und Leistungsbereitschaft.

Soweit das durchschnittliche Blutbild des Trainierten, berechnet aus der Zusammenstellung aller 42 untersuchten Einzelfälle. Darin verbergen sich natürlich eine ganze Reihe *besonderer Einflüsse*, die gegeben sind in Herkunft aus Gebieten mit Verschiedenheiten in Klima, Ernährung und Lebensführung, in Rasse und Konstitutionseigentümlichkeiten, im Alter und schließlich in der Art der sportlichen Betätigung und des Trainings. Da uns der letzte Punkt besonders interessiert, haben wir die Zusammenstellung der Ergebnisse nach den Sportarten geordnet, wobei wir nicht verkennen, daß die Anzahl der Fälle für jede einzelne nun zu gering wird, um endgültige Schlüsse zu erlauben. Immerhin können auch diese Mittelwerte vielleicht wenigstens Hinweise bieten, in welcher Richtung sich die betreffenden Einflüsse bewegen (vgl. Tab. 1, Mittelwerte der einzelnen Abschnitte).

Kurze Höchstleistungen, wie vor allem kurze Schnelläufe, führen im roten Blutbild zu relativ niederem Hb/E mit hoher Erythrocytenresistenz, im weißen zu einer mittleren Lymphocytose und geringen neutrophilen Linksverschiebung. Ein Training in *Langstreckenläufen* erzeugt, zunehmend mit der Strecke, ausgeprägtere Abweichungen der Leukocyten, vor allem eine stärkere Lymphocytose, die bei den Marathonläufern die höchsten Werte erreicht. Berücksichtigen wir, daß gerade die letzteren in Amsterdam in auffallend guter Verfassung durchs Ziel gingen, so möchten wir mit *Schilling*, *Egoroff* eine hohe Lymphocytenzahl im Trainingsblut als ein günstiges Zeichen ansehen. Im Gegen-

[1] *Schenk*, Sitzgsber. Ges. Naturwiss. Marburg **1925**, Nr 2, 82 — Dtsch. med. Wschr. **1920**, H. 43.

[2] *Müller*, Lebensnerven. 2. Aufl. Berlin: Springer 1924. S. 447. — *Schilling*, Physiologie der blutbildenden Organe. Im Handbuch der normalen und pathologischen Physiologie. Bd. 6, 2. Teil, S. 797. Berlin: Springer 1928 — Erg. Med. **3** (1922) — Ref. Wiesbaden (1926), 14. u. 18. Anhang.

satz dazu stehen einige Fälle unter den Mittel- und Langstreckenläufern, sowie je einer unter den Boxern, Ruderern und Radfahrern, mit auffallend niederen Lymphocytenwerten und stärkerer Linksverschiebung, die auch körperlich einen weniger guten Eindruck machten. Erythrocyten und Hämoglobin zeigen sich bei den längeren Strecken etwas mehr der Norm angeglichen. Rotes und weißes Blutbild gehen demnach nicht parallel, was auf eine Verschiedenheit der auslösenden Faktoren wie auch der Reaktion hinweist, entsprechend der Verschiedenheit der Aufgaben beider Zellsysteme im Körperhaushalt. Unter den *übrigen Sportarten* stehen die Radfahrer im Blutbefund den Langstreckenläufern nahe, während die Ruderer durch unter der Norm liegende Lymphocytenwerte ganz aus dem Rahmen aller Trainierten herausfallen; jedoch ist ihre Zahl zu irgendwelchen Schlüssen zu gering. Die Boxer zeigen viel Eosinophile und wenig Erythrocyten bei höherem Färbeindex und niederer Resistenz, worin wohl wesentlich ihre Zusammensetzung aus Deutschen und Japanern zum Ausdruck kommt (vgl. Tab. 2). Im Trainingsblut der Ringer und Schwergewichtler schließlich gewinnt vielleicht die besondere Art ihrer Arbeitsleistung (Kraftübungen) in einer geringeren Lymphocytose Geltung.

Das *Lebensalter* der Untersuchten betrug im Mittel 23,7 Jahre bei 4,8 Trainingsjahren. Eine Gegenüberstellung aller Fälle über diesem Mittel (26,5 Jahre, 6,1 Trainingsjahre) und aller darunter (20,5 Jahre, 3,5 Trainingsjahre) läßt einen Einfluß des Alters und der Trainingszeit in unseren Grenzen nur insofern erkennen, als die Älteren etwas weniger zur Lymphocytose und etwas mehr zur Eosinophilie und Resistenzzunahme der Erythrocyten neigen (vgl. Tab. 2a).

Als Ausdruck der Konstitution wurde der *Rohrer*sche Index der *Körperfülle* IK berechnet nach der Formel $\mathrm{IK} = \frac{\text{Gewicht} \cdot 100}{\text{Größe}^3}$. Dieser Index bewegt sich in unseren Fällen zwischen 1,110 und 1,900 um einen Mittelwert von 1,318. Die Gegenüberstellung der höheren und niedrigeren Werte ergibt den gleichgerichteten Einfluß wie beim Alter in noch ausgeprägterer Form, was zum Teil die *geringere Lymphocytose der fülligeren* Schwergewichtler erklären mag (vgl. Tab. 2b).

Schließlich haben wir noch die Durchschnittswerte aus den Gruppen, die unsere Wettkämpfer nach *Landeszugehörigkeit* geordnet enthalten, berechnet und in Tab. 2c gesondert zusammengestellt. Dabei weist das Trainingsbild der Ruhe ebenfalls gewisse Unterschiede auf, in welchen wohl physiologische Faktoren der Konstitution, Lebensweise usw. neben dem Trainingseinfluß zum Ausdruck kommen. Hier fallen die *Japaner* mit niedriger Erythrocytenzahl und Resistenz bei höherem Hb/E, ferner starker Lymphocytose und Eosinophilie auf. Ihnen nahe stehen die *Deutschen* mit noch stärkerer Linksverschiebung der Neutrophilen bei mittlerer Lymphocytose. Eine Sonderstellung nehmen mit auffallend hohen Erythrocytenzahlen und niederem Hb/E die *Brit. Indier* und *Canadier* ein, unter denen die ersteren die meisten Eosinophilen aufweisen. Im übrigen und im allgemeinen sind aber die Abweichungen dieser Tabelle vom Gesamtdurchschnittsbilde des Trainingsblutes gering, jedenfalls geringer als bei der Berechnung nach den Sportarten. Das mag darauf hinweisen, daß die letztbedingten Einflüsse bei unserem Menschenmaterial stärker sind als die konstitutionellen und daß wesentlich Trainingswirkungen den von uns aufgestellten Blutstatus verursachen.

Um aus dem Blutbild auf die *Güte des Trainingszustandes* und die voraussichtliche Leistungsfähigkeit schließen zu können, genügt das vorliegende Material nicht. Unter den von uns Untersuchten waren 3 Sieger (Nr. 472, 674, 742); ihr Blutbild zeigte geringen Hb/E und erhöhte Resistenz, ferner starke Linksverschiebung bei mäßiger Lymphocytose und Eosinophilie. Im allgemeinen scheint uns das Ausbleiben der Lymphocytose ein weniger günstiges Zeichen zu sein, worauf verschiedene Einzelbeobachtungen hindeuten. Nicht so hoch zu bewerten ist vielleicht die Linksverschiebung, solange sie sich in gewissen Grenzen hält; sie ist wohl weniger als Dauerzustand wie vielmehr als unmittelbare Nachwirkung der letztvergangenen Leistung anzusprechen. Ein Vergleich mit den *Alexinbestimmungen Huntemüllers*, die in Hinsicht auf die Leistungsbereitschaft des Körpers großes Interesse verdienen, ergibt, daß zwar mehrfach normale und übernormale Alexintiter mit höheren Lymphocytenwerten, geringerem Hb/E und Resistenzvermehrung zusammentreffen; jedoch genügt die Anzahl der gemeinsam untersuchten Fälle nicht zu weitergehenden Folgerungen.

Zusammenfassung: Im Blutbild ausgeruhter trainierter Menschen finden sich restliche *Nachwirkungen* der letztvorhergegangenen Anstrengung und *kompensatorische Vorgänge* nebeneinander ausgeprägt. Die Zahl der Zellelemente im Quadratmillimeter Blut entspricht ungefähr der Norm. Dabei zeigt das rote Blutbild eine geringe *Abnahme des Hämoglobingehaltes* im ganzen wie auch auf das einzelne rote Blutkörperchen berechnet; also des Hb/E; zugleich erscheint die *Erythrocytenresistenz etwas erhöht*. Unter den Leukocyten macht sich eine *Linksverschiebung der Neutrophilen* (Vermehrung der Stabkernigen) und eine *Lymphocytose* mit *geringer Eosinophilie* bemerkbar. Dieses Trainingsblutbild wird aufgefaßt als Teilausdruck gesteigerter Erholungs- und Ausruhetendenzen assimilatorischer Art mit dem Sinn, eine erhöhte Leistungsbereitschaft zu schaffen, wobei neben direkten Wirkungen auf die Blutbildungsstätten hormonale und vegetativ-nervöse Regulierungen (parasympathisches Übergewicht) eine wesentliche Rolle spielen mögen.

Handbuch der normalen und pathologischen Physiologie

Herausgegeben von

A. Bethe Frankfurt a. M. — **G. v. Bergmann** Berlin

G. Embden Frankfurt a. M. — **A. Ellinger †** Frankfurt a. M.

Jeder Band ist einzeln käuflich, jedoch verpflichtet die Abnahme eines Teiles eines Bandes zum Kauf des ganzen Bandes

Zweiter Band: **Atmung.** Aufnahme und Abgabe gasförmiger Stoffe. Bearbeitet von K. Amersbach, G. Bayer, A. Bethe, A. Brunner, W. Felix, F. Flury, A. Geigel, W. Heubner, L. Hofbauer, G. Liljestrand, O. Renner, F. Rohrer, F. Sauerbruch, E. v. Skramlik, R. Staehelin. Mit 122 Abbildungen. IX, 552 Seiten. 1925. RM 39.—; gebunden RM 44.40

Fünfter Band: **Stoffwechsel und Energiewechsel.** Gesamtstoffwechsel, Energiewechsel, Intermediärer Stoffwechsel. Bearbeitet von F. Bertram, K. Boresch, A. Bornstein, P. Ernst, K. Fromherz, E. Grafe, P. Grosser, K. Holm, S. Isaac, H. Jost, G. Klein, F. W. Krzywanek, E. Leupold, O. Neubauer, M. Rubner, H. Schroeder, R. Siegel, W. Stepp, S. J. Tharnhauser. Mit 48 Abbildungen. XV, 1325 Seiten. 1928. RM 118.—; gebunden RM 126.—

Siebenter Band: **Blutzirkulation.**

Erster Teil: **Herz.** Bearbeitet von L. Asher, A. Bethe, H. Dietlen, W. Frey, G. Ganter, E. Goldschmid, E. Göppert, R. Hesse, B. Kisch, J. G. Mönckeberg†, Fr. Moritz, J. Rihl, C. J. Rothberger, A. Schott, H. Straub, V. v. Weizsäcker, H. Winterberg. Mit 200 Abbildungen. X, 862 Seiten. 1926. RM 69.—; gebunden RM 73.80

Zweiter Teil: **Blutgefäße. Kreislauf.** Bearbeitet von E. Atzler, L. Brauer, B. Fischer-Wasels, Hermann Fischer, A. Fleisch, W. Frey, E. Goldschmid, W. R. Hess, K. Hürthle, R. Jaffé, F. Kauffmann, B. Kisch, G. Lehmann, J. Nörr, R. Rigler, C. J. Rothberger, V. Schmieden, J. Tannenberg. Mit 232 Abbildungen. XIII, 1061 Seiten. 1927. RM 88.—; gebunden RM 96.—

Achter Band: **Energieumsatz.**

Erster Teil: **Mechanische Energie. Protoplasmabewegung und Muskelphysiologie.** Bearbeitet von F. Alverdes, H. J. Deuticke, G. Embden, W. O. Fenn, E. Fischer, H. Fühner, E. Gellhorn, H. Hentschel, K. Hürthle, F. Jamin, H. Jost, F. Kramer, F. Külz, E. Lehnartz, O. Meyerhof, S. M. Neuschlosz, O. Riesser, H. Sierp, E. Simonson, J. Spek, W. Steinhausen, K. Stern, K. Wachholder. Mit 136 Abbildungen. X, 654 Seiten. 1925. RM 45.—; gebunden RM 49.50

Zweiter Teil: **Elektrische Energie. Lichtenergie.** Bearbeitet von M. Cremer, W. Einthoven†, M. Gildemeister, P. Hoffmann, G. Klein, E. Mangold, H. Rosenberg, K. Stern. Mit 270 Abbildungen. IX, 441 Seiten. 1928. RM 42.—; gebunden RM 48.—